U0266774

常见疾病临床药学监护案例分析

——心血管内科分册

吕迁洲 李 清 主编

科学出版社

北 京

内 容 简 介

本书覆盖了临床心血管系统常见疾病,包括冠状动脉粥样硬化性心脏病、心力衰竭、心律失常、高血压、原发性心肌病、心脏瓣膜病、肺动脉栓塞、肺动脉高压、感染性心内膜炎、病毒性心肌炎10个病种,每个病种选取了3～5个典型案例,从疾病基础知识进行系统化地用药解析和药学监护分析,归纳总结了药学监护要点和常见的用药问题并建立相应疾病规范化药学监护路径。

本书可供心血管专业临床药师在日常药学服务中参考、查阅,帮助该专科临床药师掌握规范的工作方法。

图书在版编目(CIP)数据

常见疾病临床药学监护案例分析.心血管内科分册/吕迁洲,李清主编.—北京:科学出版社,2019.1
　ISBN 978-7-03-059769-4

　Ⅰ.①常… Ⅱ.①吕… ②李… Ⅲ.①心脏血管疾病—临床药学 Ⅳ.①R97

　中国版本图书馆CIP数据核字(2018)第262339号

责任编辑:闵　捷　周　倩/责任校对:谭宏宇
责任印制:黄晓鸣/封面设计:殷　靓

科学出版社 出版
北京东黄城根北街16号
邮政编码:100717
http://www.sciencep.com
南京展望文化发展有限公司排版
上海时友数码图文设计制作有限公司 印刷
科学出版社发行　各地新华书店经销

*

2019年1月第　一　版　开本:787×1092　1/32
2025年1月第十二次印刷　印张:12 3/4
字数:330 000
定价:60.00元
(如有印装质量问题,我社负责调换)

常见疾病临床药学监护案例分析丛书
专家指导委员会

《常见疾病临床药学监护案例分析
——心血管内科分册》
编辑委员会

丛 书 序

　　党的十九大明确提出了健康中国战略，要向全民提供全方位、全周期的健康服务，全面建立优质高效的医疗卫生服务体系。随着医疗卫生体制改革不断深化，公立医院破除以药补医、取消药品加成等政策措施正逐步落到实处，医疗机构药学服务正面临着前所未有的发展机遇和严峻挑战。

　　发展机遇即是新形势下人民群众对优质、安全医疗需求的日益增长，药学服务的重要性逐渐凸显，得到了卫生管理部门和医疗机构的重视。国家卫生和计划生育委员会明确提出促使医院药学服务实现"两个转变"的要求：药学服务从"以药品为中心"转变为"以病人为中心"，从"以保障药品供应为中心"转变为"在保障药品供应的基础上，以重点加强药学专业技术服务、不断提升药学服务能级、参与临床用药为中心"。挑战即是各地在公立医院药品加成取消后，医疗服务价格进行了适当调整,但药事服务费用未得到落实,药师的服务价值无从体现,这必将损害药师的利益,影响药师队伍的稳定和发展。这种形势一方面与当前的医疗改革进程有关,另一方面也与临床药学服务的质量存在一定差距、药学监护工作尚不够规范有关。

依据美国药剂师协会的定义,药学监护是一种以患者为中心、治疗结果为导向的药学实践,要求药师、患者及为患者提供保健的其他医疗者一起,来促进健康、预防疾病,以及评估、监测、制订和调整药物的使用,确保药物治疗的安全和有效。纵观美国临床药学的发展史,药学监护的规范化发挥了至关重要的作用。1990年, Hepler 和 Strand 在 *Opportunities and responsibilities in pharmaceutical care*[Am J Hosp Pharm, 1990, 47(3): 533-543]一文中首次提出了药学监护的概念; 1998年, Cipolle、Strand 和 Morley 在 *Pharmaceutical care practice*(New York: McGraw-Hill, 1998)一书中正式定义药学监护: 是执业者承担解决患者药物相关需求的责任并坚守这一承诺的一种实践; 在执业过程中,以达到正向的治疗结果为目标,向患者提供负责任的药物治疗服务,从而推动了药学监护的规范化的进程。2004

年，药学监护的费用补偿代码获得美国医学会批准。2006年，Medicare开始支付此服务，药学监护工作进入了良性发展的轨道。借鉴美国药学监护的发展经验，我们必须首先实现药学监护的规范化，实行明确的量化评价和考核，进而获取相应的服务价值，提高药学服务质量。

近年来我国临床药学取得了长足发展，临床药师通过参与查房、制订治疗方案、病例讨论和不良反应监测等医疗活动，积累了较为丰富的药学监护经验，已逐渐成为临床治疗团队中不可或缺的一员。然而，如何将现有的药学监护经验进行规范化，成为当前临床药学发展的关键和难点。总结药学监护经验，按照临床药学专科特点提出一套标准的监护路径，对于促进临床药学监护规范化发展具有重要价值。为此，我们组织了多家临床药师规范化培训基地的具有丰富实践经验的临床药师和医师，共同策划和编写了"常见疾病临床药学监护案例分析丛书"。该丛书通过对各临床药学专科常见疾病的经典案例的分析，归纳药学监护要点和常见用药错误，并依据最新的临床监护路径，形成针对各疾病治疗特点的标准药学监护路径。希望该丛书能为药学监护的规范化和标准化点燃星星之火，为我国临床药学的发展贡献绵薄之力。

由于丛书编写思想和体例力求新颖，此方面的写作经验较少，且参编单位多，难免存在不足之处。例如，各药学监护路径仅是各位编者依据临床药学实践和临床诊疗路径的工作路径总结，可能还存在不够全面的地方，敬请各位同仁和读者在使用的过程中不吝指正，以便今后加以改进和不断完善。

2018年3月于上海

前　言

　　心血管系统疾病是常见的严重威胁人类健康的一类疾病,且发病率逐年升高。心血管系统疾病急性起病者进展迅速,病情复杂;慢性疾病者病程长,合并疾病较多,可能需要联合多种药物长期治疗,潜在不良反应风险较大。

　　临床药师参与心血管疾病药物治疗和药学监护对促进合理用药,减少药物不良反应和相互作用的发生有着重要的意义。然而,目前心血管疾病药学监护中,尚缺乏一套标准的监护路径。长远看来,这将不利于心血管内科专业临床药师的培养和该专业临床药学的进一步发展。为此,我们在丛书专家指导委员会的指导下,组织临床药师和临床专家,共同编写了《常见疾病临床药学监护案例分析——心血管内科分册》。

　　本书第一章为绪论,主要介绍了心血管内科常见疾病和心血管内科临床药师实践工作中需要掌握的知识和药学监护技能。其后各章按《2017年临床药师心血管内科专业培训大纲》要求掌握的10个病种，介绍疾病基础知识、经典案例、案例评述和规范化药学监护路径等。本书可供心血管内科专业临床药师在日常药学服务中参考、查阅，帮助该专科临床药师掌握规范的工作方法。

本书由复旦大学附属中山医院、复旦大学附属华山医院、第二军医大学附属长征医院、上海交通大学医学院附属瑞金医院、上海交通大学医学院附属仁济医院、上海交通大学医学院附属新华医院的有丰富临床实践经验的医学专家和一线临床药师编写，在此对他们的辛勤工作表示衷心感谢。由于本书的编写思想和体例力求新颖，而心血管疾病药物治疗涉及的范围广，现代医药知识和指南更新快速，病情复杂和患者存在个体差异，故本书提供的资料仅供参考，限于编写人员的水平和经验，尽管已对内容进行了认真核查，若仍有疏漏和不足之处，敬请各位同仁和读者不吝指正，以便今后更正，将不胜感激。

吕迁洲　李　清

2017年11月

目　录

第一章

绪　论

心血管内科是以研究各种心脏和血管疾病为主的一门学科。作为一名心血管专科的临床药师，应当掌握针对心血管内科常见疾病的药物治疗方案设计与评估、药品风险评估和药学监护等临床药师专业知识与技能，具有参与临床药物治疗和为患者提供用药指导的能力。

一、心血管内科的常见疾病

心血管内科的常见疾病包括冠状动脉粥样硬化性心脏病（简称冠心病）、心力衰竭（包括急性心力衰竭和慢性心力衰竭）、心房颤动、高血压、心律失常、原发性心脏病（包括扩张型心肌病、肥厚型心肌病）、心脏瓣膜病、心包疾病、肺动脉栓塞、病毒性心肌炎与肺动脉高压等。

心血管内科临床药师应熟悉这些心血管内科常见疾病的基础知识，了解循环系统的解剖生理特点，熟悉调节血液循环的神经体液因素。应当了解心血管内科常见疾病的病因、发病机制、病理解剖和病理生理；熟悉这些疾病的临床表现、诊断要点和临床诊疗过程。应了解呼吸困难、胸痛或胸部不适、心悸、水肿、发绀、晕厥、咳嗽和咯血、头晕等常见临床症状在心血管内科疾病诊疗中的临床意义。熟悉心肌损伤标志物检测、胸部X线片、心电图、动态心电图（holter）、超声心动图、动态血压、心血管造影、平板运动试验、心力衰竭标志物、CT血管造影（CTA）、凝血功能测定指标等检验的临床意义，能对结果进行初步的分析和应用。

二、心血管内科临床药师应掌握的知识

心血管内科临床药师还应熟悉心血管常见疾病的药物治疗原则和相关治疗指南；了解常见疾病的非药物治疗方法；掌握心

血管内科常用药品的相关专业理论知识,包括药理学基础、药物治疗学、个体化治疗药物监测、药物相互作用、药物治疗相关指南等;掌握心血管系统常用药物的药理作用、适应证、禁忌证、不良反应、注意事项、药物化学构效和药动学、药效学、常用剂量及给药方法、药物相互作用、循证药学等相关知识和技能;掌握心血管内科药物的血药浓度监测相关知识及其在临床用药监护中的应用,如对抗凝药物、抗心律失常药物、洋地黄制剂、肾上腺素能受体阻滞剂等药物所做的各种监测结果能够正确分析并提出用药建议;掌握肝肾功能不全、低蛋白血症等特殊病理状态下患者的药物选择及剂量调整;了解药物基因组学在心血管疾病个体化治疗中的运用。

三、心血管内科临床药师应具备的技能

心血管内科临床药师应具有在临床实践中发现问题、提出问题和解决问题的能力,能够对医嘱或处方的合理性进行评价,并对药物治疗方案提出适当的建议;能够对心血管内科常见疾病药物治疗方案进行分析与评价,具有开展优化药物治疗方案工作的能力;能够制订心血管内科常见疾病临床药物治疗监护计划,并能够独立开展临床药学监护工作,包括治疗药物重整、药学查房及问诊、治疗风险评估、用药教育及指导等;初步具备参与心血管内科常见疾病的药物治疗及药物不良事件(adverse drug event, ADE)相关会诊的能力;具备为接受复杂药物治疗的患者提供药学监护的基本能力;熟悉华法林、氯吡格雷等药物的基因检测,提供个体化给药建议。

四、开展药学监护

临床药师开展药学监护应贯穿于患者药物治疗的全过程,药

物疗效监护和药物不良反应监护是药学监护最重要的两个方面，其他还包括药物治疗过程监护和患者依从性监护等。

药物疗效监护是根据患者的症状、体征和实验室检查等，判断药物治疗的效果。如果判断疗效不佳或者无效，药师应协助医生分析原因，并讨论调整给药方案。针对不同的疾病，疗效监护应有不同的具体指标。例如，高血压患者在服用降压药治疗后血压的变化情况，是否达到目标血压；心力衰竭患者在治疗后呼吸困难、水肿等症状、体征是否有所改善等。

药物不良反应监护是在使用药物的过程中，药师需要对可能发生的药物不良反应进行预防和监测，目的是避免发生严重的药物不良反应，或者一旦发生疑似药物不良反应能及时发现、判断并予以处置。药物不良反应监护的重点是那些治疗窗窄、不良反应严重或需要长期应用的药物。药师可以向临床医生和患者建议一些可以采取的、预防药物不良反应发生的措施，如单硝酸异山梨酯可能会引起直立性低血压，因此应采取坐位应用，服用后不要立即起立，起立时动作要缓慢；又如需长期服用阿司匹林的患者，最好使用阿司匹林肠溶片，空腹服用，可以减少阿司匹林对胃肠道的直接刺激作用。同时，药师应根据所使用的药物，确定需要监护的内容。观察患者某种特定的症状、体征，如血压、心率；或者监测某些实验室指标，如血常规、肝肾功能、血脂等。同时要明确监护周期。对有些药物进行血药浓度监测，可以帮助预测其疗效和发生不良反应的可能性，因此常被用作药学监护的一个手段。

药物治疗过程监护是指对药物治疗方案实施的过程是否恰当、规范进行监护，如护士是否严格按照每日2次或每日3次的给药时间给药。

患者依从性监护是对患者执行治疗方案的情况进行监护。患者是否按时、正确用药会直接影响药物治疗的效果和不良反应的发生概率。例如，冠心病患者在支架植入术后双联抗血小板药物治疗期间，如果不能坚持按时、按量用药，可能会引起支架内血栓形成。

　　总之,药学监护的目的在于改善患者生存质量的既定结果,要求药师在药物治疗全过程中为患者争取最优治疗效果的同时尽量减少药物治疗带来的风险。实施药学监护是全体药学技术人员职责范围扩大的体现,也是对药学服务质量的客观要求。

许 青

第二章

冠状动脉粥样硬化性心脏病

第一节　疾病基础知识

【病因和发病机制】

冠状动脉粥样硬化性心脏病（coronary atherosclerotic heart disease）指冠状动脉（冠脉）发生硬化引起管腔狭窄或闭塞，导致心肌缺血、缺氧或坏死而引起的心脏病，简称冠心病（corollary heart disease, CHD），也称缺血性心脏病（ischemic heart disease）。根据发病特点和治疗原则不同分为：① 慢性冠脉病（chronic coronary artery disease, CAD），也称慢性心肌缺血综合征（chronic ischemic syndrome, CIS），包括稳定性心绞痛、缺血性心肌病和隐匿性冠心病等；② 急性冠脉综合征（acute coronary syndrome, ACS），包括不稳定型心绞痛（unstable angina, UA）、非ST段抬高型心肌梗死（non-ST-segment elevation myocardial infarction, NSTEMI）和ST段抬高型心肌梗死（ST-segment elevation myocardial infarction, STEMI）。

1. 病因　本病病因迄今尚未完全清楚，但认为与高血压、高脂血症、糖尿病、吸烟及年龄等因素有关。

2. 发病机制　稳定性心绞痛的发病机制主要是在冠状动脉存在固定狭窄或部分狭窄的基础上发生需氧量的增加；UA/NSTEMI为在不稳定粥样硬化斑块破裂或糜烂的基础上，血小板聚集、并发血栓形成、冠状动脉痉挛收缩、微血管栓塞导致急性或亚急性心肌供氧的减少和缺血加重；STEMI是冠状动脉粥样硬化造成1支或多支管腔狭窄和心肌血供不足，而侧支循环未建立,一旦血供急剧减少或中断,使心肌严重而持久地急性缺血达20～30 min以上,即可发生急性心肌梗死。

【诊断要点】

1. 临床表现

(1)症状:稳定性心绞痛发作以发作性胸痛为主要临床表现;UA/NSTEMI的临床表现与典型的稳定性心绞痛相似,但程度更重,持续时间更长,可达数十分钟,胸痛在休息时也可发生;STEMI胸痛常发生于安静时,程度较重,持续时间较长,可达数小时或更长。

(2)体征:心脏增大、心率改变、心音改变、杂音、心律失常等。

2. 实验室检查及其他辅助检查

(1)实验室检查:血常规、心肌标志物[如心肌肌钙蛋白I或T(cTnI /cTnT)、心肌肌酸激酶同工酶(CK-MB)]、血糖、血脂检查等。

(2)其他辅助检查:心电图、超声心动图、冠状动脉造影、X线检查、核素心肌灌注显像、磁共振成像(MRI)等。

【治疗原则与方法】

1. 治疗原则 稳定性心绞痛的治疗原则是改善冠状动脉血供和心肌耗氧以改善患者症状,同时治疗冠状动脉粥样硬化,预防心肌梗死,以延长生存期。UA/NSTEMI治疗的主要目的为即刻缓解缺血和预防严重不良反应后果(即死亡、心肌梗死或再梗死)。STEMI的治疗原则为尽快恢复心肌的血液灌注,及时处理严重心律失常、泵衰竭和各种并发症,防止猝死,使患者保持尽可能多的有功能的心肌。

2. 治疗方法

(1)稳定性心绞痛:

1)发作时的治疗:① 休息;② 药物治疗(硝酸甘油、硝酸异山梨酯)。

2)缓解期治疗:① 调整生活方式;② 药物治疗[抗血小板

药、他汀类药物、血管紧张素转化酶抑制剂（ACEI）、血管紧张素受体拮抗剂（ARB）、β受体阻滞剂、硝酸酯类、钙通道阻滞剂等］。

（2）不稳定性心绞痛（UA）/非ST段抬高心肌梗死（NSTEMI）：

1）一般治疗：卧床休息、吸氧、降低心肌耗氧量。

2）药物治疗：① 抗心肌缺血药物，如硝酸酯类药物、β受体拮抗剂、钙通道阻滞剂等；② 抗血小板药物，如阿司匹林、P2Y12受体拮抗剂、血小板糖蛋白Ⅱb/Ⅲa（GPⅡb/Ⅲa）受体拮抗剂等；③ 抗凝治疗，如普通肝素、低分子量肝素、磺达肝癸钠等；④ 调脂治疗，如他汀类药物；⑤ ACEI/ARB。

（3）STEMI：

1）一般治疗：卧床休息、吸氧、心电监护。

2）药物治疗：① 解除疼痛，如吗啡或哌替啶、硝酸酯类药物、β受体阻滞剂等；② 抗血小板药物，如阿司匹林、P2Y12受体拮抗剂、GPⅡb/Ⅲa受体拮抗剂等；③ 抗凝治疗，如普通肝素、低分子量肝素、磺达肝癸钠等；④ 调脂治疗，如他汀类药物；⑤ ACEI/ARB；⑥ 抗心律失常和传导障碍治疗，如利多卡因、阿托品、维拉帕米、地尔硫䓬、美托洛尔、地高辛、胺碘酮等；⑦ 抗休克治疗，如右旋糖酐40或5%～10%葡萄糖注射液、多巴胺、去甲肾上腺素、多巴酚丁胺、硝普钠、硝酸甘油等；⑧ 抗心力衰竭，如利尿剂、血管扩张剂、多巴酚丁胺、ACEI等。

第二节 经典案例

案例一

（一）案例回顾

【主诉】

心前区隐痛不适1年余。

【现病史】

患者，男，56岁，1年前无明显诱因下出现心前区隐痛不适，为持续性隐痛，不伴手臂及后背部放射痛，常于白天发作，至夜间入睡后疼痛感好转，晨起后胸痛缓解，无明显诱因再发持续胸痛，无明显胸闷、心慌，无头晕，无黑矇及一过性晕厥，无恶心、呕吐等伴随症状。自觉于活动及行走数十分钟后症状加重，伴胸闷不适，无喘憋，无黑矇及眩晕感，休息数分钟可稍缓解。现为进一步明确诊治，收住入院。

【既往史】

否认。

【社会史、家族史、过敏史】

否认。

【体格检查】

T 36.6℃,P 100次/分,R 18次/分,BP 120/90 mmHg。

神清，气平，精神可。急性面容，颈静脉无充盈。HR 100次/分,心律齐，未闻及杂音，双肺呼吸音粗，未闻及明显啰音，腹软，无压痛，未触及肿块，双下肢无水肿。

【实验室检查及其他辅助检查】

1. 实验室检查

（1）血常规：WBC 5.42×10^9/L，NEUT% 60.6%，Hb 147 g/L，PLT 189×10^9/L。

（2）生化检查示心肌标志物：cTnI 0.012 ng/mL；心肌酶谱：CK 58 U/L，CK-MB 16 U/L；NT-proBNP：41 pg/mL；肝肾功能：TP 61.5 g/L，ALB 34.3 g/L，ALT 21 U/L，AST 15 U/L，TBIL 17.50 μmol/L，DBIL 6.1 μmol/L，Cr 83.4 μmol/L，BUN 6.8 mmol/L，UA 341.00 μmol/L；血糖：FPG 5.2 mmol/L，PBG 9.34 mmol/L（↑），HbA1c 6.1%（↑）；脂质代谢：TG 1.04 mmol/L，TC 4.8 mmol/L，HDL-C 1.04 mmol/L；LDL-C 3.4 mmol/L；凝血功能：PT 10.7 s，FIB 2.87 g/L，INR 0.99，TT 16.1 s，APTT 29.4 s，D-dimer 663 μg/L（↑）；电解质：Na^+ 143 mmol/L，K^+ 4.6 mmol/L。

2. 其他辅助检查

（1）心电图：窦性心律，ST-T改变：$V_4 \sim V_6$ ST段压低（0.05～0.1 mV），$V_3 \sim V_6$ T波倒置、低平。

（2）心脏彩超示 LVEF 78%，主动脉根部增宽。

【诊断】

冠心病（稳定性心绞痛）。

【用药记录】

1. 抗血小板　阿司匹林肠溶片 100 mg p.o. q.d.+硫酸氢氯吡格雷片 75 mg p.o. q.d.（d1-4）。

2. 扩冠　5%葡萄糖注射液 50 mL+硝酸甘油注射液 10 mg iv.gtt q.d.（d1-4）。

3. 调脂稳定斑块　瑞舒伐他汀钙片 5 mg p.o. q.d.（d1-4*）。

【药师记录】

入院第2天：患者今日局部麻醉下行心脏冠状动脉造影

---

* dn：表示第 n 天；dn_1-n_2：表示第 $n_1 \sim n_2$ 天。

（CAG）术,结果示左主干全程正常;前降支中段局限性狭窄约75%;回旋支全程正常;右冠全程正常。术后患者无胸闷、胸痛等不适主诉,T 36.2℃,P 89次/分,R 18次/分,BP 130/80 mmHg,HR 89次/分,心律齐,未闻及杂音,双肺呼吸音粗,未闻及明显啰音,腹软,无压痛,未触及肿块,双下肢无水肿。心电图无明显异常,桡动脉搏动正常,穿刺点无渗出。术前给予阿司匹林肠溶片300 mg p.o. stat.,氯吡格雷片300 mg p.o. stat.负荷剂量。

入院第3天:患者无胸闷、胸痛,T 36.2℃,P 67次/分,R 18次/分,BP 135/84 mmHg,HR 89次/分,心律齐,未闻及杂音,双肺呼吸音粗,未闻及明显啰音,腹软,无压痛,未触及肿块,双下肢无水肿。予阿司匹林肠溶片100 mg p.o. q.d.,停用氯吡格雷片75 mg p.o. q.d.。

入院第4天:患者无胸闷、胸痛等不适。T 36.5℃,P 85次/分,R 17次/分,BP 120/80 mmHg。神志清醒,呼吸急促,无贫血貌,双肺听诊呼吸音清,肺底未闻及干啰音,心浊音界大致正常,律齐,$P_2=A_2$,各瓣膜区未闻及病理性杂音,腹壁柔软,无腹部压痛,双下肢无水肿。继续原治疗。

出院带药:阿司匹林肠溶片100 mg p.o. q.d.;瑞舒伐他汀钙片5 mg p.o. q.n.。

（二）案例解析

【抗栓治疗】

冠状动脉内斑块破裂诱发局部血栓形成是发病的主要原因。阿司匹林通过不可逆地抑制血小板环氧化酶防止血栓烷 A_2 形成,从而抑制血小板在动脉粥样硬化斑块上的聚集,抑制斑块破裂,防止血栓形成。氯吡格雷通过选择性不可逆地抑制P2Y12受体而拮抗P2Y12受体介导的血小板聚集。

临床药师观点:该患者为老年男性,56岁,择期行经皮冠脉介入治疗(PCI)术,按照《中国经皮冠状动脉介入治疗指南(2016)》对抗栓药物治疗的推荐:以往未服用阿司匹林的患者应在PCI术前至少2 h,最好24 h前给予阿司匹林肠溶片300 mg口服。PCI术前应给予负荷剂量氯吡格雷片,术前6h或更早服用者,通常给予氯吡格雷片300 mg负荷剂量。在患者行冠状动脉造影和支架植入术后,指南推荐给予双联抗血小板药物治疗,口服阿司匹林肠溶片100 mg联合氯吡格雷片75 mg。冠状动脉造影阴性或病变不需要进行介入治疗,可停用氯吡格雷。临床对老年高危需抗血小板或抗凝治疗者应密切监护,注意出血。该患者冠状动脉单支病变,抗栓治疗方案合理。

【调脂稳定斑块治疗】

他汀类药物有调脂、抗炎、改善内皮功能、抑制血小板聚集的多效性。

临床药师观点:该患者为稳定性心绞痛,目前TC为4.8 mmol/L,TG为1.04 mmol/L,LDL-C为3.4 mmol/L,须行积极的降脂治疗,目标LDL-C为1.8 mmol/L。稳定易损斑块,减少斑块破裂,防止血栓形成,是临床上防治冠心病、缓解心肌缺血症状的主要治疗原则。应用他汀类降脂药物治疗,是现阶段最有效的稳定易损斑块的措施。在患者血脂代谢异常的干预中,LDL-C也是降脂治疗的主要靶目标。他汀类药物治疗高脂血症研究证实,他汀类药物能够在降低LDL-C、TG的同时升高HDL-C,这种强化降LDL-C的治疗能明显降低心血管病的危险。对于上述患者血清LDL-C水平至少应降低30% ～ 40%。该患者使用瑞舒伐他汀钙片5 mg可使LDL-C下降40%左右,满足降脂要求,治疗方案合理。

【扩张冠状动脉治疗】

硝酸甘油释放一氧化氮(NO),激活鸟苷酸环化酶,使平滑肌和其他组织内的环鸟苷酸(cGMP)增多,导致肌球蛋白轻链去磷酸化,调节平滑肌收缩状态,引起血管扩张。硝酸甘油扩张动静脉血管床,以扩张静脉为主,其作用强度呈剂量相关性。外周静脉扩张,使血液潴留在外周,回心血量减少,左室舒张末压(前负荷)降低。扩张动脉使外周阻力(后负荷)降低。动静脉扩张使心肌耗氧量减少,缓解心绞痛。

临床药师观点:该患者一年前无明显诱因下出现心前区隐痛

不适,为持续性隐痛。心电图示ST段压低,为典型的心绞痛症状。患者使用硝酸甘油注射液10 mg q.d.,对于该类患者,缓解心绞痛症状应首先考虑使用硝酸甘油舌下含服,持续滴注可使硝酸甘油迅速耐药,不推荐使用。

（三）药学监护要点

（1）控制目标:血脂控制目标为LDL-C < 1.8 mmol/L。

（2）定期复查血常规、肝肾功能、血脂、血糖、CK;门诊随诊心电图、心脏彩超、动态心电图。

（3）阿司匹林联合氯吡格雷双联抗栓治疗可能增加出血的风险,应关注出血。如出现小量出血,包括牙龈出血、皮肤瘀斑等,无需担心,但如出现胸痛、肢体麻木、血尿、血便等情况应及时就医。

（4）服用瑞舒伐他汀须注意有无酸痛、肌痛、肌无力及排褐色尿等现象,应在开始服药后的一段时间内密切监测肝肾功能。若肝酶升高至正常值上限的3倍以上或肌酶升高至正常值上限的5倍以上应减量或停药,并寻找病因。一旦发生或高度怀疑肌炎,应立即停药。由于胆固醇合成的高峰期是在晚间,建议瑞舒伐他汀晚上服用。大多数人对瑞舒伐他汀的耐受性良好,副作用通常较轻且短暂,副作用包括头痛、失眠、抑郁及消化不良、腹痛等消化道症状。

（5）临床使用硝酸酯类药物时,硝酸甘油用量过大时,会引起面色潮红、搏动性头痛、心悸、血压降低等副作用,应给予关注。

案例二

（一）案例回顾

【主诉】

突发胸痛1 d。

【现病史】

患者,女,55岁,1 d前大便后突发胸痛,为心前区胸骨中下段后方压榨样闷痛,范围约手掌大小,伴有冷汗,无伴心悸、濒死感及疼痛他处放射,无头晕、咯血、晕厥,胸痛症状持续不能缓解,发病约1 h后就诊于本院急诊,予负荷量双联抗血小板聚集、调脂等治疗,曾出现低血压,约81/56 mmHg,予多巴胺静脉滴注升压,后血压恢复正常,患者未再发生胸闷、胸痛,现收治入院,进一步治疗。

【既往史】

既往有高血压史10年,最高血压180/100 mmHg。否认糖尿病病史。否认脑卒中史。有"子宫肌瘤"病史,近期月经不正常,曾服"黄体酮"治疗。

【社会史、家族史、过敏史】

否认。

【体格检查】

T 36.7 ℃;P 57次/分;R 17次/分;BP 134/73 mmHg;体重75 kg;BMI 28.57 kg/m^2。

神志清醒,气平,无贫血貌,双肺听诊呼吸音清。心浊音界向左扩大,HR 76次/分,律齐,$P_2 < A_2$,各瓣膜区未闻及病理性杂音。腹壁柔软,无腹部压痛。双下肢无水肿。

【实验室检查及其他辅助检查】

1. **实验室检查**

(1)血常规:WBC 6.7×10^9/L,NEUT% 70.5%,Hb 114 g/L,PLT 220×10^9/L。

(2)生化检查示心肌标志物:cTnI 1.82 ng/mL(↑);心肌酶谱:CK 275 U/L,CK-MB 19 U/L(↑);BNP:70.5 pg/mL;肝肾功能:TP 61.3 g/L,ALB 33.7 g/L(↓),ALT 10 U/L,AST 15 U/L,TBIL 5.1 μmol/L,DBIL 1.6 μmol/L,Cr 48.5 μmol/L,BUN 4.0 mmol/L,UA 212.00 μmol/L;电解质:Na^+ 139 mmol/L,K^+ 3.5 mmol/L;脂质代谢:TG 1.41 mmol/L,TC 5.23 mmol/L,HDL-C 1.28 mmol/L,LDL-C 3.45 mmol/L(↑);凝血功能:PT 9.8 s,FIB 2.86 g/L,INR 0.82,TT 14.3 s,APTT 26.5 s,D-dimer < 100 μg/L。

2. **其他辅助检查** 入院心电图:$V_4 \sim V_6$导联ST段压低2～3mV。

【诊断】

(1) 急性冠脉综合征(非ST段抬高型心肌梗死)。

(2) 高血压3级(极高危)。

(3) 血脂异常。

【用药记录】

1. 抗缺血　富马酸比索洛尔片2.5 mg p.o. q.d.(d1−10)。

2. 抗栓　阿司匹林肠溶片100 mg(首剂300 mg)p.o. q.d.(d1−10)+硫酸氢氯吡格雷片75 mg(首剂300 mg)p.o. q.d.(d1−10)+依诺肝素钠注射液4 000 U i.h. q12h.(d1−7)。

3. 调脂稳定斑块　阿托伐他汀钙片40 mg p.o. q.n.(d1−10)。

4. 改善心室重构　福辛普利片10 mg p.o. q.d.(d1−3), 10 mg p.o. b.i.d.(d4−10)。

【药师记录】

入院第2天:冠状动脉造影结果示冠状动脉两支病变(左前降支90%狭窄,左回旋支50%狭窄),对LAD进行PCI。术后胸痛较前有所缓解。T 37.3℃, R 16次/分, BP 121/72 mmHg, HR 54次/分, 律齐, $P_2=A_2$, 各瓣膜区未闻及病理性杂音, 双肺听诊呼吸音清。腹壁柔软, 无腹部压痛。双下肢无水肿。cTnT 0.46 ng/mL(↑), CK 223 U/L(↑), CK−MB 22 U/L, BNP 70.5 pg/mL。加用: 0.9%氯化钠注射液100 mL+注射用泮托拉唑钠60 mg iv.gtt q.d.。

入院第3天:静息下无不适主诉, T 37℃, BP 130/70 mmHg, HR 60次/分, 律齐, $P_2=A_2$, 各瓣膜区未闻及病理性杂音, 双肺呼吸音清, 双下肢不肿。CK 161 U/L(↑)。治疗同前。

入院第4天:无不适主诉, T 37℃, BP 150/70 mmHg, HR 60次/分, 律齐, 双肺呼吸音清, 未闻及明显干湿啰音, 双下肢不肿。CK 75 U/L, CK−MB 16.3 U/L。血栓弹力图结果示ADP诱导的血小板抑制率为35%, 提示存在氯吡格雷低反应; 氯吡格雷基因检测示 *CYP 2C19*(*2/*2)。福辛普利片加量为10 mg p.o. b.i.d.。

入院第7天：静息状态无不适。T 36.6℃，BP 110/80 mmHg，HR 70次/分。停用依诺肝素钠注射液4 000 U i.h. q12h.。

入院第10天：无不适，T 36.6℃，BP 120/68 mmHg，HR 71次/分。患者目前病情平稳，准予出院。

出院带药：阿司匹林肠溶片100 mg p.o. q.d.；硫酸氢氯吡格雷片75 mg p.o. q.d.；富马酸比索洛尔片2.5 mg p.o. q.d.；福辛普利片10 mg p.o. b.i.d.；阿托伐他汀钙片40 mg p.o. q.n.。

（二）案例解析

【抗缺血治疗】

《非ST段抬高型急性冠脉综合征诊断和治疗指南》（2016年）推荐，如没有禁忌证，应口服β受体阻滞剂，必要时静脉注射。β受体阻滞剂通过负性肌力和负性频率作用，降低心肌需氧量和增加冠状动脉灌注时间，因而有抗心肌缺血和改善预后的作用。

临床药师观点：该患者为急性冠脉综合征（非ST段抬高型心肌梗死），无使用β受体阻滞剂的禁忌证，故选用合理。可选用的β受体阻滞剂包括美托洛尔、比索洛尔和卡维地洛。该患者使用的比索洛尔为高选择性的水溶性β_1受体阻滞剂，不良反应较小，可安全使用。

【抗栓治疗】

非ST段抬高型心肌梗死为在不稳定粥样硬化斑块破裂或糜烂基础上形成的血小板聚集、并发血栓形成、冠状动脉痉挛收缩、微血管栓塞导致的急性或亚急性心肌供氧的减少和缺血加重。阿司匹林通过不可逆地抑制血小板内环氧化酶–1（COX–1）防止血栓烷A_2（TXA_2）形成，因而阻断血小板聚集。氯吡格雷通过选择性不可逆地抑制P2Y12受体而拮抗P2Y12受体介导的血小板聚集。

临床药师观点：《非ST段抬高型急性冠脉综合征诊断和治疗指南》（2016年）推荐NSTEMI患者应当迅速开始抗血小板治疗。无禁忌的患者口服阿司匹林，推荐负荷剂量为300～600 mg，维持剂量为75～150 mg。该患者选用起始剂量300 mg，维持剂量100 mg继续使用。氯吡格雷负荷剂量300 mg,然后75 mg/d维持。在无明确禁忌证及出血的情况下持续使用12个月。该患者为NSTEMI,为缺血高风险人群,无出血相关风险,使用氯吡格雷5 d后测得抑制率为35%,属于氯吡格雷低反应人群,与 *CYP 2C19* 基因型有关,患者为 *CYP 2C19* (*2/*2)基因型,为氯吡格雷慢代谢型,体内无法将氯吡格雷转化为活性代谢物。对于该类高缺血风险伴氯吡格雷低反应患者,建议换用其他P2Y12受体拮抗剂,如替格瑞洛等。该患者抗血小板方案合理。

【调脂稳定斑块治疗】

见本章病例一。

临床药师观点:《非ST段抬高型急性冠脉综合征诊断和治疗指南》(2016年)推荐,所有心肌梗死后患者均应使用他汀类药物控制 LDL-C 水平(< 1.8 mmol/L)。患者为非ST段抬高型心肌梗死,目前TC为5.23 mmol/L,TG 为1.41 mmol/L,LDL-C 为3.45 mmol/L,需行积极地降脂治疗。目标为LDL-C 1.8 mmol/L,需降低47%,该患者使用的阿托伐他汀40 mg可降低LDL-C 48%左右,满足降脂要求,合理。

【改善心肌重构治疗】

ACEI不具有直接抗心肌缺血作用,但通过阻断肾素-血管紧张素系统发挥心血管保护作用,逆转心肌重构。

临床药师观点:《非ST段抬高型急性冠脉综合征诊断和治疗指南》(2016年)推荐,如无禁忌证,所有患者推荐使用ACEI。由于可导致低血压或肾功能不全,因此急性心肌梗死前24 h内应谨慎使用ACEI。福辛普利钠是肝肾双通道代谢,与其他的ACEI不同,肾或肝功能不全的患者可通过替代途径代偿性排泄。该患者初始血压134/73 mmHg,使用福辛普利片10 mg p.o. q.d. 合理,之后,福辛普利片加量为10 mg p.o. b.i.d.。对于该药,应在患者血压可耐受的情况下逐渐增加剂量至目标剂量,但应每日1次使用,故每日3次使用不合理。

（三）药学监护要点

（1）控制目标：血压控制目标为 < 140/90 mmHg。血脂控制目标为LDL-C < 1.8 mmol/L，TG < 1.7 mmol/L。

（2）定期复查血常规、肝肾功能、血脂、血糖、CK；门诊随诊心电图、心脏彩超、动态心电图。

（3）阿司匹林联合氯吡格雷双联抗栓治疗可能增加出血的风险，应给予关注。如出现小量出血，包括牙龈出血、皮肤瘀斑等，无须担心，但如出现胸痛、肢体麻木、血尿、血便等情况应及时就医。

（4）服用阿托伐他汀需注意有无肌酸、肌痛、肌无力及排褐色尿等现象，应在开始服药后的一段时间内密切监测肝肾功能。若肝酶升高至正常值上限的3倍以上或肌酶升高至正常值上限的5倍以上应减量或停药，并寻找病因。一旦发生或高度怀疑肌炎，应立即停药。

（5）服用福辛普利注意有无刺激性干咳、低血压、血管神经源性水肿、头痛、高血钾、低血钠和肾功能损害等，不能耐受时可改用ARB类继续治疗。

案例三

（一）案例回顾

【主诉】

活动后胸闷伴呼吸困难7 d。

【现病史】

患者，男，70岁，于7 d前爬6层楼后出现呼吸困难，伴大汗，不伴有明显胸闷、胸痛、恶心、呕吐、黑矇、晕厥等不适主诉。现为进一步诊治拟诊"急性冠脉综合征、Killip I级、高血压、脑梗后"收治入院。

【既往史】

脑卒中史，1994年十二指肠球部溃疡穿孔，高血压10年，长期服用苯磺酸氨氯地平片（5 mg p.o. q.d.），血压控制在135/80 mmHg。

【社会史、家族史、过敏史】

青霉素过敏。

【体格检查】

T 37.2℃；P 55次/分；R 20次/分；BP 107/78 mmHg。

神志清醒，呼吸急促，无贫血貌，双肺听诊呼吸音清，肺底未闻及干啰音。心浊音界大致正常，律齐，P$_2$=A$_2$，各瓣膜区未闻及病理性杂音。

【实验室检查及其他辅助检查】

1. 实验室检查

（1）血常规：WBC 10.63×10^9/L（↑），NEUT% 46.8%（↓），Hb 154 g/L，PLT 199×10^9/L。

（2）生化检查示心肌标志物：cTnI 0.03 ng/mL；心肌酶谱：CK 59 U/L，CK-MB 11.8 U/L；NT-proBNP：465.0 pg/mL。CRP 4.54 mg/L（↑）；肝肾功能：TP 57.4 g/L，ALB 32.2 g/L，ALT 15 U/L，AST 14 U/L，TBIL 16.30 μmol/L，DBIL 6.4 μmol/L，Cr 91.1 μmol/L，BUN 9.80 mmol/L（↑），UA 554.00 μmol/L（↑）；脂质代谢：TG 1.03 mmol/L，TC 3.54 mmol/L，HDL-C 0.96 mmol/L，LDL-C 1.91 mmol/L；凝血功能：PT 10.5 s，FIB 2.7 g/L，INR 0.88，TT 14.6 s，APTT 30.9，D-dimer 2 916 μg/L（↑）；电解质：Na$^+$ 140 mmol/L，K$^+$ 3.7 mmol/L。

2. 其他辅助检查　入院心电图：Ⅱ、Ⅲ、aVF呈qrs/qr型伴ST段上斜型/似弓背型略抬高。

【诊断】

（1）急性肺栓塞。

（2）冠状动脉粥样硬化。

（3）高血压2级。

（4）脑梗死后。

【用药记录】

1. 抗血小板聚集　西洛他唑片 50 mg p.o. b.i.d. +硫酸氢氯吡

格雷片 75 mg p.o. q.d.(d1-6)。

2. 抗凝　依诺肝素注射液 4 100 U i.h. q12h.(d1-9)+华法林钠片 2.5 mg p.o. q.n.(d2-10)。

3. 调脂、稳定斑块　阿托伐他汀钙片 20 mg p.o. q.n.(d1-10)。

4. 控制血压　培哚普利片 4 mg p.o. q.d.(d1-10)。

5. 减少心肌耗氧　酒石酸美托洛尔片 6.25 mg p.o. b.i.d.(d1-10)。

6. 利尿　呋塞米片 20 mg p.o. q.d. +螺内酯片 20 mg p.o. b.i.d.(d1-10)。

7. 护胃　0.9%氯化钠注射液 100 mL+注射用泮托拉唑钠 60 mg iv.gtt q.d.(d1-10)。

【药师记录】

入院第2天：患者神志清醒，卧床时无呼吸困难，交谈时仍有轻微气促，无贫血貌，双肺听诊呼吸音清，肺底未闻及干啰音。心浊音界大致正常，律齐，$P_2＝A_2$，各瓣膜区未闻及病理性杂音。腹壁柔软，无腹部压痛。双下肢无水肿。T 36.2℃，P 64次/分，R 17次/分，BP 113/73 mmHg。D-dimer 2 855 μg/L(↑)。加用华法林钠片 2.5 mg p.o. q.n.。

入院第3天：患者卧床时无呼吸困难，无胸闷、胸痛等不适。T 36.4℃，P 68次/分，R 16次/分，BP 115/70 mmHg。治疗同前。

入院第5天：患者现无胸闷、胸痛、气促等不适，生命体征平稳。T 36.7℃，P 70次/分，R 16次/分，BP 168/90 mmHg。加用苯磺酸氨氯地平片 5 mg p.o. q.d.。

入院第6天：无胸闷、胸痛、气促等不适。生命体征平稳。T 36.6℃，P 75次/分，R 16次/分，BP 158/88 mmHg。患者今日局部麻醉下行心脏冠状动脉造影术，右心导管术及肺血管造影术。冠状动脉结果示冠状动脉 LAD 中段 50%。右心导管术示肺动脉高压，肺动脉压力 51/29(37)mmHg。肺血管造影示右上肺动脉及右下肺动脉干部位均见(1～1.5)cm×1.0 cm 大小的充盈缺损或变细；左下肺动脉干内见长条状充盈缺损，远端肺血管节段性充盈缺损或截断征象。PT 15.4 s，INR 1.28。调整华法林钠片给药剂量为3.75 mg p.o. q.n.。

入院第8天：患者今日无胸闷、气促等不适。T 37℃，BP 130/83 mmHg，P 76次/分，R 20次/分。PT 24.8 s，INR 2.22。治疗同前。

入院第9天：患者一般情况可，无胸闷、胸痛等不适主诉。T 36.5，P 135/84 mmHg，P 78次/分，R 20次/分。INR 2.3。停用依诺肝素钠注射液。

入院第10天：患者右肢肿胀较前有所消退，胸闷、胸痛症状较前有所改善。T 36.8℃，P 75次/分，R 21次/分，BP 135/82 mmHg。患者目前病情平稳，准予出院。

出院带药：阿托伐他汀钙片20 mg p.o. q.n.；培哚普利片4 mg p.o. q.d.；酒石酸美托洛尔片6.25 mg p.o. b.i.d.；呋塞米片20 mg p.o. q.d.；螺内酯片20 mg p.o. b.i.d.；华法林钠片3.5 mg p.o. q.d.；苯磺酸氨氯地平片5 mg p.o. q.d.。

（二）案例解析

【抗血小板治疗】

该患者为急性肺栓塞，冠状动脉病变不严重且除外急性冠脉综合征，已经接受抗凝治疗，暂不需要抗血小板治疗。

临床药师观点：该患者为急性肺栓塞，药物治疗以抗凝为主。

【抗凝治疗】

凝血因子Ⅱ、Ⅶ、Ⅸ、Ⅹ需经过 γ-羧化后才能具有生物活性，而这一过程需要维生素K参与。华法林是一种双香豆素衍生物，通过抑制维生素K及其2, 3-环氧化物（维生素K环氧化物）的相互转化而发挥抗凝作用。因此，华法林起效较慢。此外，华法林还因可抑制抗凝蛋白调节素C和S的羧化作用而具促凝血作用。蛋白C和蛋白S是体内天然抗凝物质，所以华法林使用初期应使用低分子量肝素桥接。

临床药师观点：该患者胸部增强CT检查明确为肺动脉栓塞，D-dimer明显升高。肺栓塞的诊断一旦确立，如果没有绝对禁忌证,都应立即给予抗凝治疗。推荐维生素K拮抗剂(华法林)或新型口服抗凝药(达比加群、利伐沙班等)。该患者使用华法林抗凝,由于该药3～5 d起效,5～7 d达稳态,故前期需皮下应用低分子量肝素进行桥接,当INR大于2后停用低分子量肝素。该患者使用华法林8 d后INR为2.3,故停药依诺肝素,合理。为使得INR快速达标,可使用IWCP公式预测华法林维持剂量,最新研究表明,基于基因检测的华法林剂量调整显著优于常规调整方案。

【调脂稳定斑块治疗】

见本章病例一。

临床药师观点:该患者为冠状动脉粥样硬化合并高血压、脑梗死,LDL-C目标为1.8 mmol/L,该患者目前LDL-C 1.91 mmol/L,使用阿托伐他汀20 mg可达标,选药合理。

【控制血压治疗】

高血压治疗目的主要是最大限度地降低心脑血管疾病的发生率和死亡率,防止脑卒中、冠心病、心肌梗死、心力衰竭和肾脏疾病的发生及发展。同时必须干预相关的可逆性危险因素,包括吸烟、糖尿病和血脂异常等,治疗并存的临床疾病,降低心血管总危险率和死亡率。降血压治疗使血压达到控制目标是降低心血管疾病的发生率和死亡率、改善患者预后的关键策略。高血压治疗应根据治疗目标、达标要求、危险分层及靶器官保护来进行治疗。在选择降压药时应考虑高血压的级别和严重程度,伴随的危险因素及数量,有无靶器官损伤及其程度,合并疾病情况,所用的降压药物是否有减少心血管病发生和死亡的证据,以及患者的经济情况和药物耐受情况等。

【减少心肌耗氧治疗】

β受体阻滞剂有减少心肌耗氧量和改善缺血区氧供应失衡的作用,尚有降压作用。

临床药师观点:所有冠心病患者均应尽快使用β受体阻滞

剂。美托洛尔是指南推荐的三大 β_1 受体阻滞剂之一,对 β_1 受体有较高的选择性,通过抑制交感神经的兴奋,减少心血管疾病的发生。推荐小剂量开始服用,因此该患者口服酒石酸美托洛尔片 6.25 mg b.i.d. 合理。

【减轻心脏负荷治疗】

大多数利尿剂直接作用于肾脏抑制溶液和水重吸收。呋塞米属于强效利尿剂,主要作用于肾小管髓袢升支粗段及远曲小管,通过可逆性抑制 $Na^+/K^+/2Cl^-$ 共转运体,使尿中 Na^+、Cl^- 和水的排泄增加,同时抑制前列腺素分解酶活性。螺内酯为低效利尿药,与醛固酮竞争远曲小管和集合管的醛固酮受体,产生与醛固酮相反的作用,减少 Na^+ 的重吸收和 K^+ 的分泌,产生排钠保钾的利尿作用。

临床药师观点:该患者肺栓塞,右心负荷重,纽约心功能分级Ⅲ级,通过给予口服利尿剂可减轻心脏前负荷,缓解症状。袢利尿剂是中重度心力衰竭时唯一作为单一药物有效的利尿剂。心力衰竭时一系列神经体液调节因子被激活,会发生一系列复杂的神经体液变化,如RAAS激活,醛固酮生成增加,且与心力衰竭严重程度成比例。醛固酮可致血管内皮功能不全,促进血管和心肌纤维化,促使心肌重构,钾和镁丢失,激活交感神经系统,还可以增加 Ang Ⅱ 的不良作用。近期多项临床试验结果提示,合适剂量的醛固酮受体拮抗剂螺内酯具有良好的耐受性,能防止心力衰竭时心肌重塑,特别是心肌纤维化,最终改善心力衰竭患者的生活质量,降低病残率和死亡率。故该患者使用螺内酯合理。

（三）药学监护要点

（1）控制目标:血压控制目标为 < 140/90 mmHg。血脂控制目标为 LDL-C < 1.8 mmol/L,TG < 1.7 mmol/L。

（2）定期复查血常规、电解质、肝肾功能、血脂、CK;门诊随诊心电图、心脏彩超、动态心电图。

（3）使用华法林治疗会增加出血的风险,应注意观察有无皮肤黏膜出血倾向。

（4）服用阿托伐他汀需注意有无肌酸、肌痛、肌无力及排褐色尿等现象，应在开始服药后的一段时间内密切监测肝肾功能。若肝酶升高至正常值上限的3倍以上或肌酶升高至正常值上限的5倍以上应减量或停药，并寻找病因。一旦发生或高度怀疑肌炎，应立即停药。由于胆固醇合成的高峰期是在晚间，建议阿托伐他汀晚上服用。

（5）服用美托洛尔时，注意监测血压、心率，防止低血压和心动过缓。

（6）使用呋塞米和螺内酯时，通常从小剂量开始逐渐加量。一旦病情控制（肺部啰音消失，水肿消退，体重稳定）即以最小有效量长期维持。在长期维持期间，仍应根据液体潴留情况随时调整剂量。建议检测患者电解质。同时螺内酯具有雌激素样作用，观察患者体表特征的变化。

案例四

（一）案例回顾

【主诉】

反复胸痛3 d，加重11 h。

【现病史】

患者，女，69岁，3 d前无明显诱因出现胸前区疼痛，持续约数分钟，服用麝香保心丸可以缓解，晚上9:00和早晨6:00再次出现胸痛，持续不能缓解，无头晕、恶心呕吐、出冷汗、心悸等不适，至急诊就诊（13:42），查cTnI 8.17 ng/mL，CK-MB 107.20 ng/mL，MB 155.20 ng/mL，D-dimer 173 μg/L，EKG示$V_1 \sim V_3$ ST段抬高0.05 $\sim$ 0.2 mV，I、aVL、$V_4 \sim V_6$压低0.1 $\sim$ 0.2 mV，予阿司匹林肠溶片300 mg+替格瑞洛片180 mg负荷抗血小板，单硝酸异山梨酯注射液、丹参酮注射液扩冠治疗，现为进一步诊治收治入院。

【既往史】

高血压病史40余年,服用马来酸依那普利20 mg q.d.+硝苯地平片10 mg t.i.d.,血压控制在120/90 mmHg。

【社会史、家族史、过敏史】

否认。

【体格检查】

T 37℃;P 72次/分;R 20次/分;BP 124/72 mmHg。

神清,气平,精神可。急性面容,颈静脉无充盈。HR 88次/分,心律齐,未闻及杂音。双肺呼吸音粗,未闻及明显啰音。腹软,无压痛,未触及肿块。双下肢无水肿。

【实验室检查及其他辅助检查】

1. 实验室检查

(1)血常规:WBC 10.00×10^9/L($\uparrow$),NEUT% 79%($\uparrow$),Hb 145 g/L,PLT 220×10^9/L。

(2)生化检查示心肌标志物:cTnI 8.17 ng/mL($\uparrow$);心肌酶谱:CK 717 U/L($\uparrow$),CK-MB 107.20 ng/mL;MB 155.20 ng/mL;NT-proBNP:1 050 pg/mL;肝肾功能:TP 60.5 g/L,ALB 38.6 g/L,ALT 31 U/L,AST 116 U/L($\uparrow$),TBIL 14.20 μmol/L,DBIL 3.4 μmol/L,Cr 55.4 μmol/L,BUN 5.80 mmol/L,UA 334.00 μmol/L;脂质代谢:TG 5.43 mmol/L($\uparrow$),TC 9.17 mmol/L($\uparrow$),HDL-Ch 1.14 mmol/L,LDL-C 3.4 mmol/L($\uparrow$);凝血功能:PT 10.5 s,FIB 2.70 g/L,INR 0.88,TT 14.6 s,APTT 30.9 s,D-dimer 148 μg/L($\uparrow$);电解质:Na$^+$ 141 mmol/L,K$^+$ 3.3 mmol/L($\downarrow$);甲状腺功能正常。

2. 其他辅助检查 心电图示EKG:$V_1 \sim V_3$ ST段抬高 $0.05 \sim 0.2$ mV,I、aVL、$V_4 \sim V_6$ 压低 $0.1 \sim 0.2$ mV。

【诊断】

(1)冠心病,急性ST段抬高型心肌梗死(前间壁),Killip I级。

（2）高血压3级（极高危）。

（3）高脂血症。

（4）低钾血症。

【用药记录】

1. 抗血小板　阿司匹林肠溶片300 mg p.o. stat.，替格瑞洛片180 mg p.o. stat.。

2. 抗凝　依诺肝素钠注射液4 000 U i.h. q12h.（d1-4）。

3. 调脂稳定斑块　阿托伐他汀钙片20 mg p.o. q.n.（d1-2）。

4. 减轻心脏负荷　酒石酸美托洛尔缓释片23.75 mg p.o. q.d.（d1-4）。

5. 抗心室重构　福辛普利片10 mg p.o. q.d.（d1-4）。

6. 护胃　0.9%氯化钠注射液100 mL+注射用泮托拉唑钠60 mg iv.gtt q.d.（d1-4）。

【药师记录】

入院第2天：患者今日局部麻醉下行心脏CAG备PCI术，介入结论：冠状动脉多支严重病变（LAD、LCX、RCA）。成功对LAD进行PCI，术顺安返。现患者生命体征平稳，穿刺处无渗血、肿胀，一般情况可。术后患者无胸痛、胸闷等不适。T 36.2℃，P 80次/分，R 18次/分，BP 128/72 mmHg。神志清醒，呼吸急促，无贫血貌，双肺听诊呼吸音清，肺底未闻及干啰音。心浊音界大致正常，律齐，P_2=A_2，各瓣膜区未闻及病理性杂音。腹壁柔软，无腹部压痛。双下肢无水肿。调整治疗方案：阿司匹林肠溶片300 mg p.o. stat.调整为阿司匹林肠溶片100 mg p.o. q.d.；替格瑞洛片180 mg p.o. stat.调整为替格瑞洛片90 mg p.o. b.i.d.；增加氯化钾缓释片1.0 g p.o. b.i.d.。

入院第3天：患者卧床时无呼吸困难，无胸闷、胸痛等不适。T 36.5℃，P 84次/分，R 17次/分，BP 115/72 mmHg。神志清醒，呼吸急促，无贫血貌，双肺听诊呼吸音清，肺底未闻及干啰音。心浊音界大致正常，律齐，P_2=A_2，各瓣膜区未闻及病理性杂音。腹壁柔软,无腹部压痛。双下肢无水肿。治疗方案调整:阿托伐他汀20 mg p.o. q.n.调整为瑞舒伐他汀钙片10 mg p.o. q.n.,同时联用依折麦布片10 mg p.o. q.n.。增加:10% GS 500 mL+门冬氨酸钾镁注射液20 mL+氯化钾注射液1 g+RI 8 U iv.gtt q.d.。

入院第4天:患者无呼吸困难,无胸闷、胸痛等不适。T 36.8℃,P 75次/分,R 21次/分,BP 135/82 mmHg。神志清醒,呼吸急促,无贫血貌,双肺听诊呼吸音清,肺底未闻及干啰音。心浊音界大致正常,律齐,$P_2=A_2$,各瓣膜区未闻及病理性杂音。腹壁柔软,无腹部压痛。双下肢无水肿。今日出院。

出院带药:阿司匹林肠溶片100 mg p.o. q.d.;替格瑞洛片90 mg p.o. b.i.d.;瑞舒伐他汀钙片10 mg p.o. q.n.;依折麦布片10 mg p.o. q.n.;琥珀酸美托洛尔缓释片23.75 mg p.o. q.d.;福辛普利片10 mg p.o. q.d.;氯化钾缓释片1 g p.o. b.i.d.。

(二)案例解析

【调脂稳定斑块治疗】

见本章病例一。

临床药师观点:《急性ST段抬高型心肌梗死诊断和治疗指南》(2015年)推荐,如无禁忌证,所有患者(包括PCI术后)均应给予他汀类药物治疗(I, A),使LDL-C达到1.82 mmol/L(70 mg/dL)。患者为ST段抬高型心肌梗死,目前TC为9.17 mmol/L,TG为5.43 mmol/L,LDL-C为3.4 mmol/L,需要降低LDL-C约47%,阿托伐他汀20 mg仅能降低LDL-C 43%左右,无法使该患者血脂达标。后调整为瑞舒伐他汀钙片10 mg,可使LDL-C减低48%,达到1.8 mmol/L的目标水平。同时,IMPROVE-IT发现,在他汀治疗的基础上加用依折麦布可进一步降低6%的主要心血管事件。该患者为高缺血风险人群(STEMI),可以从联合应用依折麦布中获得额外收益,治疗方案合理。

【抗栓治疗】

见本章病例一。

　　临床药师观点：根据《急性ST段抬高型心肌梗死诊断和治疗指南》(2015年)推荐，急性ST段抬高型心肌梗死患者给予双联抗血小板药物治疗，负荷剂量为阿司匹林300 mg联合替格瑞洛180 mg或氯吡格雷300～600 mg。氯吡格雷为前体药物，需要在肝脏CYP 450的作用下转化为活性药物发挥抗血小板作用，负荷剂量600 mg后4～6 h可达到稳定的血小板抑制作用。不同于氯吡格雷，新型P2Y12受体拮抗剂体格瑞洛为活性药物，可与血小板P2Y12受体可逆性结合，无须生物转化，负荷剂量180 mg后0.5～2 h可达到稳定的血小板抑制作用，且作用明显强于氯吡格雷。该患者为急性ST段抬高型心肌梗死，在无出血风险的情况下，使用替格瑞洛优于氯吡格雷。

【护胃治疗】

　　泮托拉唑为第三代质子泵抑制药，可选择性地作用于胃黏膜壁细胞，抑制壁细胞中H^+/K^+-ATP酶的活性，使壁细胞内的H^+不能转运到胃中，从而抑制胃酸的分泌，防止胃部应激性溃疡的形成。

　　临床药师观点：该患者存在应激性溃疡的危险因素，有使用质子泵抑制剂(PPIs)的指征，故选用泮托拉唑钠合理。研究表明，阿司匹林联合替格瑞洛的抗血小板治疗在降低缺血性事件的同时增加胃肠道出血的不良反应发生率，联合使用质子泵抑制剂可以有效预防双联抗血小板治疗消化道出血的副作用。

【减轻心肌耗氧治疗】

　　β受体阻滞剂通过减轻交感神经张力、减慢心率、降低体循环血压和减弱心肌收缩力，以减少心肌耗氧量和改善缺血区的氧供失衡，缩小心肌梗死面积，减少复发性心肌缺血、再梗死、心室颤动及其他恶性心律失常，降低病死率。

　　临床药师观点：《急性ST段抬高型心肌梗死诊断和治疗指南》(2015年)推荐，除有禁忌(心动过缓、哮喘、低血压、Ⅱ度房室传导阻滞)外，所有STEMI患者均应尽快使用。推荐品种包括美托洛尔、比索洛尔和卡维地洛。该患者为STEMI,无使用 β 受体阻滞剂禁忌证,故选用美托洛尔合理。美托洛尔是指南推荐的三大 $β_1$ 受体阻滞剂之一,对 $β_1$ 受体有较高的选择性,通过抑制交感神经的兴奋,减少心血管事件的发生,改善预后。

【改善心肌重构治疗】

ACEI抑制血管紧张素 I 转化为血管紧张素 II,减少血管紧张素 II 的生成,使血管紧张素 II 介导的冠状动脉血管床的血管收缩作用降低,扩张冠状动脉,增加心肌氧供应,改善心室重构。同时还能减少肾上腺皮质分泌醛固酮和髓质释放肾上腺素,减少缓激肽水解,舒张血管,降低血压。

临床药师观点:患者有高血压病史,使用福辛普利抑制RAS系统,既能降压,又能抑制心肌重构,改善预后,选用合理。《急性ST段抬高型心肌梗死诊断和治疗指南》(2015年)推荐,如无禁忌证,应长期服用,可应用至最大耐受剂量,早期服用能降低病死率。患者目前处于急性心肌梗死期,不宜使用短效二氢吡啶类钙离子拮抗剂(CCB类)降压药物(反射性增加心率),增加心血管不良事件的发生。

【抗凝治疗】

低分子量肝素的分子量小,不容易被细胞外基质、血浆蛋白和细胞受体结合与灭活,因此肝素皮下注射生物利用度高、半衰期长,是普通肝素的2～4倍,抗凝效果呈明显的量效关系。

临床药师观点:传统的肝素治疗,必须监测活化部分凝血活酶时间,随时调整剂量,而且出血是使用肝素治疗最大的危险,而低分子量肝素每天两次皮下注射可以达到持续的抗血栓效果,临床疗效显著、稳定、安全性高,且对血浆PT和APTT影响不大,无须进行APTT监测,通常低分子量肝素皮下注射给药剂量为1 mg/kg。研究表明,STEMI患者中,在使用双联抗血小板的基础上,血管重建前联合低分子量肝素治疗可降低院内缺血事件的发生率。该患者为缺血高危人群,使用在冠心病领域循证证据较充分的依诺肝素钠合理。

（三）药学监护要点

（1）阿司匹林联合替格瑞洛双联抗栓治疗有引起出血的风险。用药过程中监测有无血便或血尿，如出现少量牙龈出血，皮肤瘀斑等不用担心。

（2）服用瑞舒伐他汀注意有无肌酸、肌痛、肌无力及排褐色尿等现象，若肝酶升高至正常值上限的3倍以上或肌酶升高至正常值上限的5倍以上应减量或停药，并寻找病因。一旦发生或高度怀疑肌炎，应立即停药。

（3）服用琥珀酸美托洛尔和福辛普利，注意监测血压、心率，防止低血压和心动过缓。β受体阻滞剂的目标心率为清晨静息 HR 50～60次/分。

案例五

（一）案例回顾

【主诉】

反复胸痛6个月余。

【现病史】

患者，女，69岁，患者6个月前做家务时出现胸痛、胸闷，症状持续若干秒至1 h不等，休息片刻后症状缓解。肝肾功能、甲状腺功能、电解质、心肌酶谱基本正常。患者为求进一步明确诊断及确定下一步治疗方案，来院就诊。

【既往史】

高脂血症5年，未规律治疗。

【社会史、家族史、过敏史】

青霉素过敏。

【体格检查】

T 36.5℃；P 72次/分；R 18次/分；BP 120/80 mmHg。

神志清晰，正常面容，表情自然，自主体位，对答切题。颈静脉无充盈无怒张；胸部无隆起或凹陷，无压痛；心脏无心前区隆起；肺部叩诊清音；双下肢无水肿。

【实验室检查及其他辅助检查】

1. 实验室检查

（1）血常规：WBC 4.99×10^9/L，NEUT% 59.1%，Hb 128 g/L，PLT 198×10^9/L。

（2）生化检查示心肌标志物：cTnI 0.01 ng/mL；心肌酶谱：CK 87 U/L，CK-MB 25.8 U/L；NT-proBNP：86.4 pg/mL；肝肾功能：ALT 16 IU/L，AST 21 U/L，TBIL 4.6 μmol/L，DBIL 1.7 μmol/L，Cr 56.5 μmol/L，BUN 7.7 mmol/L，UA 242.00 μmol/L；血糖：FPG 4.36 mmol/L；脂质代谢：TG 1.15 mmol/L，TC 7.62 mmol/L，HDL-C 1.86 mmol/L，LDL-C 4.36 mmol/L；电解质：Na^+ 140 mmol/L，K^+ 4.3 mmol/L。

2. 其他辅助检查

（1）外院头颅CT：双侧基底节区及放射冠腔隙性脑梗死。老年脑改变，脑白质病变。

（2）外院超声心动图：各腔室内径正常，左室壁不增厚，室间隔不增厚，静息状态下各节段收缩活动未见明显异常。左室EF 74%。结论：三尖瓣少量反流，左室顺应性差。

（3）心电图：$V_1 \sim V_3$ 导联ST段压低 $0.2 \sim 0.4$ mV。

【诊断】

（1）冠心病（稳定性心绞痛）。

（2）高脂血症。

【用药记录】

1. 抗血栓　阿司匹林肠溶片100 mg p.o. q.d.（d1-4）；硫酸氢氯吡格雷片75 mg p.o. q.d.（d1-3）；依诺肝素钠注射液4 000 U i.h. q12h.（d1-2）。

2. 调脂稳定斑块　瑞舒伐他汀钙片10 mg p.o. q.n.（d1-4）。

3. 扩冠减轻心脏负荷　酒石酸美托洛尔片12.5 mg p.o. b.i.d.（d1-3）。

4. 保护胃黏膜　埃索美拉唑镁肠溶片20 mg p.o. q.d. (d1–3)。

【药师记录】

入院第2天：患者今日行冠状动脉造影术，造影结论：左前降支狭窄85%伴心肌桥，双肺听诊无异常，伤口无渗血。术毕，患者无特殊不适，T 36.7℃，P 78次/分，R 20次/分，BP 124/76 mmHg，心肺无殊，腹平软，无压痛，无反跳痛，移动性浊音阴性，肝脾肋下未触及，全腹未触及包块。术后停用低分子量肝素钠注射液。

入院第3天：静息下无不适主诉，T 36.9℃，P 81次/分，R 19次/分，BP 129/78 mmHg。停用酒石酸美托洛尔片、硫酸氢氯吡格雷片和埃索美拉唑镁肠溶片，增加使用琥珀酸美托洛尔缓释片和氯化钾缓释片。

入院第4天：患者现无胸闷、胸痛等不适主诉，T 36.8℃，P 74次/分，R 19次/分，BP 120/75 mmHg。病情平稳，予出院。

出院带药：阿司匹林肠溶片100 mg p.o. q.d.；瑞舒伐他汀钙片10 mg p.o. q.d.；琥珀酸美托洛尔缓释片23.75 mg p.o. q.d.。

（二）案例解析

【抗血栓治疗】

见本章病例一。

临床药师观点：《中国经皮冠状动脉介入治疗指南（2016）》推荐，冠状动脉造影阴性或病变不需要进行介入治疗可停用氯吡格雷。该患者冠状动脉单支病变，未行PCI手术，术后停用氯吡格雷合理，但需要使用阿司匹林减少缺血事件的发生。低分子量肝素可用于高缺血风险患者，该患者为稳定性心绞痛，非缺血高危人群，故依诺肝素钠的使用不合理。

【调脂稳定斑块治疗】

见本章病例一。

临床药师观点：长期血脂控制不佳为该患者冠心病的主要危险因素之一。为延缓冠脉斑块的发展，调脂治疗为患者主要干预措施。该患者目前LDL-C水平为4.36 mmol/L，目标值为

1.8 mmol/L, LDL-C需要降低58%。目前, 阿托伐他汀和瑞舒伐他汀是冠心病一级预防和二级预防循证依据最充分的他汀类药物。

【保护胃黏膜治疗】

双联抗血小板治疗容易增加患者的出血风险, 因此患者需同时服用PPIs预防消化道出血。

<u>临床药师观点</u>: 氯吡格雷主要是通过P450同工酶CYP 2C19代谢起到抗凝作用, 奥美拉唑和埃索美拉唑主要经过同一种同工酶代谢, 所以埃索美拉唑与氯吡格雷联用, 会竞争同一种酶, 可能会导致氯吡格雷血药浓度降低, 从而降低氯吡格雷抑制血小板聚集的作用。泮托拉唑具有独特的硫酸化Ⅱ相代谢旁路, 当其他药物在Ⅰ相代谢时, 它可以通过Ⅱ相旁路代谢, 不易发生药物代谢酶系竞争作用。雷贝拉唑主要通过非酶途径代谢, 因此与氯吡格雷的相互作用较少。基于安全性和减少药物相互作用的考虑, 不建议选用埃索美拉唑, 推荐使用雷贝拉唑或泮托拉唑。

（三）药学监护要点

（1）控制目标: 血压控制目标为BP < 140/90 mmHg。血脂控制目标为LDL-C < 1.8 mmol/L, TG < 1.7 mmol/L。

（2）定期复查血常规、肝肾功能、血脂、血糖、CK; 门诊随诊心电图、心脏彩超、动态心电图。

（3）阿司匹林有出血的风险, 应给予关注。

（4）服用瑞舒伐他汀须注意有无肌酸、肌痛、肌无力及排褐色尿等现象, 应在开始服药后的一段时间内密切监测肝肾功能。若肝酶升高至正常值上限的3倍以上或肌酶升高至正常值上限的5倍以上应减量或停药, 并寻找病因。一旦发生或高度怀疑肌炎, 应立即停药。

（5）酒石酸美托洛尔缓释片可以降压和降低心率, 减轻心脏负荷。每天1次, 每次半片, 口服。用药期间注意监测血压和心率, 防止出现低血压和心率过低。

第三节 案例评述

一、临床药学监护要点

（一）抗血小板治疗

1. 适应证与禁忌证的审核　适应证：所有类型冠心病无用药禁忌证均应长期服用。禁忌证：活动性病理性出血；有颅内出血病史者；中重度肝脏损害患者等。

2. 药物的选择　可选用阿司匹林、氯吡格雷、替格瑞洛等。依据冠心病危险分层确定药物使用方案，对于稳定性冠心病可单用阿司匹林或氯吡格雷，对于急性冠脉综合征需要双联抗血小板治疗，包括阿司匹林+氯吡格雷或者阿司匹林+替格瑞洛等。

3. 剂量和给药途径的确定　长期使用：阿司匹林肠溶片100 mg p.o. q.d.，氯吡格雷片75 mg p.o. q.d.，替格瑞洛片90 mg p.o. b.i.d.；术前负荷剂量：阿司匹林肠溶片300 mg p.o. stat.，氯吡格雷片300 mg或600 mg p.o. stat.，替格瑞洛片180 mg p.o. stat.。

4. 给药注意事项　氯吡格雷经CYP 2C19代谢为活性药物，不推荐使用强效或中度CYP 2C19抑制剂，须注意。替格瑞洛可引起呼吸困难，心动过缓，肌酐水平升高、血尿酸增加，须注意。

（二）抗凝治疗

抗凝可抑制血栓生成，减少血栓事件。当联用抗血小板药物时，会产生更强大的抗栓效应。

1. **适应证与禁忌证的审核**　适应证：冠心病合并高血栓风险人群。禁忌证：活动性病理性出血；有颅内出血病史者；严重肝肾功能不全；严重血小板减少症。

2. **药物的选择**　依诺肝素为首选，宜可选用达肝素，那曲肝素等。冠状动脉造影术中可选用肝素或比伐卢定。

3. **剂量和给药途径的确定**　应依据患者体重确定使用剂量。一般依诺肝素钠注射液 4 000 U i.h.b.i.d.，如存在肾功能不全，需要减少剂量。

4. **给药注意事项**　肝素或低分子量肝素可能出现肝素诱导的血小板减少（HIT），应注意。对于严重肾功能不全，可增加出血风险，应及时调整剂量或停用。

（三）调脂稳定斑块

脂质代谢紊乱是冠心病的重要危险因素，应积极纠正脂质代谢紊乱。

1. **适应证与禁忌证的审核**　适应证：所有类型冠心病无用药禁忌证均应服用。禁忌证：活动性肝脏疾病、妊娠、哺乳期妇女。

2. **药物的选择**　可选用他汀类，如阿托伐他汀、瑞舒伐他汀、辛伐他汀等，如他汀类药物无法使血脂水平达标，可考虑加用依折麦布，不可首选非诺贝特，该药仅在以三酰甘油升高为主的患者中使用。

3. **剂量和给药途径的确定**　依据患者目标血脂水平和基础血脂水平确定他汀类使用剂量。如急性冠脉综合征患者，基础血脂水平为 LDL-C 3.7 mmol/L，目标血脂水平为 LDL-C 1.8 mmol/L，LDL-C 需降低 50% 左右，阿托伐他汀标准剂量 20 mg 可降低 LDL-C 水平 43% 左右，瑞舒伐他汀标准剂量 10 mg 可降低 LDL-C 水平

47%左右。上述药物剂量翻倍后,LDL-C减低幅度增加6%。中国人群因体重低,肌毒性发生率高于欧美人群,故一般推荐偏小剂量。

4. 给药注意事项 他汀类药物治疗可能会引起肝功能的异常(以ALT、AST升高为主),应在使用早期(1～2个月内)随访肝功能。肌肉毒性可能出现在他汀类药物使用过程中,故服药期间避免剧烈运动,如出现肌肉疼痛,应检查肌酸激酶等实验室检查指标,以确定肌肉毒性程度和治疗策略。

(四)降低心率,减少心肌耗氧

1. 适应证与禁忌证的审核 适应证:所有类型冠心病无用药禁忌证均应服用β受体阻滞剂。禁忌证:心动过缓,Ⅱ度及以上房室传导阻滞、支气管痉挛等。

2. 药物的选择 可选用美托洛尔、比索洛尔、卡维地洛等。

3. 剂量和给药途径的确定 临床剂量的确定应依据患者心率情况(目标心率: 55～60次/分),一般从小剂量开始使用,逐渐增加至患者心率、血压可耐受的最大剂量。如美托洛尔平片可从6.25 mg b.i.d.开始使用,目标剂量为每日200 mg。比索洛尔片可从1.25 mg q.d.开始使用,目标剂量为每天10 mg。

4. 给药注意事项 β受体阻滞剂可能加重支气管哮喘,应注意;心力衰竭失代偿期应避免增加或突然停用β受体阻滞剂剂量;驾驶员警惕使用脂溶性β受体阻滞剂,如美托洛尔。

(五)改善心肌重构

1. 适应证与禁忌证的审核 适应证:所有类型冠心病无用药禁忌证均应服用ACEI/ARB。禁忌证:严重低血压、高血钾、双侧肾动脉狭窄、血管性水肿、严重肾功能不全、妊娠、哺乳期妇女。

2. 药物的选择 可选用培哚普利、福辛普利、贝那普利等。ARB不作为首选,只作为ACEI不可耐受患者的替代选择。

3. 剂量和给药途径的确定 临床剂量的确定应依据患者血

压情况,一般从小剂量开始使用,逐渐增加至患者可耐受的最大剂量。如培哚普利片 2 mg p.o. q.d. 开始使用,目标剂量为 8 mg。福辛普利片 2.5 mg p.o. q.d. 开始使用,目标剂量为 20 mg。

4. 给药注意事项　密切监测血压水平,使用 ACEI/ARB 过程中应定期监测肾功能和血钾水平,ACEI 可出现干咳,如不可耐受考虑选择 ARB。

(六)扩张冠状动脉,改善缺血症状

1. 适应证与禁忌证的审核　适应证:用于冠心病心绞痛的治疗及预防。禁忌证:严重低血压、严重贫血、青光眼、颅内高压、与 5-磷酸二酯酶抑制剂联合使用、肥厚梗阻型心肌病。

2. 药物的选择　可选用硝酸甘油、硝酸异山梨酯、单硝酸异山梨酯等。

3. 剂量和给药途径的确定　给药途径的选择应依据病情。硝酸甘油片 0.25 ～ 0.5 mg 舌下含服,可重复使用;静脉使用时应依据血压情况调整,一般开始为 10 μg/min。硝酸异山梨酯片 5 ～ 10 mg p.o. b.i.d. ～ t.i.d.;5 mg 舌下含服,可重复使用;静脉使用时应依据血压情况调整,一般开始剂量为 30 μg/min。单硝酸异山梨酯片 50 mg p.o. q.d.;静脉使用时应依据血压情况调整,一般开始剂量 60 μg/min。

4. 给药注意事项　密切监测血压水平,可能出现头痛,一般可耐受,应注意与其他降压药物的协同降压作用,禁与 5-磷酸二酯酶抑制剂联合使用,注意间隔使用,避免硝酸酯类耐药。

二、常见用药错误归纳与要点

(一)氯吡格雷与质子泵抑制剂(PPIs)的相互作用

某些 PPIs,如奥美拉唑,可通过抑制 CYP 2C19 的活性减少氯

吡格雷活性代谢物的产生,从而影响其抗血小板作用,应尽量避免两者的合用。优选PPIs包括泮托拉唑或雷贝拉唑。

(二)抗血小板药物转换的问题

临床常涉及不同抗血小板药物间的转换问题,如氯吡格雷转化为替格瑞洛,或替格瑞洛转化为氯吡格雷。前者情况下,无需负荷剂量,常规使用替格瑞洛片90 mg p.o.b.i.d.即可,而后者情况下,需要考虑使用氯吡格雷片负荷剂量300 mg后常规使用75 mg维持,以避免转换过程中抗血小板作用不足导致的潜在血栓风险。

(三)替格瑞洛与呼吸困难

临床研究显示,替格瑞洛导致的呼吸困难的发生率为10%左右,这与腺苷水平的增加有关,但不应作为停药的主要原因。多数替格瑞洛引起的呼吸困难可耐受,不影响肺功能,严重者可以考虑使用茶碱拮抗,故对于高血栓风险患者,应权衡血栓和呼吸困难的问题,给予优化的抗血小板方案。

(四)ACEI和ARB的选用和剂量问题

目前各指南均认为,ACEI类药物的用药地位高于ARB类药物,临床应首选ACEI类药物以改善患者预后。但如出现ACEI类药物不良反应(刺激性干咳无法耐受),ACEI类药物无法控制的高血压,或同时考虑降低尿蛋白的情况,可选用ARB类药物替代ACEI类药物。此外,目前认为大剂量ACEI/ARB类药物可抑制心肌重构,而临床使用剂量往往较小,故应结合患者情况逐渐增加剂量至可达到的最高剂量,或接近目标剂量。

(五)β受体阻滞剂的优选问题

美托洛尔、比索洛尔和卡维地洛为指南推荐的β受体阻滞剂。而在临床选择时存在细微差异。对于驾驶员,使用美托洛尔可能出现注意力不集中或嗜睡的问题，此时优选水溶性 β 受体阻滞剂，如比索洛尔。同样，对于使用脂溶性 β 受体阻滞剂出现乏力情况的患者，也优选水溶性 β 受体阻滞剂。卡维地洛同时具有 α 受体阻滞的作用，应警惕直立性低血压的发生。比索洛尔为高选择性 $β_1$ 受体阻滞剂，可作为支气管哮喘患者的优选。对于长期使用美托洛尔患者，缓释片可平稳控制心率，为较优选择。

（六）硝酸酯类的持续使用问题

需要重视的是，静脉或口服持续使用硝酸酯类药物可导致耐药的发生，这可能和体内巯基的耗竭有关，故临床应提供硝酸酯类药物的空窗期，如持续使用后给予至少 6 h 以上的停药时间。

第四节 规范化药学监护路径

为确保患者用药安全有效,临床药师须按照个体化治疗的原则,并参照冠心病临床路径中的临床治疗模式与程序,建立冠心病治疗的药学监护路径,开展规范有序的药学监护工作(表2-1)。

表2-1 冠心病药学监护路径

患者姓名:_____ 性别:_____ 年龄:_____

门诊号:_____ 住院号:_____

住院日期:____年____月____日

出院日期:____年____月____日

标准住院日: 14 ~ 21 d

时 间	住院第1天	住院第2天	住院第3天	住院第4 ~ 天	出院日
主要诊疗工作	□ 药学问诊(附录1) □ 用药重整	□ 药学评估(附录2) □ 药历书写(附录3)	□ 治疗方案分析 □ 完善药学评估 □ 制订监护计划 □ 用药宣教	□ 医嘱审核 □ 疗效评价 □ 不良反应监测 □ 用药注意事项	□ 药学查房 □ 完成药历书写 □ 出院用药教育
重点监护内容	□ 患者信息 □ 既往病史评估 □ 药物适应	□ 病情评估 □ 抗凝药物治疗方案评估 □ 抗血小板药	抗凝药物治疗 □ 普通肝素 □ 低分子量肝素	病情观察 □ 参加医生查房,注意病情变化	治疗评估 □ 不良反应 □ 支持治疗 □ 并发症

（续表）

时　间	住院第1天	住院第2天	住院第3天	住院第4～＿＿天	出院日
重点监护内容	证、禁忌证评估 □ 药物相互作用审查 □ 其他药物治疗相关问题	物治疗方案评估 □ 调脂稳定斑块药物治疗方案评估 □ 抗缺血药物治疗方案评估 □ 改善心肌重构药物治疗方案评估 □ 护胃药物方案评估 □ 其他治疗方案评估 □ 药物相互作用评估 □ 用药依从性评估 □ 药物不良反应监测 治疗风险和矛盾 □ 肝肾功能 □ 出、凝血风险 □ 心功能 □ 过敏体质 □ 胃肠功能 □ 其他	□ 磺达肝癸钠 抗血小板治疗 □ 阿司匹林 □ 氯吡格雷 □ 替格瑞洛 □ 替罗非班 调脂稳定斑块 药物治疗 □ 他汀类 抗缺血药物治疗 □ 硝酸酯类药物 □ β受体阻滞剂 □ 钙通道阻滞剂 改善心肌重构 药物治疗 □ β受体阻滞剂 □ ACEI □ ARB 护胃药物治疗 □ PPI 其他对症治疗 □ 止痛治疗 □ 抗休克治疗 □ 抗心律失常治疗 □ 抗心力衰竭治疗 □ 平衡电解质药物治疗 □ 其他医嘱	□ 药学独立查房，观察患者药物反应，检查药物治疗相关问题 □ 查看检查、检验报告指标变化 □ 检查患者服药情况 □ 药师记录监测指标 □ 症状 □ 监测体温、血压、心率等 □ 出入水量 □ 血、尿、粪常规、粪隐血 □ CRP、血沉 □ 血气分析（必要时） □ 肝肾功能 □ 电解质 □ 血糖 □ 脂质代谢 □ 心肌标志物 □ BNP或NT-proBNP □ 心电图 □ 超声心动图 □ 心脏核磁共振 □ 胸片	□ 既往疾病出院教育 □ 正确用药 □ 患者自我管理 □ 定期门诊随访 □ 监测血、尿、粪常规和粪隐血、肝肾功能、电解质、血糖、血脂、血压、心率、ECG等
病情变异记录	□无　□有，原因： 1. 2.	□无　□有，原因： 1. 2.	□无　□有，原因： 1. 2.	□无　□有，原因： 1. 2.	□无　□有，原因： 1. 2.
药师签名					

顾智淳

44

第三章

心力衰竭

第一节　疾病基础知识

【病因和发病机制】

心力衰竭(heart failure, HF, 简称心衰)是一种常见的临床综合征,代表了多种不同心脏疾病的终末期。它可由任何损害心室充盈或射血能力的心脏结构性或功能性疾病导致。其主要临床表现为呼吸困难和乏力(活动耐量受限),以及液体潴留(肺淤血和外周水肿)。

依据左心室射血分数(left ventricular ejection fraction, LVEF),心力衰竭可分为LVEF降低的心力衰竭(heart failure with reduced left ventricular ejection fraction, HF-REF)和LVEF保留的心力衰竭(heart failure with preserved left ventricular ejection fraction, HF-PEF)。一般来说,HF-REF指传统概念上的收缩性心力衰竭,而HF-PEF指舒张性心力衰竭。根据心力衰竭发生的时间、速度、严重程度可分为慢性心力衰竭和急性心力衰竭。在原有慢性心脏疾病基础上逐渐出现心力衰竭症状、体征的心力衰竭为慢性心力衰竭。慢性心力衰竭症状、体征稳定1个月以上成为稳定性心力衰竭。慢性稳定性心力衰竭恶化成为失代偿性心力衰竭,如失代偿突然发生则成为急性心力衰竭。急性心力衰竭的另一种形式为心脏急性病变导致的新发心力衰竭。

1. 病因

(1)急性心力衰竭的病因:急性左心力衰竭的常见病因有慢性心力衰竭急性加重、急性心肌坏死和(或)损伤、急性血流动力

47

学障碍。急性右心衰竭多见于右心室梗死、急性大块肺栓塞和右侧心瓣膜病。

（2）慢性心力衰竭的病因：成人慢性心力衰竭的病因主要是冠心病、高血压、瓣膜病和扩张型心肌病。其他较常见的病因有心肌炎、肾炎和先天性心脏病。较少见的易被忽视的病因有心包疾病、甲状腺功能亢进与减退、贫血、脚气病、动静脉瘘、心房黏液瘤和其他心脏肿瘤、结缔组织疾病、高原病及少见的内分泌疾病等。

2. 发病机制　心力衰竭的主要发病机制之一为心肌病理性重构，导致心力衰竭进展的两个关键过程，一是心肌死亡（坏死、凋亡、自噬等）的发生，如急性心肌梗死（AMI）、重症心肌炎等；二是神经内分泌系统过度激活所致的系统反应，其中肾素-血管紧张素-醛固酮系统（RAAS）和交感神经系统过度兴奋起着主要作用。

【诊断要点】

1. 急性心力衰竭

（1）临床表现：咳嗽、呼吸困难、乏力和（或）外周性水肿，这些症状迅速加重，伴或不伴胸部不适。

（2）实验室检查及其他辅助检查：

1）实验室检查：动脉血气分析、全血细胞计数、肝肾功能、心肌坏死标志物、BNP 或 NT-proBNP。

2）其他辅助检查：心电图、胸片、超声心动图、冠状动脉造影。

2. 慢性心力衰竭

（1）临床表现：左侧心力衰竭常见呼吸困难、倦怠、乏力、运动耐量下降等，右侧心力衰竭的症状主要由慢性持续性淤血引起各脏器功能改变所致。

（2）实验室检查及其他辅助检查：

1）实验室检查：动脉血气分析、全血细胞计数、肝肾功能、心肌坏死标志物、BNP 或 NT-proBNP。

2）其他辅助检查：心电图、X线、超声心动图。

【治疗】

1. 急性心力衰竭

（1）治疗原则：改善急性心力衰竭症状，稳定血流动力学状态，维护重要脏器功能，避免急性心力衰竭复发，改善远期预后。

（2）治疗方法：

1）一般处理：体位、吸氧、出入量管理。

2）药物治疗：基础治疗、利尿剂、血管扩张药物、正性肌力药物、血管收缩药物。

3）非药物治疗：主动脉内球囊反搏（IABP）、机械通气、血液净化治疗、心室机械辅助装置。

2. 慢性心力衰竭

（1）治疗原则：目前慢性心力衰竭的治疗已从过去短期血流动力学/药理学措施转变为长期的、修复性的策略，治疗目标不仅仅是改善症状、提高生活质量，更重要的是针对心肌重构的机制，防止和延缓心肌重构的发展，从而降低心力衰竭的病死率和住院率。

（2）治疗方法：

1）一般治疗：去除或缓解基本病因、消除心力衰竭的诱因、改善生活方式、心理和精神治疗、氧气治疗。

2）药物治疗：利尿剂、ACEI/ARB、β受体阻滞剂、醛固酮受体拮抗剂、地高辛、伊伐布雷定。

3）非药物治疗：心脏再同步化治疗（CRT）、植入型心律转复除颤器（ICD）、心脏再同步化治疗除颤器（CRT-D）。

第二节　经典案例

案例一

（一）案例回顾

【主诉】

胸闷胸痛6 h。

【现病史】

患者，男，61岁，早晨6：30突发胸骨后灼伤样剧烈疼痛，伴头晕、乏力、大汗淋漓、手脚冰凉，伴恶心呕吐，未呕出内容物，无手臂、胸背等处放射痛，休息后不能缓解，遂至我院急诊，心电图示$V_1 \sim V_5$导联ST段弓背型抬高，提示急性广泛前壁心肌梗死。血糖10.7 mmol/L。予以急诊CAG+PCI，为进一步治疗，拟"急性广泛前壁心肌梗死"，于2017年5月4日收入心脏内科。自发病来，神志稍差，精神萎靡，饮食正常，大小便正常，睡眠尚可，体重无明显减轻。

【既往史】

有高脂血症，未规范治疗。否认高血压、糖尿病、COPD等。

【社会史、家族史、过敏史】

无。

【体格检查】

T 36.5℃；P 102次/分；R 20次/分；BP 106/62 mmHg。

呼吸平稳，双肺呼吸音稍粗，未闻及明显干湿啰音。心律齐，未闻及明显病理杂音。腹软，无压痛、反跳痛及肌紧张。双下肢不水肿。生理反射正常存在,病理反射未引出。

【实验室检查及其他辅助检查】

1. 实验室检查 生化检查:AST 304 U/L(↑),LDH 750 U/L(↑),CK 7 332 U/L(↑),CK-MB质量699.8 ng/mL(↑),MB 3883.4 ng/mL(↑),cTnI 324.86 ng/mL(↑)。

2. 其他辅助检查 心电图:急性广泛前壁心肌梗死。

【诊断】

(1) 急性ST段抬高型广泛前壁心肌梗死(Killip Ⅱ级)。

(2) 心功能不全。

(3) 高脂血症。

【用药记录】

1. 抗栓 阿司匹林肠溶片100 mg p.o. q.d.(d1−32);替格瑞洛片90 mg p.o. b.i.d.(d1−32);盐酸替罗非班氯化钠注射液58 mL(导管室带入)6 mL/h(once)微量泵推注。

2. 缓解心绞痛 琥珀酸美托洛尔缓释片11.875 mg p.o. q.d.(d1−4),23.75 mg p.o. q.d.(d5−6),35.625 mg p.o. q.d.(d7−29),23.75 mg p.o. q.d.(d30−32)。

3. 调脂 阿托伐他汀钙片20 mg p.o. q.n.(d1−32)。

4. 护胃 注射用泮托拉唑80 mg+0.9%氯化钠注射液100 mL iv.gtt q.d.(d1−21);泮托拉唑肠溶片40 mg p.o. q.d.(d22−32)。

5. 便秘 比沙可啶肠溶片5 mg p.o. q.d.(d1−30)。

6. 改善心功能 参附注射液60 mL + 0.9%氯化钠注射液250 mL iv.gtt q.d.(d1−21)。

7. 血管活性药物 多巴胺注射液180 mg + 10%氯化钠注射液32 mL 6 mL/h 静脉泵入(d1),静脉泵入10 mL/h(d2),静脉泵入4 mL/h(d3−7,根据血压调整泵速)。

8. 抗感染 左氧氟沙星氯化钠注射液500 mg iv.gtt q.d.(d3−19)。

9. 化痰 盐酸氨溴索90 mg+0.9%氯化钠注射液10 mL iv.gtt

q.d.(d8–19)。

10. 营养心肌　注射用左卡尼汀3 g+0.9%氯化钠注射液250 mL iv.gtt q.d.(d5–23);曲美他嗪片20 mg p.o. t.i.d.(d8–32)。

11. 改善心力衰竭症状　冻干重组人脑利钠肽0.5 mg+0.9%氯化钠注射液50 mL静脉泵入4 mL/h(第5天用两次,第6天和第7天各用1次)。

12. 利尿　呋塞米注射液10 mg i.v. once(d9);呋塞米片20 mg p.o. b.i.d.(d12),20 mg p.o. q.d.(d13–32);注射用托拉塞米10 mg+0.9%氯化钠注射液10 mL i.v. q.d.(d13–19);螺内酯片20 mg p.o. b.i.d.(d12),20 mg p.o. q.d.(d13–32)。

13. 改善心力衰竭预后　盐酸贝那普利片2.5 mg p.o. q.d.(d9–21)。

14. 抗凝　依诺肝素钠注射液4 000 AxaU i.h. q.d.(d6–11)。

15. 控制心率　盐酸伊伐布雷定片2.5 mg p.o. b.i.d.(d8–12),早8∶00 5 mg,下午4∶00 2.5 mg(d13–19),5 mg p.o. b.i.d.(d20–32)。

【药师记录】

入院第1天:患者于5月4日13∶41入院,给予多巴胺注射液微量泵推注后,即刻发生呕吐不止,遂暂停药处理。

入院第2天:凌晨,由于患者血压偏低,给予多巴胺注射液继续泵推,8:30左右恶心感强烈,无呕吐现象。胸闷胸痛症状比昨日缓解。昨日24 h入量1 100 mL,尿量1 200 mL,BP 110/56 mmHg,HR 85次/分,律齐,双下肢无水肿。NT–proBNP 872.1 pg/mL(↑),AST 383 U/L(↑),LDH 1 395 U/L(↑)CK 4 067 U/L(↑),CK–MB 348.7 ng/mL(↑),MB 220.6 ng/mL(↑),cTnI 102.62 ng/mL(↑),WBC 11.30×10^9/L(↑),NEUT% 81.4%(↑);RBC 4.38×10^{12}/L,Hb 144 g/L,PLT 220×10^9/L,GLU 7.41 mmol/L(↑),HbA1c 5.6%,Cr 80 μmol/L,K$^+$ 4.51 mmol/L,Na$^+$ 136 mmol/L,LDL–C 3.36 mmol/L。胸片示两肺纹理略多稍粗,超声心动图结果轻中度二尖瓣关闭不全,LVEF 48%。

入院第3天：咳嗽、咳痰，T_{max} 38℃，昨日入量1 100 mL，出量1 200 mL；CK 1 583 U/L（↑），CK–MB 40.7 ng/mL（↑），MB 59.9 ng/mL，cTnI 68.74 ng/mL（↑），CRP 127 mg/L（↑），WBC 13.19×10⁹/L（↑），NEUT% 81.9%（↑），NT–proBNP 2 320.0 pg/mL（↑），ALB 31 g/L（↓）。给予左氧氟沙星氯化钠注射液500 mg iv.gtt q.d.。

入院第5天：胸闷气喘，咳粉红色泡沫痰，T_{max} 37.5℃，HR 110次/分，BP 98/60 mmHg，昨日入量1 300 mL，出量1 200 mL。调整琥珀酸美托洛尔缓释片至23.75 mg p.o. q.d.；给予注射用左卡尼汀3 g+0.9%氯化钠注射液250 mL iv.gtt q.d.；给予冻干重组人脑利钠肽0.5 mg+0.9%氯化钠注射液50 mL，静脉泵入4 mL/h，连续微量泵推注24 h。

入院第6天：双肺呼吸音稍粗，未闻及明显干湿啰音，T_{max} 37.5℃，HR 100次/分，BP 85/58 mmHg，昨日入量1 900 mL，出量2 050 mL。仍有恶心呕吐感，咳痰中带血。CPR 71 mg/L（↑），WBC 7.42×10⁹/L，NEUT% 74.2%（↑），APTT 27.9 s，PT 12.6 s，INR 1.07，TT 16.20 s。给予依诺肝素钠注射液4 000 Axa U i.h. q.d.；继续给予冻干重组人脑利钠肽0.5 mg+0.9%氯化钠注射液50 mL，静脉泵入4 mL/h。

入院第7天：T_{max} 37.2 ℃，HR 103次/分，BP 105/62 mmHg，昨日入量1 700 mL，出量1 500 mL，仍有咳痰中带血。K^+ 3.53 mmol/L，Na^+ 143 mmol/L。琥珀酸美托洛尔缓释片增量至35.625 mg p.o. q.d.；继续给予冻干重组人脑利钠肽（新活素）0.5 mg+0.9%氯化钠注射液50 mL，静脉泵入4 mL/h；根据患者血压调整多巴胺注射液泵速。

入院第8天：T_{max} 37℃，HR 105次/分，BP 98/61 mmHg。昨日入量1 450 mL，出量1 600 mL。患者仍有咳痰中带血。给予伊伐布雷定片2.5 mg p.o. b.i.d.；曲美他嗪片20 mg p.o. t.i.d.；盐酸氨溴索注射液90 mg+0.9%氯化钠注射液10 mL iv.gtt q.d.。

入院第9天：T_{max} 37.3℃，HR 85次/分，BP 108/72 mmHg，昨

日入量 1 800 mL，出量 2 000 mL，仍有咳痰中带血 NT-proBNP 512.3 pg/mL（↑），AST 22 U/L，LDH 381 U/L（↑），CK 124 U/L，CK-MB2.5 ng/mL，MB 30.0 ng/mL，cTnI 4.46 ng/mL（↑）。给予盐酸贝那普利片 2.5 mg p.o. q.d.；临时给予呋塞米注射液 10 mg i.v.。

入院第 12 天：HR 90 次/分，BP 107/63 mmHg，昨日入量 1 600 mL，出量 2 750 mL；复查胸片，两肺纹理略多稍粗，双下肺炎性渗出；左侧少量胸腔积液。给予呋塞米片 20 mg p.o. b.i.d.，螺内酯片 20 mg p.o. b.i.d.。给予百咳静糖浆（低糖型）自理，15 mL p.o. t.i.d.。

入院第 13 天：HR 82 次/分，BP 90/60 mmHg，昨日入量 1 650 mL，出量 2 800 mL；CRP 18 mg/L（↑），WBC 7.98×10⁹/L，NEUT % 79.5%（↑），Hb 129 g/L（↓），PLT 454×10⁹/L（↑），ALB 30 g/L（↓），Cr 78 μmol/L，K^+ 3.54 mmol/L，Na^+ 139 mmol/L；超声心动图示 LAD 40 mm，LVDD 56 mm，LVDs 41 mm，LVEF 约 45%，心尖部较圆钝，收缩期向外膨出。呋塞米片调整为 20 mg p.o. q.d.，螺内酯片调整为 20 mg p.o. q.d.，给予注射用托拉塞米 10 mg+0.9% 氯化钠注射液 10 mL i.v. q.d.，调整盐酸伊伐布雷定片用量为早 8：00 5 mg，下午 4：00 2.5 mg；给予氯化钾缓释片 500 mg p.o. t.i.d.。

入院第 20 天：患者无特殊不适主诉，HR 72 次/分，BP 97/63 mmHg，昨日入量 1 920 mL，出量 2 700 mL；胸片示两肺纹理增多稍粗模糊较 2017 年 5 月 15 日前好转。调整伊伐布雷定片至 5 mg p.o. b.i.d.；停用可乐必妥针（左氧氟沙星注射液）、注射用盐酸氨溴索、注射用托拉塞米等。

入院第 21 天：患者目前无胸闷气急，无胸痛，夜间可平卧，食纳好转，昨日入量 1 920 mL，出量 2 700 mL，BP 88/55 mmHg，双肺呼吸音粗，未闻及干、湿啰音，HR 70 次/分，律齐，腹软，无压痛，双下肢不肿，病情稳定，转至普通病房继续治疗。停用参附注射液。

入院第22天：诉稍有乏力，24 h尿量2 000 mL，BP 109/70 mmHg，HR 69次/分；CRP 1 mg/L，WBC 7.66×10⁹/L，NEUT% 68.4%，Hb 137 g/L，PLT 358×10⁹/L（↑），ALT 10 U/L，ALB 35 g/L，Cr 88 μmol/L，UA 511 μmol/L（↑），K⁺ 4.44 mmol/L，Na⁺ 141 mmol/L，CK 32 U/L，CK-MB1.1 ng/mL，cTnI 0.06 ng/mL（↑），NT-proBNP 1 044.0 pg/mL（↑）。泮托拉唑由静脉给药调整为口服给药40 mg p.o. q.d.，停用盐酸贝那普利片。

入院第24天：患者乏力，无胸闷气急，无胸痛，无发热，夜间可平卧，食纳及夜眠可，BP 98/62 mmHg，HR 70次/分，双下肢无水肿，停用左卡尼汀。

入院第30天：患者稍乏力，夜间可平卧。BP 110/60 mmHg，HR 69次/分。琥珀酸美托洛尔缓释片减量至23.75 mg p.o. q.d.，停用比沙可啶肠溶片。

入院第32天：无胸闷气急，BP 109/70 mmHg，HR 69次/分，生命体征稳定，准予出院。

出院带药：螺内酯片20 mg p.o. q.d.，呋塞米片20 mg p.o. q.d.，琥珀酸美托洛尔缓释片23.75 mg p.o. q.d.，阿托伐他汀片20 mg p.o. q.n.，阿司匹林肠溶片100 mg p.o. q.d.，替格瑞洛片90 mg p.o. b.i.d.，盐酸伊伐布雷定片5 mg p.o. b.i.d.，曲美他嗪片20 mg p.o. t.i.d.，泮托拉唑肠溶片40 mg p.o. q.d.。

（二）案例解析

【控制症状治疗】

急性STEMI并发心力衰竭患者临床上常表现呼吸困难（严重时可端坐呼吸，咯粉红色泡沫痰）、窦性心动过速、肺底部或全肺野啰音及末梢灌注不良。治疗目标是改善急性心力衰竭症状，稳定血流动力学状态，维护重要脏器功能，避免急性心力衰竭复发，改善远期预后。治疗急性失代偿性心力衰竭有多种方式，包括吸氧、利尿剂、血管扩张剂，以及特定情况下使用正性肌力药。患者入院时NT-proBNP 872.1 pg/mL（↑），入院第3天NT-proBNP

2 320.0 pg/mL（↑），第5天胸闷气喘，咳粉红色泡沫痰，给予血管扩张剂冻干重组人脑利钠肽0.5 mg+0.9%氯化钠注射液50 mL，静脉泵入4 mL/h，连续微量泵推注，并维持了3 d，共用了4次。患者在急性心力衰竭发作期间盐酸多巴胺注射液180 mg+10%氯化钠注射液32 mL持续泵入，平均泵速6 mL/h［5.36 μg/(kg·min)］并根据血压调整泵速，血压维持在(98～105)/(60～62) mmHg。另外给予注射用左卡尼汀3 g+0.9%氯化钠注射液250 mL iv.gtt q.d.连续应用多天。入院第9天测得NT-proBNP 512.3 pg/mL（↑），急性心力衰竭控制后予以美托洛尔缓释片、贝那普利片、螺内酯片长期治疗，予以改善预后。

临床药师观点：ACS是急性心力衰竭的常见原因，利尿剂是治疗急性心力衰竭伴液体负荷过重和有充血征象患者的基石，其增加肾脏盐和水的排泄并有一定血管扩张作用，并且轻度心力衰竭（Killip Ⅱ级）时，利尿剂治疗常有迅速反应。如果血压允许，可静脉注射利尿剂加上血管扩张剂，以缓解呼吸困难。该患者在入院后，没有首选给予利尿剂缓解症状，而是应用了价格较贵的血管扩张剂冻干重组人脑利钠肽，不符合药物经济学原则。尽管有临床试验发现，对于急性失代偿性心力衰竭患者，重组人脑利钠肽可以降低急性肺毛细血管楔压并缓解呼吸困难。然而，一项大型的随机对照试验发现，重组人脑利钠肽只能轻微缓解呼吸困难（临界统计学意义），不能改变死亡率和再住院率，并显著增加了低血压的发生率。现有证据不支持对急性失代偿性心力衰竭住院患者常规使用重组人脑利钠肽，在常规治疗后仍有症状的急性心力衰竭住院患者，可以尝试使用重组人脑利钠肽作为其他血管扩张剂治疗的替代用药可能有所帮助。另外在重组人脑利钠肽治疗期间，通常可继续使用静脉用袢利尿剂。而该患者直到入院第9天停用重组人脑利钠肽2 d后才开始应用利尿剂不符合指南治疗规范。由于患者有血压的降低，多巴胺的使用及用法是合理的。左卡尼汀无论对于STEMI或心力衰竭，都是没有适应证。

【控制心率治疗】

由于患者心力衰竭发作时心率增快,第5天HR 110次/分,将美托洛尔缓释片由11.875 mg/d调至23.75 mg/d,第7天HR 103次/分,琥珀酸美托洛尔缓释片由23.75 mg/d调至35.625 mg/d,用至第30天HR 69次/分,琥珀酸美托洛尔缓释片减量为23.75 mg/d至出院;第8天HR 103次/分给予盐酸伊伐布雷定片2.5 mg p.o. b.i.d.,第13天HR 82次/分,伊伐布雷定片加量调整为早8:00 5 mg,下午4:00 2.5 mg(d13-19),第20天HR 72次/分,伊伐布雷定片加量调整为5 mg p.o. b.i.d.至出院。

临床药师观点:急性心肌梗死、低血压、心力衰竭都会引起该患者心率加快,应该积极治疗心力衰竭、缺氧和低血压。急性心肌梗死时的窦性心动过速可谨慎采用β受体阻滞剂治疗。然而,由于早期给予β受体阻滞剂是急性心肌梗死常规处理的一部分,大多数急性心肌梗死患者不管有无窦性心动过速都会接受此类治疗。患者心力衰竭发作前已经使用了β受体阻滞剂,但是在治疗急性心力衰竭时,尤其在初始维稳治疗阶段,不建议增加β受体阻滞剂的剂量,在疗程后期阶段可逐渐向上调整用药剂量。此外伊伐布雷定的适应证是存在慢性稳定性心力衰竭且LVEF ≤ 35%、窦性心律伴静息HR ≥ 70次/分,并且正在接受最大可耐受剂量的一种β受体阻滞剂或者存在β受体阻滞剂使用禁忌证的患者。急性失代偿性心力衰竭是伊伐布雷定的禁忌证。

【改善预后治疗】

所有无禁忌证的STEMI患者均应给予ACEI长期治疗。早期使用ACEI能降低死亡率,高危患者临床获益明显,前壁心肌梗死伴有左心室功能不全的患者获益最大。在无禁忌证的情况下,即可早期开始使用ACEI,但剂量和时限应视病情而定。患者入院后血压较低,使用多巴胺维持血压,入院第9天在停用盐酸多巴胺注射液2 d后SBP > 90 mmHg的情况下,从2.5 mg低剂量开始使用,入院第21天由于血压降低,停用贝那普利。

临床药师观点：患者治疗的后半程血压稳定，可以重新启用ACEI药物。由于患者心肌梗死后超声心动图示心尖部较圆钝，收缩期向外膨出，已有心肌的重构，ACEI主要通过影响心肌重构、减轻心室过度扩张而减少慢性心力衰竭的发生，降低死亡率。

【改善心功能治疗】

参附注射液的主要成分是红参、附片，现代医学研究认为参附液组方中人参具有与强心苷极为相似的强心作用，对心肌胞膜ATP酶的活化具有抑制作用，并扩张周围血管；生附子含微量去甲乌药碱，该成分对蟾蜍离体心脏和家兔在体心脏均具有强心作用。因此，参附注射液能增强对心力衰竭患者心脏的收缩功能，并使扩张的心腔得到回缩，从而改善血流动力学指标。患者从入院第1天至第21天使用参附注射液60 mL + 0.9%氯化钠注射液250 mL iv. gtt q.d.。

临床药师观点：参附注射液的适应证是回阳救逆，益气固脱。主要用于阳气暴脱的厥脱症（感染性、失血性、失液性休克等）；也可用于阳虚（气虚）所致的惊悸、怔忡、喘咳、胃疼、泄泻、痹证等。缺血性心脏病、扩张型心肌病患者表现为心脏收缩功能不全，多因心气不足，阳气耗散不敛而浮越，从而致心腔扩大，收缩无力，搏血减少，亦即心病日久，阳气虚衰，运血无力。在此基础上形成血瘀水停，若瘀水上阻心肺，则见呼吸急促，喘不得卧；水饮潴留，血脉瘀阻全身，则见腹胀、水肿、肝大、颈脉显露而动等症。具有益气回阳固脱作用的参附注射液能补益虚衰的心气，固摄耗散的心阳。国内有多个研究表明参附注射液能够改善心力衰竭患者的心功能，但多为单中心的小样本研究，证据较低。

（三）药学监护要点

（1）美托洛尔缓释片起始用药、调整剂量期间注意监测心力衰竭症状、液体潴留情况、血压、心率等。当低血压伴低灌注症状时，应减量或停药。当HR < 55次/分，或伴有眩晕、出现Ⅱ度、Ⅲ度房室传导阻滞时应减量或停药。

（2）参附注射液不能与其他药物在同一容器内混合使用，滴速不宜过快，静脉滴注初始 30 min 内应加强监护，发现不良反应应及时停药。

（3）对于不伴有高血压的心力衰竭患者，ACEI 在起始服药阶段可能出现低血压。起始治疗期间应密切观察，使用低剂量，并卧位服药。每次调整剂量后 1～2 周应监测肾功能和血钾，以后定期复查。既往或现有肾功能不全的患者，适量增加监测次数。用药期间出现肾衰竭（血肌酐增加 > 50% 或 > 3 mg/dL）、高钾血症（K^+ > 6 mmol/L）时应立即停药。应用早期可能出现干咳、血管神经性水肿、皮疹、疲劳、头痛、味觉异常、白细胞减少等不良反应。

（4）使用伊伐布雷定可能出现头痛、头晕、视物模糊或其他异常。治疗期间，如持续 HR < 50 次/分或心动过缓症状持续存在（减量也无改善），则必须停药。

（5）在采用重组人脑利钠肽治疗时，应该密切监视血压。当低血压发生时，应该降低给药剂量或停止给药。

（6）心脏疾病患者使用左氧氟沙星氯化钠注射液要注意监测心率和心电图，有引起尖端扭转型室性心动过速、Q-T 间期延长和心动过速的可能。

案例二

（一）案例回顾

【主诉】

反复心悸、胸闷、气促 30 年，夜间阵发性呼吸困难半个月。

【现病史】

患者，女，65 岁，于 30 年前无明显诱因出现头晕、黑矇、晕厥，持续几分钟自行缓解，无恶心、呕吐、胸痛等，当时就诊后诊断为肥厚性心肌病，此后渐于活动后出现心悸、胸闷、气促、头晕、出汗、黑矇等，未正规治疗。2001 年 10 月症状加重，反复黑矇，查心率 30 余次/分，于外院行双腔永久起搏器植入，术后前述症状均改善,日常活动均无不适。2011年3月症状再次出现,活动后明显,无黑矇,以胸闷、气促为主,并有乏力、纳差、间断双下肢水肿、夜间阵发性呼吸困难等,服用利尿剂(具体不详)、阿司匹林肠溶片、卡维地洛片等,症状改善不明显。2011年5月外院考虑起搏器电池耗竭给予更换,并诊断"扩张性心肌病",术后症状无改善,反复住院治疗。2012年12月11日入院行心脏再同步化治疗及埋藏式心脏自助除颤器(CRT-D)安置术,诊断持续性心房扑动、心房颤动。2015年8月起自觉时有胸闷、头晕,持续数分钟后可缓解,有1次黑矇发作。自述自2015年5月起因皮下出血点将阿司匹林肠溶片改为华法林钠片1.875 mg p.o. q.d.。半个月前患者出现夜间阵发性呼吸困难,伴冷汗、头晕、黑矇、恶心感,伴双下肢轻度水肿,无晕厥胸痛,无咳粉红色泡沫痰,坐起后2~3 h可好转,自行服用硝酸甘油、麝香保心丸无明显缓解。现患者为进一步诊治于2016年4月20日收治入院。患者精神胃纳尚可,睡眠欠佳,时有小便量少,自行加用1粒利尿剂(具体不详),或至社区医院推注利尿剂,大便如常,近期体重无明显变化。

【既往史】

糖尿病病史1~2年,空腹血糖7~9 mmol/L。肾功能不全1年,高尿酸血症1年,既往有痛风发作史。心房颤动病史4年。否认冠心病、脑血管疾病史、高血压病史。2001年行双腔永久性起搏器植入术;2012年行CRT-D植入术。

【社会史、家族史、过敏史】

父亲和妹妹有糖尿病病史,母亲有肥厚型心肌病病史,弟弟有心肌梗死病史。

【体格检查】

T 37.2℃；P 82次/分；R 18次/分；BP 90/59 mmHg。

精神可,两肺呼吸音清,窦性心律,未闻及心脏杂音,腹平软,无压痛反跳痛,双下肢无明显水肿。

【实验室检查及其他辅助检查】

1. 实验室检查

（1）出凝血：INR 2.29。

（2）生化：UA 576 μmol/L，Cr 95.7 μmol/L。

2. 其他辅助检查

【诊断】

（1）扩张型心肌病（CRT-D术后）。

（2）心房颤动。

（3）心功能不全（NYHA Ⅲ～Ⅳ级）。

（4）肾功能不全。

（5）高尿酸血症。

（6）2型糖尿病。

【用药记录】

1. 利尿　呋塞米片20 mg p.o. q.d.（d1-7）；托拉塞米片5 mg p.o. b.i.d.（d8-13）。

2. 改善预后　培哚普利片4 mg p.o. q.d.（d1-6）；培哚普利片2 mg p.o. q.d.（d7-13）；螺内酯片20 mg p.o. q.d.（d1-13）；琥珀酸美托洛尔缓释片11.875 mg p.o. q.d.（d3-4）。

3. 抗凝　华法林钠片3.125 mg p.o. q.d.（d1-13）。

4. 控制血糖　格列齐特缓释片30 mg p.o. q.d.（d1-13）。

5. 强心　乳酸米力农注射液10 mg+0.9%氯化钠注射液40 mL静脉泵入4 mL/h q12h.（d1-5），调至4 mL/h静脉泵入 q.d.（d6-7）；地高辛片0.125 mg p.o. q.d.（d1-13）；左西孟旦12.5 mg+0.9%氯化钠注射液45 mL 4 mL/h泵（d9）。

6. 降尿酸　碳酸氢钠片1 000 mg p.o. t.i.d.（d2-13）；苯溴马隆片50 mg p.o. q.d.（d2-13）。

7. 改善肾脏灌注　多巴胺注射液100 mg+0.9%氯化钠注射液40 mL 4 mL/h泵 q.d.（d8-13）。

8. 扩血管　硝酸异山梨酯注射液10 mg+0.9%氯化钠注射液

40 mL静脉泵入4 mL/h q.d.(d8-13)。

9. 改善睡眠 地西泮片2.5 mg p.o. q.n.。

【药师记录】

入院第2天：诉晚间仍有胸闷症状，无其他明显不适，BP 105/65 mmHg，HR 70次/分，昨日尿量1 500 mL。Hb 100 g/L(↓)，TB 27.7 μmol/L(↑)，DB 7.8 μmol/L(↑)，TG 2.17 mmol/L(↑)，TC 3.10 mmol/L(↑)，HDL-C 0.76 mmol/L(↓)，LDL-C 1.70 mmol/L，LDH 246 U/L(↑)，CK-MB质量15.7 ng/mL(↑)，cTnI 0.29 ng/mL (↑)，Cr 92 μmol/L，UA 834 μmol/L(↑)，K^+ 4.28 mmol/L，Na^+ 136 mmol/L，Cl^- 98 mmol/L。心电图：心房扑动；VVI起搏模式；心室起搏良好。予碳酸氢钠片1 000 mg p.o. t.i.d.，苯溴马隆片50 mg p.o. q.d.。

入院第3天：患者胸闷症状较前好转，昨日尿量1 350 mL。BP 102/69 mmHg，HR 72次/分。NT-proBNP 2 254.0 pg/mL(↑)，INR 1.72。加用琥珀酸美托洛尔缓释片11.875 mg p.o. q.d.。

入院第4天：患者诉日间无胸闷症状，晚间平躺时有少许胸闷，昨日尿量1 100 mL，BP 83/53 mmHg，HR 71次/分。超声心动图：左心增大伴中度二尖瓣关闭不全，心功能不全；轻度三尖瓣关闭不全；主动脉瓣退行性变伴轻微关闭不全；EF 36%。暂停用美托洛尔缓释片。

入院第6天：胸闷症状较前好转，夜间睡眠可，昨日尿量2 200 mL，BP 89/52 mmHg，HR 70次/分。弥散性血管内凝血(DIC)：PT 20.2 s(↑)，INR 1.68，CK 57 U/L，CK-MB12.1 ng/mL (↑)，cTnI 0.19 ng/mL(↑)，Cr 108 μmol/L(↑)，UA 507 μmol/L(↑)，Na^+ 134 mmol/L，K^+ 4.05 mmol/L，Cl^- 101 mmol/L。将米力农注射液10 mg+0.9%氯化钠注射液40 mL静脉泵入4 mL/h q12h.调至4 mL/h q.d.。

入院第7天：胸闷症状较前好转，无其他明显不适，昨日尿量1 200 mL，BP 86/48 mmHg，HR 75次/分。将培哚普利片改为2 mg p.o. q.d.。

入院第 8 天：诉昨晚胸闷较明显，服用硝酸甘油片 5 mg 后有少许好转，昨日尿量 1 100 mL，BP 94/59 mmHg，HR 78 次 / 分。Cr 100 μmol/L（↑），UA 338 μmol/L，Na$^+$ 137 mmol/L，K$^+$ 4.52 mmol/L，地高辛浓度 0.9 ng/mL。停用米力农片和呋塞米片，改用多巴胺注射液 100 mg q.d. 微量泵和硝酸异山梨酯注射液 10 mg q.d. 微量泵，利尿剂改用托拉塞米 5 mg p.o. b.i.d.。

入院第 9 天：患者仍有胸闷症状，昨日尿量 2 100 mL，BP 94/59 mmHg，HR 77 次 / 分。停用多巴胺注射液和硝酸异山梨酯注射液，加用左西孟旦注射液强心治疗 1 次，12.5 mg 微量泵，泵速为 4 mL/h。

入院第 11 天：仍有胸闷症状，诉夜间睡眠质量不佳，BP 92/48 mmHg，HR 76 次 / 分。加用地西泮片 2.5 mg p.o. q.n.。

入院第 13 天：胸闷症状明显减轻，BP 90/48 mmHg，HR 66 次 / 分。予以出院。

出院带药：苯溴马隆片 50 mg p.o. q.d.，螺内酯片 20 mg p.o. q.d.，华法林钠片 3.125 mg p.o. q.d.，地高辛片 0.125 mg p.o. q.d.，培哚普利片 2 mg p.o. q.d.，托拉塞米片 5 mg p.o. b.i.d.，格列齐特缓释片 30 mg p.o. q.d.。

（二）案例解析

【利尿治疗】

利尿剂是唯一能充分控制和有效消除液体潴留的药物，是心力衰竭标准治疗中必不可少的组成部分。患者入院时即给予呋塞米片 20 mg p.o q.d.（d1–7），在综合治疗下胸闷症状较前好转，每日尿量维持在 1 200 ～ 2 200 mL。入院第 8 天诉胸闷症状加重，尿量略减少，停用口服呋塞米片，调整为托拉塞米片 5 mg p.o. b.i.d.，并持续用至出院，带药回家。

临床药师观点：大部分心力衰竭合并容量负荷过度的患者的初始治疗是口服袢利尿剂，急性失代偿或严重的心力衰竭一般需要静脉给予袢利尿剂,所以患者初始选用口服呋塞米是恰当的。但是在心力衰竭时,肾灌注下降(运输到肾的药物减少)、近端分泌减少(由于肾衰竭时竞争性阴离子潴留)和保钠力量(如肾素-血管紧张素-醛固酮系统)的活性增强可单独或联合降低利尿作用,因此利尿剂的最大有效量是加大的,呋塞米静脉注射的最大有效量是40~80 mg,口服剂量由于生物利用度的影响更加加大。因此该患者20 mg q.d.的剂量不会产生很明显的利尿效果。托拉塞米片5 mg p.o.与呋塞米片20 mg p.o.具有等效剂量,如果呋塞米利尿效果不佳时,有时换用托拉塞米可能效果更优。没有加大托拉塞米剂量的原因是患者血压较低,利尿剂会进一步降低血压,同时该患者还应用了其他会降低血压的药物。虽然都是袢利尿剂,但是口服呋塞米片的总体生物利用度仅约为50%,在患者间和患者自身还存在很大差异(范围在10%~100%),而托拉塞米的生物利用度约为80%,个体差异小,吸收更可预测,且托拉塞米的半衰期长。临床观察研究显示长期口服托拉塞米相对于口服呋塞米可降低再住院率和死亡率,尽管托拉塞米每剂费用更高,但如果可以减少住院的风险,它可能是更符合成本效果的治疗选择。

【改善肾脏灌注治疗】

患者入院后第8天诉胸闷症状加重,尿量比之前减少,前一日24 h尿量为1 100 mL,在调整了利尿剂方案的基础上予以多巴胺注射液100 mg+0.9%氯化钠注射液40 mL 4 mL/h静脉泵入q.d.(d8-13),泵速是2.3 μg/(min·kg)。

临床药师观点:多巴胺由循环中的左旋多巴通过左旋氨基酸脱羧酶的作用,在肾脏近端小管合成。循环中的和局部产生的多巴胺,通过激活DA_1和DA_2受体,影响钠排泄及肾脏血流动力学。多巴胺是一种促进尿钠排泄的激素,主要在近端小管通过减少重吸收而增加钠排泄,此外还能减少集合管对钠的重吸收。该患者输注低剂量[0.5~3 μg/(kg·min)]多巴胺能扩张小叶间动脉、入球(肾小球前)和出球(肾小球后)小动脉。其净效应是肾血流量相对大幅增加,同时肾小球滤过率增加较少或没有增加。然而,较高浓度的多巴胺[> 5 μg/(kg·min)]可诱导肾血管收缩,这一效应是由 α 肾上腺素受体激活介导的。多巴胺的利钠和扩张肾血管的活性可增强利尿剂的效果。

【扩血管治疗】

患者入院后第8天诉服用硝酸甘油胸闷有所改善,给予小剂量硝酸异山梨酯注射液 10 mg+0.9%氯化钠注射液 40 mL 4 mL/h 静脉泵入(d8-13)使用改善胸闷症状。

临床药师观点:硝酸酯类通过松弛血管平滑肌来扩张静脉、动脉和冠状动脉,降低心肌需氧量,可降低左心室收缩期室壁张力,冠心病患者使用主要是缓解心绞痛或呼吸困难的症状,对治疗心力衰竭则缺乏证据,在慢性心力衰竭的治疗中无证据支持应用直接作用的血管扩张剂。使用硝酸酯类药物,为避免产生耐受性,应留 8 ～ 12h 的空白期。

【强心治疗】

目前认为地高辛可能是通过降低神经内分泌系统活动发挥治疗心力衰竭的作用,适用于慢性HF-REF已应用利尿剂、ACEI、β受体阻滞剂和醛固酮受体拮抗剂,LVEF ≤ 45%,仍持续有症状的患者,伴有快速心室率的心房颤动患者尤为适合。患者整个治疗期间均应用地高辛 0.125 mg /d。患者心力衰竭症状较重,夜间有阵发性呼吸困难,入院后静脉给予磷酸二酯酶抑制剂米力农注射液 10 mg+0.9%氯化钠注射液 40 mL 4 mL/h 静脉泵入 q12h.(d1-5),目的在于改善严重 HF-REF 患者的血流动力学和症状,症状好转后将用药频次调整为每日 1 次,应用 2 d 后停药。停用米力农 3 d 后患者心力衰竭症状加重,给予钙增敏剂左西孟旦注射液 12.5 mg+0.9%氯化钠注射液至 50 mL 4 mL/h 静脉泵入(once)。左西孟旦是一种具有血管舒张作用的正性肌力药,通过增加肌丝对 Ca^{2+} 的敏感性而发挥作用,是非 cAMP 依赖性药物,降低心脏的能量需求,故被认为可以避免传统正性肌力药物导致的心律失常、心肌细胞损伤甚至死亡。

临床药师观点：地高辛是唯一安全且有效的口服正性肌力药。除了改善症状以外，地高辛在最佳血清浓度时（男性 0.5～0.8 ng/mL，女性 0.5～0.9 ng/mL）似乎是安全的，但在男性和女性中浓度 ≥1.2 ng/mL 都会降低生存率。另外地高辛还具有改变自主神经张力作用，与其长期使用的临床效果有关。地高辛应用于心力衰竭时用维持量 0.125～0.25 mg/d，老年或肾功能受损者剂量减半。应严格监测地高辛中毒等不良反应及药物浓度。

左西孟旦虽然能够改善心脏做功和心力衰竭的指标，但没有明确的证据表明该药有短期或长期临床获益。应用左西孟旦时，应密切监测血压变化，用药前应考虑患者有无血容量不足，且宜从小剂量开始用药；心力衰竭患者静脉注射左西孟旦时通常给予 6～12 μg/kg 负荷量，10 min 给完，而后以 0.05～0.2 μg/（kg·min）的剂量静脉持续滴注，维持 24 h；由于其活跃的代谢产物 OR-1896 的半衰期长达 80 h，左西孟旦持续作用时间是 75～78 h 至 1 周，因此 1～2 周应用一次疗效比较显著。

【降尿酸治疗】

患者高尿酸血症病史 1 年，有过痛风发作，入院后经实验室检查发现 UA 834 μmol/L（↑），全程给予碳酸氢钠片 1 000 mg p.o. t.i.d. 碱化尿液和苯溴马隆片 50 mg p.o. q.d. 促进尿酸排泄。

临床药师观点：由于碳酸氢钠在胃中产生二氧化碳，可增加胃内压，并可引起嗳气和继发性胃酸分泌增加，长期大量服用可引起碱血症，并因钠负荷增加诱发充血性心力衰竭和水肿。患者入院第 8 天测 UA 338 μmol/L，达正常水平，为减少对心力衰竭的影响，可以停药，但促尿酸排泄药苯溴马隆大量排泄尿酸时须配合使用碳酸氢钠碱化尿液，避免结石的形成。尿 pH 6.2～6.9 有利于尿酸盐结晶溶解和从尿液排出，当尿 pH 在 6.0 以下时，需碱化尿液，但尿 pH > 7.0 易形成草酸钙及其他类结石。因此碱化尿液过程中要检测尿 pH，及时停用碳酸氢钠。但苯溴马隆片出院后需要继续使用，以维持血中尿酸水平在目标水平。

【改善预后治疗】

ACEI已被证明可降低HF-REF患者的死亡率和发病率,故对所有有症状的患者,如果没有禁忌证或不能耐受,均推荐使用。患者入院前Cr95.7 μmol/L,入院后血钾4.28 mmol/L,可以应用ACEI,入院后给予培哚普利片4 mg p.o. q.d.,入院第7天因血压降低为86/48 mmHg,减量为每日2 mg口服。β受体阻滞剂长期应用可改善心功能,提高LVEF,延缓或逆转心肌重构,该患者无Ⅱ度及以上房室传导阻滞、活动性哮喘和反应性呼吸道疾病等禁忌证,但心力衰竭症状较重,而β受体阻滞剂有诱发或加重心力衰竭的作用,因此待入院第3天患者胸闷症状好转后琥珀酸美托洛尔缓释片从小剂量11.875 mg p.o. q.d.开始使用,第4天因心力衰竭又加重,血压降低,予以停用,待病情平稳后再重新启用。螺内酯可阻滞与醛固酮结合的受体,并以不同程度亲和力阻滞其他皮质激素受体,可降低死亡率和心力衰竭住院率。该患者虽然EF为36%,但ACEI和β阻滞剂应用后仍有心力衰竭症状,且入院前可能已在使用,因此入院后继续应用20 mg p.o. q.d.。

临床药师观点:患者无高血压病史,培哚普利宜从2 mg开始服用,逐渐递增。本例患者入院查体血压为90/59 mmHg,因此起始剂量4 mg有些偏高。美托洛尔缓释片的使用合理,考虑到了患者的可耐受情况,并根据病情的变化及时进行了调整。

【抗凝治疗】

患者持续性心房颤动,CHA_2DS_2-VASc评分为4分,有抗凝指征,长期口服华法林钠片3.125 mg,入院后两次测定INR分别为1.72和1.68,未予剂量调整。

临床药师观点:心力衰竭合并非瓣膜心房颤动患者INR的目标值是2.0~3.0,该患者入院后两次测定INR均未达标,因此应增加华法林剂量,可每周总量增加10%,具体到每日的用法及用量,对于每片2.5 mg的规格,可每周4 d服用1.5片,3 d服用1.25片,交替服用。然后根据INR的结果再决定是否调整剂量。

（三）药学监护要点

（1）使用培哚普利时须注意排除患者双侧肾动脉狭窄，Cr > 265.2 μmol/L，K^+ > 5.5 mmol/L，伴症状性低血压（SBP < 90 mmHg），左心室流出道梗阻等情况；使用过程中监测血压、血钾和肾功能，如果肌酐增高 > 30%，应减量，如仍继续升高，应停用；如有不能耐受的咳嗽或血管性水肿，也应停药；调整到合适剂量应长期维持使用，避免突然撤药。

（2）使用托拉塞米或呋塞米，应监测不良反应，如低钾血症和低镁血症（都可导致心律失常的风险增加）、代谢性碱中毒、血清肌酐上升（肾灌注减少的标志）和低血压。

（3）使用美托洛尔缓释片起始用药、调整剂量期间注意监测心力衰竭症状、液体潴留情况、血压、心率等；当低血压伴低灌注症状时，应减量或停药。当 HR < 55 次/分，或伴有眩晕，出现Ⅱ度、Ⅲ度房室传导阻滞时应减量或停药；长期使用者避免突然停药，应在 1 ~ 2 周内逐渐减量停药。

（4）如果有 K^+ > 5.0 mmol/L、肾功能受损者 [Cr > 265.2 μmol/L，或 eGFR < 30 mL/(min · 1.73m^2)] 不宜使用螺内酯。使用后定期监测血钾和肾功能，如 K^+ > 5.5 mmol/L，应减量或停用。

（5）服用碳酸氢钠和苯溴马隆注意监测尿 pH，尿 pH 6.2 ~ 6.9 有利于尿酸盐结晶溶解和从尿液排出，当尿 pH 在 6.0 以下时，需碱化尿液，但尿 pH > 7.0 易形成草酸钙及其他类结石。

（6）患者有糖尿病，注意监测血糖，服用 β 受体阻滞剂可能掩盖低血糖表现。

（7）尽管患者服用的是小剂量地高辛，但如果有低血钾、低血镁、甲状腺功能低下的情况，易引发洋地黄中毒。

（8）使用米力农期间注意监测血压、心率、血常规、肝功能，注意维持水电解质平衡。

（9）采用华法林治疗的患者应常规监测 INR，开始治疗时每周监测 1 ~ 2 次，抗凝强度稳定后（连续 3 次 INR 均在治疗目标内),每月复查1～2次,病情稳定者可每隔1～2个月复查一次。

案例三

(一)案例回顾

【主诉】

反复胸闷、气急12年余,加重1周。

【现病史】

患者,男,65岁,12年前因胸闷气急就诊,自诉心脏扩大,诊断为扩张型心肌病,予改善心功能等药物治疗后缓解,出院后规律服用美托洛尔、螺内酯、贝那普利等药物,12年来仍反复发作心力衰竭,活动耐量进行性下降;2017年5月曾因出现胸闷、气急加重,伴大汗,呼吸困难,夜间不能平卧入住心内科,予利尿减轻负荷、控制心室率、改善心脏代谢、抗心律失常、抗感染、抗凝、抗血小板等处理后症状较前改善,2017年5月23日行CRT-D植入术,患者好转后出院。1周前,患者再次发生胸闷气急。今为进一步诊治,于2017年8月8日收治入院。入院以来,饮食睡眠一般,二便如常,近期无明显体重变化。

【既往史】

有阵发性心房颤动、甲状腺功能亢进、CRT-D植入术史;否认高血压、糖尿病、脑梗死病史。长期规律服用螺内酯片20 mg q.d.,托拉塞米片5 mg b.i.d.,普伐他汀片40 mg q.n.,琥珀酸美托洛尔缓释片35.625 mg q.d.,华法林钠片2 500 μg q.d.,泮托拉唑钠肠溶片40 mg q.d.。

【社会史、家族史、过敏史】

无。

【体格检查】

T 36.0℃;P 60次/分;R 18次/分;BP 97/67 mmHg。

神志清,精神可;口唇无发绀;颈静脉无充盈;两肺呼吸音粗,未闻及干、湿啰音;心律齐,未闻及病理性杂音;腹部平软,无压痛、反跳痛;肝脾肋下未触及;双下肢水肿。

【实验室检查及其他辅助检查】

1. 实验室检查

无。

2. 其他辅助检查

（1）超声心动图：全心增大，以左心增大为主，LVEF 26%；左房内径50 mm；左心室舒张期内径80 mm；左心室收缩期内径70 mm，肺动脉收缩压约70 mmHg，左心增大伴轻中度二尖瓣关闭不全，主动脉瓣轻微狭窄伴中度关闭不全，主动脉增宽，肺动脉高压伴轻中度三尖瓣关闭不全。

（2）颈部超声：双侧颈动脉斑块形成。

【诊断】

（1）扩张型心肌病。

（2）心功能不全，NYHA Ⅲ～Ⅴ级。

（3）阵发性心房颤动。

（4）具有心脏起搏器（CRT-D）。

（5）颈动脉粥样硬化。

【用药记录】

1. 改善心肌重构　琥珀酸美托洛尔缓释片35.625 mg p.o. q.d.(d1–20)；螺内酯片20 mg p.o. b.i.d.(d1,d15–20)；螺内酯片20 mg p.o. q.d.(d2–14)。

2. 营养心肌　曲美他嗪片20 mg p.o. t.i.d.(d1–20)。

3. 调脂　普伐他汀片40 mg p.o. q.n.(d1–20)。

4. 利尿　氢氯噻嗪片12.5 mg p.o. q.d.(d1–7,d17–20)，25 mg p.o. q.d.(d16)；托拉塞米注射液10 mg+0.9%氯化钠注射液10 mL i.v. b.i.d.(d1,d3–7,d13–20)，10 mL i.v. q.d.(d2,d8–12)；托伐普坦片7.5 mg p.o. q.d.(d3–10)；呋塞米注射液20 mg i.v. once(d10)。

5. 保肝　多烯磷脂酰胆碱胶囊456 mg p.o. t.i.d.(d2–20)。

6. 强心　米力农注射液10 mg + 0.9%氯化钠注射液40 mL 2 mL/h静脉泵入 q.d.(d3–8,d10–14,d16–17)，米力农注射液5 mg+ 0.9%氯化钠注射液45 mL 4 mL/静脉泵入 q.n.(d18–20)；

去乙酰毛花苷注射液 400 μg i.v. once（d16）。

7. 抗凝　华法林钠片 0.625 mg（0.25 片）p.o. q.d.（d4-10，d12，d14，d16，d18，d20），1.25 mg p.o. q.d.（d13，d15，d17，d19）。

8. 通便　乳果糖口服溶液 10 mL p.o. t.i.d.（d4-12）；比沙可啶片 5 mg p.o. q.d.（d13-15）。

9. 补钾　氯化钾缓释片 500 mg p.o. t.i.d.（d7），500 mg p.o. b.i.d.（d8-10）；10% 氯化钾注射液 20 mL p.o. once（d7）。

【药师记录】

入院第 2 天：仍诉胸闷气急，但较前有所改善，昨日 24 h 尿量 3 350 mL，BP 94/61 mmHg，HR 60 次/分，律齐，双下肢凹陷性水肿。ALT 97 U/L（↑），AST 73 U/L（↑），ALP 72 U/L，TB 51.6 μmol/L（↑），DB 23.0 μmol/L（↑），ALB 33 g/L（↓），BUN 20.9 mmol/L（↑），Cr 164 μmol/L（↑），UA 662 μmol/L（↑），Na^+ 122 mmol/L（↓）。调整螺内酯片至 20 mg p.o. q.d.，调整托拉塞米注射液至 10 mg i.v. q.d.，给予多烯磷脂酰胆碱胶囊 456 mg p.o. t.i.d.，临时给予 10% 氯化钠注射液 30 mL p.o.。

入院第 3 天：患者仍诉胸闷气急，昨日 24 h 尿量 2 050 mL，双下肢水肿，Na^+ 131 mmol/L，T_3 0.66 nmol/L（↓），T_4 65.28 nmol/L，TSH 6.35 nmol/L（↑）。超声心动图：LAD 53 mm，LVED 81 mm，LVDs 71 mm，EF 28%。调整托拉塞米注射液至 10 mg i.v. b.i.d.，给予米力农注射液 10 mg 静脉泵入（加 NS 至 50 mL），泵速 2 mL/h q.d.，给予托伐普坦片 7.5 mg p.o. q.d.。

入院第 4 天：精神饮食可，主诉有便秘，双下肢水肿较前有所减退，昨日 24 h 尿量 3 500 mL，HR 62 次/分。ALT 65 U/L（↑），AST 46 U/L（↑），ALB 31 g/L（↓），Na^+ 133 mmol/L，K^+ 3.54 mmol/L，NT-proBNP 23 009.0 pg/mL（↑）。给予华法林钠片 0.625 mg（0.25 片）p.o. q.d.，乳果糖口服溶液 10 mL p.o. t.i.d.。

入院第 7 天：无不适，双下肢水肿较前有所减退，昨日 24 h 尿量 4 250 mL，BP 94/63 mmHg，HR 60 次/分，律齐。INR 1.14，K^+

2.87 mmol/L（↓），Na$^+$ 135 mmol/L，Cr 95 μmol/L，UA 536 μmol/L（↑）。停用氢氯噻嗪片；给予氯化钾缓释片 500 mg p.o. t.i.d.；临时给予 10% 氯化钾注射液 20 mL p.o.。

入院第 8 天：无不适，双下肢水肿。昨日 24 h 尿量 4 100 mL，BP 91/60 mmHg，HR 61 次/分，K$^+$ 3.55 mmol/L。托拉塞米注射液减量至 10 mg i.v. q.d.，氯化钾缓释片减量至 500 mg p.o. b.i.d.，停用米力农注射液。

入院第 10 天：今日气急较前明显，双下肢稍肿，昨日 24 h 尿量 1 200 mL，BP 95/60 mmHg，Cr 78 μmol/L，UA 398 μmol/L，K$^+$ 3.97 mmol/L，Na$^+$ 131 mmol/L，INR 1.14，ALT 49 U/L，AST 45 U/L（↑），TB 29.5 μmol/L（↑），DB 11.4 μmol/L（↑），ALB 33 g/L（↑）。停用氯化钾缓释片及托伐普坦片，呋塞米注射液 20 mg i.v. once，给予米力农注射液 10 mg 静脉泵入（加 0.9% 氯化钾注射液至 50 mL），泵速 2 mL/h q.d.，调整华法林钠片用量 0.625 mg 与 1.25 mg 隔日交替口服使用。

入院第 13 天：胸闷气急症状较前缓解，双下肢稍肿，主诉便秘，昨日 24 h 尿量 2 030 mL，BP 92/60 mmHg。托拉塞米注射液增量至 10 mg i.v. b.i.d.，给予比沙可啶片 5 mg p.o. q.d.。

入院第 15 天：胸闷气急较前明显缓解，双下肢水肿较前减退，便秘症状缓解，神清，昨日 24 h 尿量 2 500 mL，BP 95/60 mmHg，Na$^+$ 135 mmol/L，K$^+$ 3.72 mmol/L，INR 1.31。停用米力农注射液及比沙可啶片，螺内酯片增量至 20 mg p.o. b.i.d.。

入院第 16 天：精神欠佳，诉胸闷、气急等不适，夜间有阵发性呼吸困难，双下肢水肿较前加重。昨日 24 h 尿量 1 800 mL，BP 101/68 mmHg。给予米力农注射液 10 mg 静脉泵入（加 0.9% 氯化钾注射液至 50 mL），泵速 2 mL/h q.d.，给予氢氯噻嗪片 25 mg p.o. q.d.，临时静脉注射去乙酰毛花苷注射液 400 μg。

入院第 17 天：精神欠佳，双下肢水肿较前减轻，未诉胸闷、气促，夜间可平卧，昨日 24 h 尿量 5 700 mL，BP 100/70 mmHg。氢氯噻嗪片减量至 12.5 mg p.o. q.d.。

入院第18天：未诉胸闷、气促，双下肢无明显水肿，24 h尿量5 500 mL，BP 100/68 mmHg，Na^+ 134 mmol/L，K^+ 3.65 mmol/L。米力农减量至5 mg(加0.9%氯化钾注射液至50 mL)泵速4 mL/h q.n.。

入院第20天：无胸闷、气促，无发热、咳嗽、咳痰，无恶心、呕吐等不适。24 h尿量2 250 mL，BP 98/63 mmHg，神清，精神可，双下肢无明显水肿，情况好转，予以出院。

出院带药：螺内酯片20 mg p.o. b.i.d.；氢氯噻嗪片12.5 mg p.o. q.d.；琥珀酸美托洛尔缓释片35.625 mg p.o. q.d.；普伐他汀片40 mg p.o. q.n.；华法林钠片0.625 mg与1.25 mg隔日交替服用；曲美他嗪片20 mg p.o. t.i.d.；托拉塞米片5 mg p.o. b.i.d.；西地那非片100 mg p.o. q.d.。

（二）案例解析

【利尿治疗】

患者入院时胸闷气急，双下肢水肿，初始给予托拉塞米注射液10 mg i.v. b.i.d.，氢氯噻嗪片12.5 mg p.o. q.d.，螺内酯片20 mg p.o. q.d.，患者第1天尿量3 350 mL，第2天测血钠122 mmol/L(↓)，因此将托拉塞米注射液和螺内酯由1日两次用药减量为1日1次。利尿剂减量后尿量有所减少，第3天重新将托拉塞米注射液的用量增至1日两次，并新增加了托伐普坦片7.5 mg p.o. q.d.。调整方案后尿量增至3 500 mL/d，血钠恢复正常133 mmol/L。入院第7天双下肢水肿较前有所减退，24 h尿量4 250 mL而血钾降至2.87 mmol/L(↓)，停用氢氯噻嗪片，并于第8天将托拉塞米注射液减量至每日1次，第10天停用托伐普坦片。重新调整利尿方案后每日尿量维持在1 200～2 500 mL。第16天双下肢水肿较前加重，且夜间有阵发性呼吸困难，给予氢氯噻嗪片25 mg p.o. q.d.，后尿量增至5 700 mL，随后将氢氯噻嗪片减量至12.5 mg p.o. q.d.，后维持至出院。

临床药师观点：根据《2018中国心力衰竭诊断和治疗指南》推荐，噻嗪类利尿剂仅适用于有轻度液体潴留、伴有高血压而肾功能正常的心力衰竭患者。但本例的患者尿量减少与氢氯噻嗪的使用存在明显的相关性。通过同时给予噻嗪类利尿剂和袢利尿剂，可阻滞远端小管的钠重吸收。从亨利袢运送出的钠离子75%～80%在远端小管被重吸收。使用袢利尿剂可增加远端小管钠输送，并因此而增加远端小管钠重吸收，这种作用部分是由远端小管管腔侧细胞膜上的噻嗪类敏感性氯化钠协同转运蛋白的活性增加介导的。联合用药的时机取决于利尿剂的给药途径。如果给药途径相同(静脉或口服)则可以同时用药。然而，如果采用静脉袢利尿剂的患者要口服噻嗪类利尿剂，则应在使用袢利尿剂前2～5 h服用噻嗪类药物，因为噻嗪类药物的作用峰值时间为用药后4～6 h。

托伐普坦是选择性的血管加压素 V_2 受体拮抗剂，能够提高自由水的清除和尿液排泄，降低尿液的渗透压，最终促使血清钠浓度提高。用于充血性心力衰竭经常规利尿剂治疗效果不佳、有低钠血症或有肾功能损害倾向者，可显著改善充血相关症状。该患者心力衰竭且有血钠的降低，符合托伐普坦的适应证。

【保肝治疗】

患者入院后ALT 97 U/L(↑)，AST 73 U/L(↑)，TB 51.6 μmol/L(↑)，ALP 72 U/L，DB 23.0 μmol/L(↑)，给予多烯磷脂酰胆碱胶囊456 mg p.o. t.i.d.，持续用至出院。

临床药师观点：多烯磷脂酰胆碱胶囊具有加速肝细胞膜的再生和稳定，抑制脂质过氧化，抑制胶原合成，主要用于辅助改善中毒性肝损伤。该患者没有症状，仅ALT和TB的轻度升高，ALP水平正常，结合患者有全心扩大，超声心动图示肺动脉高压伴轻中度三尖瓣关闭不全，肝淤血的可能性比较大。治疗淤血性肝病的基础在于治疗心脏病，利尿剂及强心药可能对肝淤血及其临床特征效果明显。

【强心治疗】

患者入院后共用了3次米力农注射液，平均每小时0.4 mg维持, 每次 5 ～ 7 d。入院第16天时, 胸闷气急严重, 夜间有阵发性呼吸困难, 在调整利尿剂方案的基础上临时静脉注射去乙酰毛花苷注射液 400 g 1 次。

临床药师观点: 米力农是磷酸二酯酶抑制剂, 可降低 cAMP 的降解速率, 从而使 cAMP 浓度升高, 促进内流进入细胞的钙增多, 细胞内钙浓度升高, 收缩力增加。静脉给予米力农, 可迅速改善严重 HF-REF 患者的血流动力学和症状。但有多项研究发现米力农对死亡率有不良影响。对于有严重血流动力学紊乱伴心排血量降低且经利尿剂和血管扩张剂治疗不能充分纠正的患者, 或出现心源性休克的患者, 可考虑使用正性肌力药。

去乙酰毛花苷注射液为速效制剂, 与地高辛片作用机制相同, 适用于急性心功能不全或慢性心功能不全急性加重的患者。静脉注射 10 min 后起效, 0.5 ～ 2 h 达高峰。每次 0.2 ～ 0.4 mg, 以5% 葡萄糖注射液稀释后静脉推注, 如病情需要 4 ～ 6 h 后可重复应用, 24 h 总量 0.8 ～ 1.2 mg。

【纠正电解质紊乱治疗】

患者入院第2天检验回报 Na^+ 122 mmol/L(↓), 除调整利尿剂方案外, 临时给予 10% 氯化钠注射液 30 mL, 第2天血钠恢复正常 131 mmol/L。入院第7天 K^+ 2.87 mmol/L(↓), 临时给予 10% 氯化钾注射液 20 mL p.o., 氯化钾缓释片 500 mg p.o. t.i.d., 第8天血钾恢复正常 3.55 mmol/L, 之后长期 1 日两次口服氯化钾缓释片500 mg。

临床药师观点: 袢利尿剂或噻嗪类利尿剂治疗可能导致电解质紊乱, 包括低钾血症、代谢性碱中毒、低钠血症、高尿酸血症和低镁血症。因袢利尿剂仅部分影响尿液稀释能力, 故除非其已引起容量不足或患者极大量饮水, 否则导致低钠血症的可能性比噻嗪类利尿剂低得多。

利尿剂引起的低钠血症通常在治疗的第 1 ～ 2 周发生, 初始水钠丢失会引发各种钠保留因子的增加, 这些钠保留力最终与利尿剂的钠消耗活性相平衡,不发生进一步的钠、水丢失。但如果像本例的患者一样发生了心力衰竭或利尿剂的加量,稳定状态被打破,则会引起低钠血症的发生。低钾血症的发生会限制进一步的钾丢失,当单独使用袢利尿剂或噻嗪类利尿剂时,需要补充钾的情况很少,但当两者联合使用时,补充钾的可能性会高得多。联合治疗可有显著的利尿效果,钠和钾的丢失量可分别超过300 mmol/d和200 mmol/d。因此,进行严密的水和电解质平衡初始监测至关重要。

(三)药学监护要点

(1)米力农使用中根据血流动力学和临床结果调整剂量,在肾功能不全时应注意减量。少数有室性心律失常、无力、血小板减少等。过量时可有低血压、心动过速。

(2)去乙酰毛花苷注射液要缓慢静脉注射,推注时注意监护心率。

(3)使用利尿剂氢氯噻嗪、托拉塞米注意监测电解质和尿量,尤其是联合使用时。一旦病情控制(肺部啰音消失、水肿消退、体重稳定)、血容量状态正常,即可用最小有效量长期维持或间断使用,并根据体重变化调整剂量,以预防复发。

(4)使用华法林注意监测INR,患者肝功能不全会增强华法林的抗凝作用。

(5)使用β受体阻滞剂要注意监测心率、血压和患者心功能情况。当低血压伴低灌注症状时,应减量或停药。当HR < 55次/分,或伴有眩晕,出现Ⅱ度、Ⅲ度房室传导阻滞时应减量或停药。

(6)螺内酯长期服用可致性功能低下,男性乳房发育、勃起功能障碍。

案例四

(一)案例回顾

【主诉】

反复上腹痛伴嗳气10余年,加重1月余。

【现病史】

患者,男,60岁,于10年前无明显诱因下出现上腹疼痛伴嗳气反酸,偶有胸闷,背部疼痛,无胸痛,无呼吸困难,无心悸,无恶心呕吐等不适,就诊于当地医院,诊断为心房颤动,药物复律数年,具体治疗不详,后因转律无效转为永久性心房颤动,长期口服地高辛片、琥珀酸美托洛尔缓释片、麝香保心丸等,10年间上腹疼痛伴嗳气发作4次,饱腹或受凉诱发,喝热开水大口喘气后缓解,每次发作持续10 min左右,近1个月发作2次,疼痛程度较前减轻,但持续时间延长,缓解后仍感不适,于2017年9月4日就诊消化科,幽门螺杆菌(-);消化道钡餐:滑疝,反流性食管炎考虑;食管中段右侧壁弧形光滑切迹影;胃炎,胃窦炎伴小糜烂灶;十二指肠球部、球后段炎性考虑,十二指肠多发憩室;心影增大。超声心动图:全心扩大(左房内径46 mm,左室舒张末期内径61 mm,收缩末期内径51 mm),左室壁增厚(室间隔14 mm,后壁厚度14 mm),左室壁运动普遍减弱;右房增大伴中度三尖瓣关闭不全,轻中度主动脉瓣关闭不全;微量心包积液;Simpson法测得LVEF 27%。予泮托拉唑片、贝那普利片、阿嗪米特肠溶片治疗,自觉症状有所缓解,为进一步诊治,拟心功能不全,于2017年9月14日收入消化科。患病来,神志清,精神可,饮食睡眠可,大小便如常,体重无明显变化。

【既往史】

高血压10余年,最高血压150/90 mmHg,非洛地平片5 mg q.d.,控制不详;心房颤动10余年,未规律治疗;慢性胆囊炎20余年,胆宁片3片 p.o. t.i.d.,控制可;胆源性胰腺炎17年,控制可;痛风8年,现未治疗;否认糖尿病等其他疾病史。

【社会史、家族史、过敏史】

父亲、母亲、哥哥均有心房颤动病史。

【体格检查】

T 36.6℃; P 85次/分; R 18次/分; BP 134/86 mmHg。

神清,精神可,问答切题,查体合作。全身皮肤巩膜未见黄染及瘀斑瘀点,颈静脉无怒张,肝颈静脉回流征(-)。未及肿大淋巴结。双肺呼吸音粗,未闻及干、湿啰音。HR85次/分,心律绝对不齐,心音强弱不等。腹扁平,无压痛、反跳痛及肌紧张,肠鸣音正常。双下未见水肿。生理反射正常存在,病理反射未引出。

【实验室检查及其他辅助检查】

1. **实验室检查** 生化:TG 2.0 mmol/L,TC 5.72 mmol/L。

2. **其他辅助检查**

(1) 消化道钡餐:滑疝,反流性食管炎考虑;食管中段右侧壁弧形光滑切迹影;胃炎,胃窦炎伴小糜烂灶;十二指肠球部、球后段炎性考虑,十二指肠多发憩室;心影增大。

(2) 超声心动图:全心扩大(左房内径46,左室舒张末期内径61,收缩末期内径51),左室壁增厚(室间隔14,后壁厚度14),左室壁运动普遍减弱;右房增大伴中度三尖瓣关闭不全,轻中度主动脉瓣关闭不全;微量心包积液;Simpson法测得LVEF 27%。

(3) 心电图:心房颤动,ST-T改变。

(4) 腹部B超+浅表淋巴结:肝内囊肿;胆囊炎,胆结石;右肾囊肿;左侧甲状腺结节。

(5) 肺部CT:右肺上叶、左肺下叶条索影。右肺下叶胸膜下钙化灶。心影增大,少量心包积液;冠状动脉及主动脉多发钙化。可见肝内多发囊性灶,右肾区较大囊性灶;胆囊结石,胆囊炎。

【诊断】

(1) 高血压,高血压性心脏病。

(2) 心房颤动。

(3) 冠状动脉粥样硬化。

(4) 心功能不全(NYHA Ⅱ级)。

(5) 颈动脉粥样硬化。

(6) 高尿酸血症。

(7) 左侧甲状腺结节。

(8) 胆管结石伴慢性胆囊炎。

（9）缺铁性贫血（轻度）。

【用药记录】

1. 抑制神经内分泌　琥珀酸美托洛尔缓释片47.5 mg p.o. q.d.(d1−11)，71.25 mg p.o. q.d.(d12−15)；盐酸贝那普利片2.5 mg p.o. q.d.(d1)，10 mg p.o. q.d.(d2−12)；螺内酯片20 mg p.o. q.d.(d1−15)。

2. 降压　非洛地平缓释片5 mg p.o. q.d.(d1)。

3. 调脂　瑞舒伐他钙汀片10 mg p.o. q.d.(d1−6,d12−15)。

4. 营养心肌　盐酸曲美他嗪片20 mg p.o. t.i.d.(d1−7,d12−15)。

5. 扩血管　单硝酸异山梨酯缓释片40 mg p.o. q.d.(d1−15)。

6. 护胃　泮托拉唑肠溶片40 mg p.o. q.n.(d1−15)；复方阿嗪米特肠溶片2片 p.o. t.i.d.(d1−d15)；多潘立酮片10 mg p.o. t.i.d.(d10−15)。

7. 控制心室率　地高辛片0.125 mg p.o. q.d.(d1−15)。

8. 抗贫血　维铁缓释片1片 p.o. q.d.(d3−6)。

9. 抗过敏　氯雷他定片10 mg p.o. q.d.(d6−10)；丁酸氢化可的松乳膏10 g/支，外用，自理(d7−12)；炉甘石洗剂100 mL/瓶，外用，自理(d7−12)。

10. 抗栓　氯吡格雷片75 mg p.o. b.i.d.(d7−12)；西洛他唑片（培达）50 mg p.o. b.i.d.(d7−12)；华法林钠片2.5 mg p.o. q.d.(d12−15)。

11. 抗心力衰竭　沙库巴曲缬沙坦片50 mg p.o. b.i.d.(d13−15)。

12. 利尿　呋塞米片20 mg p.o. q.d.(d12−15)。

13. 降尿酸　碳酸氢钠片1 000 mg p.o. t.i.d.(d12−15)。

【药师记录】

入院第2天：患者未诉明显不适，T 36.7℃，BP 102/59 mmHg，HR 55次/分，心律绝对不齐，心音强弱不等。WBC 4.5×10^9/L，RBC 3.64×10^{12}/L(↓)，Hb 115 g/L(↓)，HCT 0.339(↓)，PLT 135×10^9/L，APTT 30.4 s，GLU 5.51 mmol/L，ALT 47 U/L，TB 10.1 mmol/L，ALB 40 g/L，Cr 109 μmol/L，UA 520 μmol/L(↑)，Na^+ 142 mmol/L，K^+ 4.07 mmol/L，HDL−C 1.16 mmol/L，LDL−C

2.27 mmol/L,血清铁 8.2 mmol/L(↓),转铁蛋白 197 mg/dL(↓),铁蛋白 191.5 ng/mL,NT-proBNP 1 217.0 pg/mL(↑)。颈部超声示双侧颈总动脉斑块形成,狭窄率 < 50%。盐酸贝那普利片由 2.5 mg p.o. q.d. 调整至 10 mg p.o. q.d.,停用非洛地平片。

入院第3天:昨日出量 1 700 mL,T 37.3℃,BP 123/68 mmHg,HR 78次/分。予维铁缓释片 1 片 p.o. q.d.,补铁治疗。

入院第5天:昨日出量 1 100 mL,HR 78次/分。超声心动图示左心肥大伴轻度二尖瓣关闭不全,心功能不全,右房增大伴轻度三尖瓣关闭不全,轻中度主动脉瓣关闭不全,微量心包积液,LVEF 41%。继续当前治疗。

入院第7天:患者背部、面部红斑伴有瘙痒,反复发作,晨起增多,无其他不适,昨日尿量 1 900 mL/h,HR 88次/分。昨日开始应用氯雷他定片 10 mg p.o. q.d. 治疗,今日起外用炉甘石洗剂于背部皮肤,面部患处外涂丁酸氢化可的松乳膏,每日 1 次;停用可能过敏的药物维铁缓释片及瑞舒伐他汀片;联用氯吡格雷片 75 mg p.o. b.i.d. 及西洛他唑片 50 mg p.o. q.d.,为冠状动脉造影做准备。

入院第10天:患者过敏情况明显好转,诉纳差,昨日出量 1 300 mL,HR 94次/分。Fg 3.7 g/L(↑),FDP 3.7 mg/L,D-dimer 990 μg/L(↑),ALT 16 U/L,Cr 101 μmol/L,UA 443 μmol/L(↑),Na+ 142 mmol/L,K+ 3.82 mmol/L,RBC 3.76×10^{12}/L(↓),Hb 116 g/L(↓)。加用多潘立酮片(吗丁林)10 mg p.o. t.i.d.。

入院第12天:HR 94次/分,昨日出量 1 900 mL。CAG示LM正常,LAD中段50%狭窄,余冠状动脉未见明显狭窄。琥珀酸美托洛尔缓释片调整用量至71.25 mg,加用华法林钠片 2.5 mg p.o. q.d.,加用碳酸氢钠片 1000 mg p.o. t.i.d.,加用呋塞米片 20 mg p.o. q.d.,恢复使用瑞舒伐他汀片,停用氯吡格雷片和西洛他唑片,停用盐酸贝那普利片。

入院第13天:BP 150/112 mmHg,HR 95次/分,RBC 3.54×

10^{12}/L(↓),Hb 110 g/L(↓),HCT 0.324(↓),肾功能未见明显异常。停用盐酸贝那普利片36 h后今日晚8:00改换沙库巴曲缬沙坦片50 mg p.o. b.i.d.。

入院第14天：BP 155/92 mmhg,HR 95次/分,血清铁9.6 μmol/L(↓),铁饱和度18.2%(↓),总铁结合力52.8 μmol/L,铁蛋白314.0 ng/mL,转铁蛋白191 mg/dL(↓),网织红细胞绝对值76.8×10^9/L(↑),网织红细胞百分比1.03%,未成熟网织红细胞比率5.6,网织血小板比率10.2%(↑)。

入院第15天：无胸闷,无气急及呼吸困难等其他不适。INR 1.09,目前患者一般情况可,无特殊不适,明天上午出院。

出院带药：地高辛片0.125 mg p.o. q.d.,螺内酯片20 mg p.o. q.d.,瑞舒伐他汀钙片10 mg p.o. q.n.,华法林钠片2.5 mg p.o. q.d.,琥珀酸美托洛尔缓释片95 mg p.o. q.d.,复方阿嗪米特肠溶片2片 p.o. t.i.d.,泮托拉唑钠肠溶片40 mg p.o. q.d.,沙库巴曲缬沙坦钠片50 mg p.o. b.i.d.。

（二）案例解析

【改善心衰预后治疗】

在ACEI和β受体阻滞剂黄金搭档基础上加用醛固酮受体拮抗剂,三药合用可称为"金三角",为慢性HF-REF的基本治疗方案。患者入院时即给予琥珀酸美托洛尔缓释片47.5 mg p.o. q.d.、盐酸贝那普利片2.5 mg p.o. q.d.和螺内酯片20 mg p.o. q.d.。为了达到RAAS的充分抑制,ACEI应上调到最大可耐受的剂量,贝那普利片的最大可耐受剂量为10～20 mg/d,而初始治疗方案中给予的2.5 mg剂量不足,考虑到盐酸贝那普利片对血压的影响,入院第2天在将贝那普利剂量上调到10 mg/d的情况下,停用CCB非洛地平缓释片。

临床药师观点：神经-激素拮抗剂（ACEI、MRA和β受体阻滞剂）已被证明可改善HF-REF的生存率,故推荐用于治疗每一个HF-REF患者。该患者对这三类药物没有禁忌证,血压和电解质正常,可以耐受。

【心室率控制治疗】

心房颤动伴心力衰竭患者的最佳心室率是不明确的,试验表明110次/分的静息心率仍然是可以接受的,2016年《ESC心房颤动指南》推荐这个阈值作为室率控制治疗的目标。2016年ESC急性和慢性心力衰竭诊断和治疗工作组认为心力衰竭患者较低的心室率(60～100次/分)可能更好。β受体阻滞剂、地高辛及其联合可用于控制心室率。β受体阻滞剂可降低活动期间的心室率,而地高辛在夜间发挥更大的作用。患者长期服用地高辛0.125 mg/d,入院后第12天由于心率较之前增快,琥珀酸美托洛尔缓释片由47.5 mg/d增加到71.25 mg/d。同时持续性快速心室率不能排除患者心力衰竭加重,交感神经过度激活,因此加用利尿剂20 mg p.o. q.d.。

临床药师观点:入院第12天调整药物治疗方案后2 d的心率仍在95次/分,在可接受范围内,而β受体阻滞剂的递增周期是2～4周,琥珀酸美托洛尔缓释片的目标剂量是200 mg/d。虽然胺碘酮和非二氢吡啶类CCB可减慢心室率,但它们有更多的副作用,故对HF-REF患者一般应予避免。伊伐布雷定虽然也可降低心率,但其适用于窦性心律的HF-REF患者,该患者为永久性心房颤动,不适用。

【血管紧张素受体脑啡肽酶抑制剂治疗】

沙库比曲缬沙坦是一种血管紧张素受体脑啡肽酶抑制剂,其为ARB缬沙坦与脑啡肽酶抑制剂沙库比曲的复合体,可以抑制脑啡肽酶并阻断RAAS。FDA批准沙库巴曲缬沙坦用于NYHA心功能分级Ⅱ～Ⅳ级的慢性HF-REF患者,沙库比曲缬沙坦是与其他心力衰竭疗法同时给予,以取代ACEI或其他ARB。有专家认为对稳定的轻至中度HF-REF患者(LVEF ≤ 40%),若利钠肽水平增高或过去12个月中曾因心力衰竭住院、收缩压 ≥ 100 mmHg、eGFR ≥ 30 mL/(min · 1.73m^2),且患者已耐受高剂量ACE抑制剂或 ARB 治疗(等效于依那普利片至少 10 mg b.i.d.)大于等于 4 周,建议用沙库巴曲缬沙坦取代治疗方案中的 ACE 抑制剂(或单药 ARB)。也有专家认为可以作为初始治疗的一部分。该患者入院后第 12 天停用贝那普利,经 36 h 的洗脱期后于第 13 天开始服用沙库比缬沙坦片 50 mg p.o. b.i.d.。

临床药师观点: 50 mg 复方沙库巴曲缬沙坦片中二者的比例是 24 mg/26 mg, 其中 26 mg 缬沙坦的生物利用度等同于其他市售药片配方的 40 mg, 该患者相当于每天服用了 80 mg 的缬沙坦。对于肝肾功能正常的患者说明书推荐的初始剂量是 49/51 mg b.i.d., 根据患者的耐受程度, 2 ~ 4 周后将剂量加倍, 达到目标维持剂量 1 次 97/103 mg b.i.d.。该患者由贝那普利改用沙库巴曲缬沙坦后血压未很好控制, 由于沙库巴曲缬沙坦不能与 ACEI 或 ARB 联用, 而 CCB 类药物除了降压外不能改善心力衰竭患者预后, 因此出院后随访中如果血压仍未控制建议增加剂量。

【抗凝和抗栓治疗】

患者超声心动图显示全心扩大、左室壁运动普遍减弱, 肺部 CT 示冠状动脉及主动脉多发钙化, 以及患者有上腹痛及胸闷的主诉, 因此有必要行冠状动脉造影以鉴别是缺血性还是非缺血性心肌病。患者从第 7 天联用氯吡格雷片 75 mg p.o. b.i.d. 和西洛他唑片(培达)50 mg p.o. b.i.d., 4 d 达负荷量后行冠状动脉造影, 发现 LAD 中段 50% 狭窄, 未放置支架, 术后停用氯吡格雷和西洛他唑, 根据心血管疾病一级预防的要求, 患者单用一种抗栓药物即可。由于患者永久性心房颤动, 需考虑是否抗凝的问题。该患者 CHA_2DS_2- VASc 评分为 2 分, 需长期服用抗凝药物。因考虑到要行冠状动脉造影术, 因此未在入院时即给予口服抗凝药。可以使用的口服抗凝药物有维生素 K 拮抗剂华法林、新型口服抗凝药物 II a 因子抑制剂达比加群酯、X 因子抑制剂利伐沙班和阿哌沙班。出于经济方面的原因, 该患者选择了华法林, 但需要在使用过程中加强监测。患者服用华法林钠片 2.5 mg 3 d 后测 INR 为 1.09, 未达目标范围2.0～3.0。

临床药师观点：稳定性冠心病患者PCI术前需氯吡格雷负荷量300～600 mg，阿司匹林负荷剂量100～300 mg。该患者由于有胃炎和十二指肠炎症，阿司匹林引起消化道损伤风险大，应用西洛他唑片50 mg b.i.d.替代阿司匹林肠溶片100 mg q.d.。西洛他唑是血小板内Ⅲ型磷酸二酯酶抑制剂，也是一种有效的抗血小板药，CFDA批准的适应证是慢性动脉闭塞引起的间歇性跛行和脑梗死复发的预防，目前没有指南推荐其能够安全、有效地替代阿司匹林。为预防阿司匹林相关消化道损伤，可联用PPIs、H₂RA和黏膜保护剂。华法林钠片口服后2～4 d起效，5～7 d达治疗高峰。患者服用3 d后INR为1.09，出院3 d后还要再测定INR，若INR≤1.5，需增加15%的剂量，然后继续进行监测，若INR在1.51～1.99，增加10%的剂量。INR稳定后每个月复查1～2次。

【铁缺乏和贫血治疗】

患者入院后，实验室检查发现血红蛋白略低为115 g/L，血清铁（8.2 μmol/L）和铁饱和度（18.2%）都低于正常水平，缺铁性贫血诊断成立，予以维铁缓释片（福乃得）1片p.o. q.d.，服用4 d后因患者背部和面部出现红斑并伴有瘙痒，铁剂引起的过敏反应不能排除，予以停用。

临床药师观点：在心力衰竭患者中铁缺乏比较常见，且铁缺乏与不良预后相关，应予以补铁治疗。患者过敏反应发生时除了维铁缓释片和瑞舒伐他汀片为本次新加药物外，其他药物均为长期应用并可以耐受的药物，因此维铁缓释片和瑞舒伐他汀片引起过敏反应的可能性较大。而瑞舒伐他汀片在过敏反应发生的第5天恢复使用后并未再次出现过敏反应，因此铁剂引起的过敏反应相关性比较大。国内报道的铁剂过敏反应多由注射铁剂引起，但国外已经警示了口服铁剂引起的皮肤反应及其他过敏反应。由于维铁缓释片中除了主要成分硫酸亚铁外，还含有其他成分及辅料，因此患者是对该产品过敏还是对单纯铁剂过敏需要进一步鉴定。为避免过敏反应的再次发生，以及鉴于该患者为轻度贫血，可暂时通过多进食含血红素铁的食物如有红色肉类、鱼类及禽类等进行补铁，并随访观察铁缺乏情况，必要时可尝试其他酸根的铁剂或有机铁进行治疗。

【护胃药物治疗】

患者消化道钡餐实验示食管、胃及十二指肠炎症，予以泮托拉唑肠溶片40 mg p.o. q.n.和复方阿嗪米特肠溶片2片 p.o. t.id.，入院后患者诉纳差、胃部不适，予以多潘立酮片10 mg p.o. t.id.。

临床药师观点：多潘立酮在心脏方面的不良反应有心悸、心源性猝死、室性心律失常、Q-T间期延长、尖端扭转型室性心动过速。加拿大卫生部于2012年3月发布药物安全警示，警告马来酸多潘立酮与严重室性心律失常和心源性猝死风险相关，多潘立酮日剂量超过30 mg及年龄大于60岁的患者中，发生严重室性心律失常或心源性猝死的风险可能升高。如果需要使用胃肠道促动力药，建议可选用伊托必利、莫沙必利、曲美布汀等。

（三）药学监护要点

（1）监测血压、心率。

（2）监测肝肾功能、电解质。

（3）观察患者有无咳嗽、头晕等症状。

（4）维铁缓释片饭后服用可减轻胃肠道症状。

（5）曲美他嗪餐时服用，注意有无胃肠道不适（恶心，呕吐）、运动功能障碍、过敏反应等。

（6）患者服用华法林期间避免进行易致损伤的活动，每个月监测1～2次INR。

（7）如果出现不明原因肌肉酸痛注意就医。

（8）复方阿嗪米特肠溶片餐后服用。

（9）沙库巴曲缬沙坦不能与ACEI、ARB联用，ACEI停药后36 h才能开始应用沙库巴曲缬沙坦。血钾水平 > 5.4 mmol/L的患者不可开始给予沙库巴曲缬沙坦治疗。SBP < 100 mmHg的患者，开始给予沙库巴曲缬沙坦治疗时需慎重，注意监测血压变化。对于100 mmHg ≤ SBP ≤ 110 mmHg的患者，应考虑起始剂量为50 mg b.i.d.。如果患者出现不耐受沙库巴曲缬沙坦的情况（收缩压 ≤ 95 mmHg、症状性低血压、高钾血症、肾功能损害），建议调整合并用药，暂时降低沙库巴曲缬沙坦剂量或停用。

第三节 案例评述

一、临床药学监护要点

(一) 利尿剂

1. 适应证与禁忌证的审核　有液体潴留证据的所有心力衰竭患者均应给予利尿剂。

2. 药物的选择　最常用的袢利尿剂是呋塞米(口服生物利用度约50%),但托拉塞米和布美他尼口服吸收性更好。呋塞米静脉给予40 mg的等效最大剂量为布美他尼1 mg,托拉塞米15 ~ 20 mg(口服或静脉途径)。噻嗪类利尿剂与袢利尿剂具有协同作用,可联合应用于难治性水肿治疗。血管加压素V_2受体拮抗剂具有仅排水不利钠的作用,伴顽固性水肿或低钠血症疗效更显著。

3. 剂量和给药途径的确定　从小剂量开始,逐渐增加剂量直至尿量增加,体质量以每天减轻0.5 ~ 1.0 kg为宜。初始剂量可给予20 ~ 40 mg的呋塞米或其等效药,之后的剂量取决于利尿剂的疗效。在病情不稳定或危重时静脉应用利尿剂,比等量口服更有效。对GFR相对正常心力衰竭患者的静脉治疗的最大有效量为呋塞米40 ~ 80 mg,布美他尼1 ~ 2 mg或托拉塞米20 ~ 40 mg。对GFR下降的严重心力衰竭患者呋塞米静脉注射的最大有效量可达160 ~ 200 mg。

4. 给药注意事项　如果患者对治疗无反应,应该首先增加利尿剂剂量以寻找有效单剂量,而不是增加给药次数。通过增加利尿剂至最大有效剂量,可至少部分地克服肾小管利尿剂分泌减少。使用利尿剂过程中注意监测尿量和电解质。限制盐的摄入是决定利尿剂疗效的一个重要因素。快速静脉给予呋塞米160～200 mg(或等效剂量的布美他尼和托拉塞米)偶可引起暂时性耳鸣。

(二) ACEI

所有症状性或无症状左心室功能不全(LVEF ≤ 40%)的患者无论病因如何,都应开始使用一种ACEI,除非存在禁忌证(有血管性水肿的病史、对ACEI过敏、妊娠妇女、严重肾衰竭)。

ACEI治疗的有益作用是一类作用,以低剂量(卡托普利片6.25 mg t.i.d.;依那普利片2.5 mg b.i.d.;福辛普利片5 mg q.d.;赖诺普利片5～10 mg q.d.;培哚普利片5～10 mg q.d.;雷米普利片2.5 mg q.d.;盐酸贝那普利片2.5 mg q.d.)开始ACEI治疗能降低发生并发症(如低血压和氮质血症)的可能性。如果患者能够耐受初始治疗,一般每隔1～2周剂量倍增1次,逐渐升至维持剂量,卡托普利片50 mg t.i.d.;依那普利片10 mg b.i.d.;福辛普利片20～30 mg q.d.;赖诺普利片20～30 mg q.d.;培哚普利片4～8 mg q.d.;雷米普利片10 mg q.d.;盐酸贝那普利片10～20 mg q.d.。

在使用ACEI之前、增加ACEI的剂量后1周和1个月时检测血清电解质和肾功能,随后根据患者的稳定性和基线肾功能定期进行检测(如每3～6个月)。

(三) β 受体阻滞剂

没有或仅有轻微液体潴留证据的HF-REF患者,应该选择以下3种β受体阻滞剂中的一种治疗:卡维地洛、琥珀酸美托洛尔缓释片、比索洛尔。伴Ⅱ度及以上房室传导阻滞、活动性哮喘和反应性呼吸道疾病患者禁用。

β 受体阻滞剂应以非常低的剂量开始,每2周或更长时间加倍,直至达到靶剂量或症状限制其给药。卡维地洛片初始剂量3.125 mg b.i.d.,最终25 ~ 50 mg b.i.d.(体重超过85 kg者可用更高剂量);琥珀酸美托洛尔缓释片,NYHA心功能分级Ⅲ级或Ⅳ级症状者最初11.875 mg/d,NYHA心功能分级Ⅱ级者最初23.75 mg/d,最终剂量200 mg/d;比索洛尔片,初始1.25 mg q.d.,最终5 ~ 10 mg q.d.。

关于先用ACEI还是先用 β 受体阻滞剂,没有统一的定论。由于 β 受体阻滞剂的血流动力学益处是迟发的(而且治疗开始时无功能,可能会短暂恶化),ACEI可迅速带来血流动力学益处而且短期内不会加重HF,因此,通常以小剂量ACEI开始治疗,每1 ~ 2周逐渐增加剂量到中等剂量,然后开始 β 受体阻滞剂治疗,逐渐增加至靶剂量,不能达到靶剂量者可调至最高耐受剂量。β 受体阻滞剂调整完成时,ACEI也完成剂量调整。对于出现ACEI不良反应风险较低的患者(血压足够高、无低钠血症、无高钾血症且无血管内容量不足的风险),可以开始较高剂量ACEI治疗并以更快速度调整。

使用 β 受体阻滞剂可能出现低血压、体液潴留、心动过缓、乏力、抑郁、肢端发冷、便秘、男性勃起功能障碍,以及在慢性支气管肺疾病患者诱发支气管痉挛。起始用药、调整剂量期间注意监测心力衰竭症状、液体潴留情况、血压、心率等;当低血压伴低灌注症状时,应减量或停药;当HR < 55次/分,或伴有眩晕,出现Ⅱ度、Ⅲ度房室传导阻滞时应减量或停药;可能掩盖甲状腺功能亢进和低血糖表现;长期使用者避免突然停药,应在1 ~ 2周内逐渐减量停药。

(四)醛固酮受体拮抗剂

对于NYHA心功能 Ⅱ 级心力衰竭且LVEF ≤ 30%或NYHA心功能Ⅲ ~ Ⅳ级心力衰竭且LVEF小于35%、并有条件仔细监测血钾和肾功能的患者,除ACEI或ARB或ARNI和 β 受体阻滞剂外,推荐还给予醛固酮受体拮抗剂治疗(螺内酯或依普利酮)。对ST段抬高型心肌梗死后患者,若已在接受治疗剂量的ACEI、LVEF≤40%、有心力衰竭症状或糖尿病且能够仔细监测血钾和肾功能，也推荐醛固酮受体拮抗剂疗。醛固酮受体拮抗剂治疗仅限于基线血钾水平小于5.0 mmol/L且eGFR大于30 mL/(min·1.73m²)的患者。开始螺内酯或依普利酮治疗后，必须在1周内复查血钾和肌酐(2013年《AHA指南》建议在2～3 d内复查，第7天再次复查)，此后要定期复查(头3个月至少每月1次，以后每3个月1次)。

(五)血管紧张素受体-脑啡肽酶抑制剂

沙库巴曲缬沙坦片用于NYHA心功能分级Ⅱ～Ⅳ级的慢性HF-REF患者，是与其他HF疗法同时给予，以取代ACEI或其他ARB。对于肾功能和肝功能正常或者轻或中度肾功能受损[eGFR≥30 mL/(min·1.73 m²)]或肝功能轻度受损(Child-Pugh分级A级)的患者，初始剂量为1次49/51 mg b.i.d.。根据患者的耐受程度，2～4周后将剂量加倍，达到目标维持剂量一次97/103 mg b.i.d.。对于严重肾功能障碍[eGFR < 30 mL/(min·1.73 m²)]或者中度肝功能障碍(Child-Pugh分级B级)的患者，起始剂量为1次24/26 mg b.i.d.。在目前未服用ACEI或血管紧张素Ⅱ受体拮抗剂(ARB)的患者或服用低剂量上述药物的患者中，用药经验有限，推荐沙库巴曲缬沙坦片的起始剂量为24/26 mg b.i.d.。不推荐对严重肝功能障碍的患者使用沙库巴曲缬沙坦。换为ACEI或从ACEI换为其他药的36 h内，均不能给予沙库巴曲缬沙坦。避免与ACEI、ARB及阿利吉仑联用。不良反应包括低血压、高钾血症、咳嗽、头晕和肾衰竭。

(六)地高辛

若HF-REF患者在包括ACEI、β受体阻滞剂、醛固酮拮抗剂(需要时)、必要时利尿剂控制液体等适当治疗后，仍有NYHA心功能分级Ⅱ、Ⅲ和Ⅳ级的症状，建议开始服用地高辛治疗。对于急性失代偿性HF患者,不需要地高辛用作初始治疗,应当首先接受急性HF的恰当治疗,常包括静脉药物。在病情稳定后、出院前可开始给予地高辛,将其作为长期治疗策略的一部分以减少再住院风险。根据肾功能情况,地高辛的每日常用剂量为0.125 mg或更少,血清地高辛浓度维持在0.5 ~ 0.8 ng/mL。

(七)伊伐布雷定

对于存在慢性稳定性心力衰竭且LVEF ≤ 35%、窦性心律伴静息心率 ≥ 70次/分,并且正在接受最大可耐受剂量的1种β受体阻滞剂或者存在β受体阻滞剂使用禁忌证的患者,建议使用伊伐布雷定治疗。禁忌证包括急性失代偿性心力衰竭、血压低于90/50 mmHg、病态窦房结综合征、窦房阻滞或Ⅲ度房室传导阻滞(除非已经植入了正常运行的按需型起搏)、严重肝功能障碍、与强效的细胞色素CYP 34A抑制剂合用(克拉霉素、伊曲康唑、酮康唑、米非司酮等)。此外,伊伐布雷定也不适用于依赖起搏器(心率仅由起搏器维持)的患者。伊伐布雷定片的初始剂量通常为1次5 mg b.i.d.。对于存在传导缺陷的患者或心动过缓可诱发血流动力学障碍的患者,初始剂量为1次2.5 mg b.i.d.,随餐服用药物。如果心率大于60次/分,则每2周调整剂量,至最大剂量为1次7.5 mg b.i.d.。如果心率为50 ~ 60次/分,则维持当前剂量。如果心率小于50次/分,或者如果患者存在心动过缓的症状或征象,则剂量降低至1次2.5 mg b.i.d.。如果患者使用一次2.5 mg b.i.d.的剂量时,心率小于50次/分或存在心动过缓的症状或征象,应停药。常见不良反应有光幻视。

二、常见用药错误归纳与要点

(一)ACEI和β受体阻滞剂应用未达目标剂量

未及时评估患者对药物的耐受情况和疾病状态,长期维持低剂量,未能充分获益。

(二)初始剂量不合适

ACEI的应用未从最小剂量开始,对于部分心力衰竭患者易引起低血压。

(三)利尿剂未充分使用

重组人脑利钠肽虽可应用于急性失代偿性心力衰竭,但急性心力衰竭时袢利尿剂可在短时间内迅速降低容量负荷,应首选,及早应用。

(四)对症治疗选药不恰当

胃肠道促动力药,建议可选用伊托必利、莫沙必利、曲美布汀等药,多潘立酮日剂量超过30 mg及年龄大于60岁的患者中,发生严重室性心律失常或心源性猝死的风险可能升高。

(五)抗凝治疗不规范

心力衰竭合并心房颤动的患者,华法林剂量未及时调整,INR不达标。

(六)改善心肌代谢的药物无证据

左卡尼汀和曲美他嗪对心力衰竭患者都没有适应证。

第四节 规范化药学监护路径

药物治疗的目标是改善症状（包括降低住院风险）、减慢或逆转心肌功能恶化和降低死亡率。然而由于初始目标为缓解症状，所以药物治疗应根据患者耐受情况调整药物剂量至目标范围以获得最佳临床效益。为确保患者用药安全有效，临床药师需按照个体化治疗的原则，并参照心力衰竭临床路径中的临床治疗模式与程序，建立心力衰竭治疗的药学监护路径，开展规范有序的药学监护工作（表3-1）。

表3-1 慢性心力衰竭药学监护路径

患者姓名：_____ 性别：_____ 年龄：_____

门诊号：_____ 住院号：_____

住院日期：___年___月___日

出院日期：___年___月___日

标准住院日：10～14 d

时 间	住院第1天	住院第2天	住院第3天	住院第4～ 天	出院日
主要诊疗工作	□药学问诊（附录1） □用药重整	□药学评估（附录2） □药历书写（附录3）	□治疗方案分析 □完善药学评估 □制订监护计划 □用药宣教	□医嘱审核 □疗效评价 □不良反应监测 □用药注意事项	□药学查房 □完成药历书写 □出院用药教育

时 间	住院第1天	住院第2天	住院第3天	住院第4～ 天	出院日
重点监护内容	□患者信息 □既往病史评估 □药物适应证、禁忌证评估 □药物相互作用审查 □其他药物治疗相关问题	□病情评估 □利尿剂 □拮抗神经内分泌的过度激活：β受体阻滞剂、ACEI或ARB、螺内酯 □正性肌力药[地高辛主要用于收缩性心力衰竭和(或)心房颤动；静脉正性肌力药用于急性心力衰竭] □静脉血管扩张药(急性心力衰竭或慢性心力衰竭急性期) □其他伴随疾病和合并症治疗(如心律失常、肾病、糖尿病等) □药物相互作用评估 □用药依从性评估 □药物不良反应监测 治疗风险和矛盾 □肝肾功能 □血压 □心率 □电解质 □胃肠功能 □其他	利尿剂 □呋塞米 □托拉塞米 □托伐普坦 拮抗神经内分泌 □ACEI/ARB □美托洛尔/比索洛尔/卡维地洛 □沙库比曲缬沙坦 □螺内酯 正性肌力药 □地高辛 □米力农 □左西孟旦 血管扩张药物 □硝酸酯类 □硝普钠 □重组人脑钠肽 其他对症治疗 □抗感染治疗 □抑酸治疗 □保肝治疗 □降糖治疗 □调脂治疗 □抗栓治疗 □抗凝治疗 □其他医嘱	病情观察 □参加医生查房,注意病情变化 □药学独立查房,观察患者药物反应,检查药物治疗相关问题 □查看检查、检验报告指标变化 □检查患者服药情况 □药师记录监测指标 □症状 □监测体温、血压、心率等 □出入水量 □电解质 □肝肾功能 □BNP或NT-proBNP □血、尿、粪常规、粪隐血 □血气分析(必要时) □心电图 □超声心动图 □胸片	治疗评估 □不良反应 □支持治疗 □并发症 □既往疾病出院教育 □正确用药 □患者自我管理 □定期门诊随访 □监测血压、心率、体重、肝肾功能、电解质、血糖、血脂、ECG等

时 间	住院第1天	住院第2天	住院第3天	住院第 4～___天	出院日
病情变异记录	□无 □有， 原因： 1. 2.	□无 □有， 原因： 1. 2.	□无 □有， 原因： 1. 2.	□无 □有， 原因： 1. 2.	□无 □有， 原因： 1. 2.
药师签名					

张伟霞

第三章 心力衰竭

第四章

心律失常

第一节 疾病基础知识

【病因和发病机制】

心脏的泵血依赖于心脏内的有节律的电生理活动,当正常的心率或者心律被打乱时会导致心脏舒张/收缩异常。

1. 病因 目前心律失常发生原因可能与一些器质性心脏病、非心源性疾病、电解质紊乱、酸碱平衡失调及物理化学因素的作用有关,同时在某些正常生理情况下也会发生。当合并存在有器质性心脏疾病时,心律失常容易发生,其中以合并有冠心病、心肌病、心肌炎和风湿性心脏病较为多见,尤其在发生心力衰竭或急性心肌梗死时。发生在基本健康者或自主神经功能失调患者中的心律失常也不少见。其他病因尚有电解质或内分泌失调、麻醉、低温、胸腔或心脏手术、药物作用和中枢神经系统疾病等。

2. 发生机制 心律失常形成的病理生理学机制主要与异常冲动形成、异常冲动传导有关。

【诊断要点】

1. 临床表现 目前典型的临床症状有心悸、胸闷、头晕、黑矇、乏力等不适症状,严重时可表现为晕厥、休克、阿-斯综合征,甚至猝死。缓慢性心律失常患者心悸不明显,但由于脑供血、供氧不足会出现头晕、胸闷、乏力等症状;而快速性心律失常患者常出现心悸;患者同时合并冠状动脉病变时,还可伴有心绞痛。

2. 实验室检查及其他辅助检查 心电图、24小时动态心电图、运动平板心电图、超声心动图、心脏电生理检查等。

【治疗】

1. 治疗原则

(1) 纠正心脏病理改变。

(2) 调整异常病理生理功能。

(3) 去除心律失常发作的诱因(如电解质失调、药物副作用等)。

2. 治疗方法

(1) 手术治疗:经导管射频消融术。

(2) 药物治疗:根据药物的电生理和药理作用不同,目前抗心律失常药物分为四大类。Ⅰ类是钠离子通道阻滞剂,依据阻滞钠离子通道的不同又可分为ⅠA、ⅠB和ⅠC类;Ⅱ类是β受体阻滞剂;Ⅲ类是钾离子通道阻滞剂;Ⅳ是钙离子通道阻滞剂。

(3) 并发症的治疗:包括高血压、心力衰竭、冠心病等的治疗。

第二节　经典案例

案例一

（一）案例回顾

【主诉】

反复心悸10个月。

【现病史】

患者，男，77岁，因"反复心悸10个月"入院，心悸呈阵发性，每次3～5 min，发作后伴乏力不适，无头晕、目眩，无胸痛、恶心、气急等。当地社区医院行动态心电图检查提示基础心率为窦性心律，平均心率49次/分，最小心率32次/分，最大心率111次/分，心搏总数62 750次，大于1 880 ms的停搏是1个。室性期前收缩有0次，室上性期前收缩有406次，有9阵室上性连发，有1阵室上性二联律。心房颤动发生次数2次，持续时间分别为1 min、1.5 min。心电图显示窦性心动过缓，ST-T改变。予以普罗帕酮片、阿司匹林肠溶片治疗，治疗后无明显好转。故于2016年7月收治入院，入院后完善相关检查，予硝苯地平控释片降压，行心电生理检查+射频消融术，成功隔离双侧肺静脉电位。术后予以胺碘酮片，华法林钠片（2.5 mg）抗凝。患者出院1周后再发心悸收入院。

【既往史】

高血压病史20余年，血压最高达180/120 mmHg，长期服用硝苯地平控释片（30 mg q.d.）控制血压在140/90 mmHg。

【社会史、家族史、过敏史】

无。

【体格检查】

T 36.9℃,P 52次/分,R 14次/分,BP 135/85 mmHg。

神志清醒,呼吸急促,无贫血貌,双肺听诊呼吸音清,肺底未闻及干啰音。心浊音界大致正常,HR 52次/分,律尚齐。腹壁柔软,无腹部压痛。肝脾肋下未触及。双下肢无水肿。

【实验室检查及其他辅助检查】

1. 实验室检查

(1)血常规:WBC 5.4×10^9/L,NEUT% 66.3%,RBC 4.30×10^{12}/L,Hb 132 g/L,PLT 204×10^9/L。

(2)生化检查:ALT 20 U/L,AST 21 U/L,Cr 79 μmol/L,UA 208 mmol/L。

(3)凝血功能:INR 0.88(d5)。

(4)电解质:Na^+ 142 mmol/L,K^+ 5.4 mmol/L。

2. 其他辅助检查 心电图示窦性心律,非特异性ST-T异常。

【诊断】

(1)阵发性心房颤动射频消融术后再发,窦性心动过缓。

(2)高血压。

【用药记录】

1. 抗凝 低分子量肝素钙注射液4 100 U i.h. q12h.(d1-3);华法林钠片2.5 mg p.o. q.d.(d3,d4),3.75 mg p.o. q.d.(d5)。

2. 抗心律失常 胺碘酮片 200 mg p.o. t.i.d.(d1-3),200 mg p.o. q.d.(d4-5)。

3. 降压 硝苯地平控释片30 mg p.o. q.d.(d1-5)。

【药师记录】

入院第1天:患者使用低分子量肝素钙注射液(4 100 IU i.h. q12h.)进行术前抗凝,术后再开始与华法林钠片重叠使用。同时给予胺碘酮片抗心律失常。同时患者长期患有高血压,予以硝苯地平控释片(30 mg p.o. q.d.)控制血压。

入院第3天：患者行射频消融手术，调整低分子量肝素钙注射液为华法林钠片2.5 mg p.o. q.d.。患者术后心电图提示为窦性心律，胺碘酮片给药剂量调整为20 mg p.o. q.d.。

入院第5天：由于出凝血指标INR为0.88，调整华法林钠片剂量至3.75 mg。患者病情稳定，办理出院。

出院带药：华法林钠片3.75 mg p.o. q.d.；胺碘酮片200 mg p.o. t.i.d.；硝苯地平控释片30 mg p.o. q.d. 。

（二）案例解析

【抗凝治疗】

患者入院前长期服用华法林钠片，因INR未达标，因此应在围手术期应用肝素抗凝治疗，入院第1天起开始应用低分子量肝素钙注射液（4 100 IU i.h. q12h.）。

患者CHA_2DS_2-VASc评分≥2分，根据相关指南推荐，应在术后口服华法林抗凝治疗至少3个月，以防发生血栓事件，INR的目标值为2.0～3.0。华法林钠片为口服抗凝药，在肝微粒体灭活维生素K，从而干扰维生素K依赖的凝血因子的形成，X因子可能会减少。华法林口服12～24 h起效，5～7 d达到稳态血药浓度，抗凝血的最大效应为72～96 h，抗血栓形成的最大效应时间为6 d，平均半衰期为35～42 h，停药后药效持续时间较长。停用低分子量肝素，调整为华法林钠片，由于患者入院前长期口服华法林钠片2.5 mg，INR 0.88，未达到目标值，调整华法林钠片剂量至3.75 mg。

临床药师观点：心房颤动的长期治疗需要考虑到抗凝治疗、心率控制、必要时考虑额外的节律控制，并对可能使心房颤动进展的基础疾病进行治疗。患者的CHA_2DS_2-VASc评分为4分，符合非瓣膜性心房颤动的抗凝治疗适应证，口服华法林抗凝可防止血栓栓塞、有效预防脑卒中，INR目标值为2.0～3.0，患者INR未达标，因此华法林钠片的剂量是需要调整的。此外，患者的HAS-BLED出血评分为2分（高血压1分，年龄＞65岁1分），使用抗凝药需警惕出血事件的发生。患者在射频消融围手术期使用低分子量肝素钙，其具有明显的抗凝血因子Xa活性，抗凝血因子Ⅱa或抗凝血酶的活性较低，可抑制体内、外血栓和动静脉血栓的形成，但不影响血小板聚集和凝血因子Ⅰ与血小板的结合，在发挥抗栓作用时，出血的可能性较小。

【抗心律失常治疗】

对于阵发性心房颤动患者（EHRA分数≥2），主要的治疗目标是节律控制，推荐用于节律控制的药物主要有胺碘酮、索他洛尔、普罗帕酮等，其中胺碘酮在维持窦性节律方面比上述其他药物更有效（Ⅰa类推荐）。胺碘酮属于Ⅲ类抗心律失常药，还具有Ⅰ类及Ⅳ类抗心律失常的特性，通过阻滞钠通道减慢心室内传导，通过抑制钾通道延长心房、心室的复极，能有效地治疗多种室性和室上性心律失常。术前患者目前仍有阵发性心房颤动的症状，可使用胺碘酮进行控制，行射频消融术可进一步控制患者的节律，术后继续应用胺碘酮稳定心电活动。

临床药师观点：为避免抗心律失常药物对消融的影响，一般需在消融术前停用除胺碘酮以外的抗心律失常药物至少5个半衰期。由于患者仍有心悸症状，因此在术前继续给予胺碘酮。术后继续应用胺碘酮可有益于逆转心房重构和维持窦律，一般常规应用3个月。此外，华法林与胺碘酮合用时，胺碘酮可改变肝内代谢的立体选择性并降低华法林的清除率，从而增强华法林的抗凝作用，并可能导致出血。两药合用时，抗凝作用的增强与药物的剂量、浓度呈显著相关性，可减少华法林用量的1/3或按照INR进行调整剂量。两药长期合用时，尽可能减少胺碘酮的维持剂量并密切监测INR。

【降压治疗】

患者有高血压病史，院外一直服用硝苯地平控释片进行血压控制。硝苯地平为钙通道阻滞药，通过干扰钙离子内流，降低细胞内钙离子水平，从而改变心肌收缩力和血管张力，由此引起全身血管张力减低、血管扩张,从而降低血压。

临床药师观点:大多数阵发性或持续性心房颤动患者,恢复窦律后心房颤动复发风险仍然很大。心房颤动复发的危险因素包括高龄、心力衰竭、高血压、糖尿病、左心房扩大等。控制并干预这些危险因素,有助于预防心房颤动复发。因此患者使用硝苯地平控释片降压是有必要的。此外,最新研究表明ACEI和ARB类药物相较于其他降压药可更好地预防心房颤动的复发,因此可建议患者使用该类药物。

(三)药学监护要点

(1)不良反应监护:观察有无皮肤黏膜出血倾向;监测有无Q-T间期的延长及心动过缓、甲状腺功能异常、眼角膜上褐色脂质沉淀和肺间质或肺泡纤维性肺炎的发生;监测有无血压过低,有无脚踝水肿、面部潮红、心悸、窦性心动过速的发生。

(2)在服用华法林过程中,尽量避免食用富含维生素K的食物。

案例二

(一)案例回顾

【主诉】

反复活动后乏力伴头晕黑矇3个月,加重1周。

【现病史】

患者,60岁,3个月前出现活动后乏力,稍快走即觉头晕、黑矇,无晕厥、胸闷、胸痛、心悸等不适,近1周加重,活动后头晕明显,至当地医院就诊,24小时动态心电图结果示全程为心房扑动,平均心率58次/分,最慢心率36次/分,最快心率92次/分,有451个大于2 s的停搏,室性期前收缩有22个。予华法林钠片治疗至今,近1个月INR检查结果达标。现为进一步治疗,收治入院。

【既往史】

高血压病史5余年,血压最高达160/80 mmHg,未规律服用降压药物。

【社会史、家族史、过敏史】

无。

【体格检查】

T 36.8℃,P 58次/分,R 20次/分,BP 165/83 mmHg。

患者无心悸。神清,气平,双肺听诊呼吸音清,肺底未闻及干啰音。心浊音界大致正常,HR 58次/分,心律齐,各瓣膜区未闻及病理性杂音。双下肢无水肿。

【实验室检查及其他辅助检查】

1. 实验室检查

(1)血常规:WBC 5.53×10^9/L,NEUT% 49.3%,RBC 5.43×10^{12}/L,Hb 158 g/L,PLT 203×10^9/L。

(2)生化检查示肾功能:ALT 31 U/L,AST 37 U/L,Cr 82 μmol/L,UA 305 mmol/L;心肌标志物:cTnT 0.06 ng/mL(↑),BNP 156 pg/mL(↑);凝血功能:TT 12.8 s,PT 10.6 s,APTT 35.5 s,INR 0.98(d1),INR 1.27(d4),INR 1.89(d8);电解质:Na^+ 141 mmol/L,K^+ 4.3 mmol/L。

2. 其他辅助检查

(1)心电图:持续性心房扑动。

(2)24小时动态心电图:全程为心房扑动,平均心率58次/分,最慢心率36次/分,最快心率92次/分,有451个大于2 s的停搏,室性期前收缩有22个。

(3)超声心动图:左房内径48 mm,室间隔厚度9 mm,左室舒张末期内径55 mm,左室收缩末期内径40 mm,左室后壁厚度8 mm,左室心内膜缩短分数35%,LVEF 63%。提示心尖肥厚型心肌病,左房增大伴轻度二尖瓣反流,左室舒张末压升高。

【诊断】

(1)持续性心房扑动。

(2)高血压。

(3)心尖肥厚型心肌病。

【用药记录】

1. 抗凝　依诺肝素钠注射液 4 000 U i.h. q12h.(d1-8)，华法林钠片 2.5 mg p.o. q.d.(d2-10)。

2. 复律　胺碘酮片 0.2 g p.o. q.d.(d2-8)。

3. 控制血压　福辛普利片 10 mg p.o. q.d.(d1-10)，氢氯噻嗪片 12.5 mg p.o. q.d.(d6-10)。

【药师记录】

入院第 1 天：给予依诺肝素注射液 4 000 U i.h. q12h.抗凝治疗，给予福辛普利片 10 mg p.o. q.d.控制血压。

入院第 2 天：行射频消融术，术后给予华法林钠片 2.5 mg p.o. q.d.抗凝治疗，给予胺碘酮片 200 mg p.o. q.d.抗心律失常治疗。

入院第 6 天：患者血压未达目标水平，加用氢氯噻嗪片 12.5 mg p.o. q.d.。

入院第 8 天：患者 INR 为 1.89，停用依诺肝素注射液。患者的心电图提示心房颤动伴慢心室率，心室率为 43 次/分，心率过慢，故停用胺碘酮。

入院第 10 天：患者目前无胸闷、胸痛、心悸等不适主诉，办理出院。

出院带药：华法林钠片 2.5 mg p.o. q.d.；福辛普利片 10 mg p.o. q.d.；氢氯噻嗪片 12.5 mg p.o. q.d.。

（二）案例解析

【抗凝治疗】

该患者拟行射频消融术转复窦性心律，患者术前使用华法林抗凝 INR 达标已满 3 周。患者入院后停用华法林钠片，常规应用低分子量肝素预防围手术期血栓栓塞，消融术后联用华法林和低分子量肝素桥接。华法林的半衰期为 36 h，且华法林起效有赖于循环中凝血因子以它们的半衰期相关的速率清除，这些因子在合成抑制后，大约需要 4 个半衰期的时间达到一个新的稳定状态，因此华法林起效会延迟几天。通过重叠低分子量肝素和华法林治疗，在华法林达到有效浓度之前，可以由低分子量肝素来维持抗凝作用。在华法林起效后，再停用低分子量肝素。入院第4天，患者INR为1.27，未达标，继续给予低分子量肝素联合华法林的抗凝治疗；入院第8天，患者INR为1.89，停用低分子量肝素抗凝，继续应用华法林钠片（2.5 mg p.o. q.d.）以预防术后血栓栓塞事件。

临床药师观点：目前指南建议心房扑动的抗凝治疗策略与心房颤动相同，需要对患者进行卒中风险评估。该患者的 CHA_2DS_2-VASc 评分为2分，具有抗凝治疗的指征。患者于术前3个月开始使用华法林，近1个月内INR水平达标，可进行射频消融手术。术后常规应用华法林预防血栓栓塞事件，方案选择合理。此外，除华法林钠片以外，新型口服抗凝药如达比加群片或利伐沙班片的抗凝药效与华法林相当，不需要频繁抽血化验监测INR，但应根据患者的意愿来选择抗凝药物种类。

【抗心律失常治疗】

患者24小时动态心电图结果提示持续性心房扑动，最快心室率达92次/分，最慢心率36次/分，平均心率58次/分。患者有反复活动后乏力伴头晕黑矇的症状，且入院时的心率为58次/分。心率过慢可引起晕厥和乏力。因此，该患者不宜加用 β 受体阻滞剂。而胺碘酮是以Ⅲ类抗心律失常作用为主的心脏多离子通道阻滞剂，兼具Ⅰ、Ⅱ、Ⅳ类抗心律失常药物的电生理作用。射频消融术后，可应用胺碘酮稳定心电活动。入院第8天该患者的心电图提示心房颤动伴慢心室率，心室率为43次/分。胺碘酮可降低窦房结自律性，可能导致心动过缓的不良反应。该患者已经出现了长R-R间期，故停用胺碘酮。

临床药师观点：该患者选用胺碘酮片进行复律治疗，方案选择合理；胺碘酮的使用剂量目前没有统一的标准，其主要原因是由于胺碘酮个体差异较大，由于患者入院后心率为58次/分，而胺碘酮可降低窦房结自律性，可能导致心动过缓，初始给予200 mg合理。

【降压治疗】

该患者长期有高血压病史,不规则用药,高血压会导致心肌重构。而有研究表明,左房内径的增大是心房颤动发生的危险因素,因此该患者应该积极控制血压。该患者为60岁男性,入院时血压165/83 mmHg,血压的目标值为140/90 mmHg,针对该患者,应该改变生活方式,开始降压药治疗。

患者在入院第6天血压为142/84 mmHg,尚未达到目标值,在改善生活方式的同时,加用氢氯噻嗪片(12.5 mg p.o. q.d.)联合降压。

临床药师观点:有研究结果表明,与 β 受体阻滞剂和利尿剂相比,血管紧张素转换酶抑制剂和血管紧张素受体阻滞剂的使用与心房颤动风险的显著降低有关。ACEI 和 ARB 在心房重构治疗中的效果,或许对降低心房扑动的风险也格外有益,因此该患者选用福辛普利钠是适宜的,用法用量正确;利尿剂为降压药物治疗的基石。该患者已经应用福辛普利钠,加用氢氯噻嗪是适宜的,用法用量正确。

(三)药学监护要点

(1)不良反应监护:观察有无皮肤黏膜出血倾向;监测有无Q-T间期的延长及心动过缓、甲状腺功能异常、眼角膜上褐色脂质沉淀和肺间质或肺泡纤维性肺炎的发生;监测有无血压过低、脚踝水肿、面部潮红、心悸、窦性心动过速的发生。

(2)在服用华法林过程中,尽量避免食用富含维生素K的食物。

(3)华法林为抗凝药物,用药期间需要注意监测INR值。

(4)氢氯噻嗪有可能导致低血钾的发生,与胺碘酮合用时,应特别注意血钾的监测。

案例三

(一)案例回顾

【主诉】

反复心悸10余年。

【现病史】

患者,男,49岁,10余年前曾因心悸就诊,查心电图提示为心房颤动,HR 140次/分。予阿司匹林肠溶片抗血小板,盐酸普罗帕酮片抗心律失常,无胸闷、胸痛、发热咳嗽等不适。1年前因心悸再发,心电图提示持续性心房颤动,超声心动图示左房内径44 mm,LVEF 78%,提示左房内径增大。行心内电生理检查+射频消融术,术后长期服用达比加群酯抗凝。患者近半个月复出现阵发性心悸,每次持续数秒钟,动态心电图结果提示① 窦性心律;② 窦性停搏;③ 频发房性期前收缩伴短阵性房性心动过速。现为进一步诊疗而收入病房。

【既往史】

有睡眠呼吸暂停综合征20余年,已行扁桃体切除术。否认高血压、糖尿病、冠心病史。

【社会史、家族史、过敏史】

无。

【体格检查】

T 36.5℃,P 80次/分,R 18次,BP 125/85 mmHg。

神志清晰,发育正常,体型适中,营养良好,正常面容,表情自然,步入病区,自主体位,对答切题。双肺听诊呼吸音清,肺底未闻及干啰音。心界正常,HR 80次/分,心律齐,各瓣膜区未闻及病理性杂音。双下肢无水肿。

【实验室检查及其他辅助检查】

1. 实验室检查

(1) 血常规:WBC 5.87×10^9/L,NEUT% 44.2%,RBC 4.62×10^{12}/L,Hb 138 g/L,PLT 171×10^9/L。

(2) 生化检查示肾功能:ALT 21 U/L,AST 21U/L,Cr 87.1 μmol/L,UA 324 mmol/L; 血 脂:TC 3.62 mmol/L,TG 1.76 mmol/L,HDL–C 1.02 mmol/L,LDL–C 1.72 mmol/L;凝血功能:TT 17.6 s,PT 11.6 s,APTT 39.7 s,INR 1.07(d1),INR 1.27(d4),INR 1.89(d8);电解

质：Na^+ 144 mmol/L，K^+ 3.6 mmol/L。

2. 其他辅助检查

（1）超声心动图：LVEF 63%，左房内径增大。

（2）经食管超声：左房未见血栓。

【诊断】

阵发性心房颤动，射频消融术后，窦性停搏。

【用药记录】

1. 抗凝 依诺肝素注射液4 000 U i.v. q12h.（d1-2），在入院第3天行电生理+射频消融手术，术后停用依诺肝素注射液，换用达比加群酯胶囊110 mg p.o. b.i.d.（d3-5）。

2. 护胃 奥美拉唑肠溶胶囊20 mg p.o. q.d.（d1-5）。

3. 补钾 氯化钾缓释片1.0 g p.o. b.i.d.（d1-5）。

【药师记录】

入院第1天：使用依诺肝素注射液（4 000 U q12h.）进行围手术期抗凝治疗，防止血栓栓塞形成。患者K^+ 3.6 mmol/L，存在低钾风险，给予氯化钾缓释片1.0 g p.o. b.i.d.进行补钾。

入院第3天：行射频消融手术。术后给予达比加群酯胶囊（110 ng p.o. b.i.d.）抗凝治疗。给予质子泵抑制剂奥美拉唑肠溶胶囊20 mg p.o. q.d.降低食管损伤风险。

入院第5天：患者无胸闷、心悸等不适主诉。神清气平，双肺听诊呼吸音清，未闻及干、湿啰音。HR 65次/分，心律齐，各瓣膜区未闻及杂音。腹软无压痛，肝脾肋下未及，双下肢无水肿。T 36.8℃，P 65次/分，R 18次/分，BP 118/70 mmHg，出院。

出院带药：奥美拉唑肠溶胶囊20 mg p.o. q.d.，达比加群酯胶囊110 mg p.o. b.i.d.，氯化钾缓释片1.0 g p.o. b.i.d.。

（二）案例解析

【抗凝治疗】

患者于1年前行电生理检查+射频消融术，术后至今服用达比加群酯抗凝。本次入院后经食管超声排除左心房血栓，因此可

111

行射频消融术。由于射频消融围手术期血栓栓塞风险增加，患者在术前应用依诺肝素注射液抗凝治疗，术后继续服用达比加群酯胶囊抗凝治疗，因术后早期是血栓形成的高危期，应在术后当天或第 2 天继续应用口服抗凝药物治疗至少 2 个月。在心房颤动转复为窦律后几周，患者仍然有发生全身性血栓栓塞的可能，因复律后短时间内心房的收缩功能恢复不完全，转复后一般采用 3 个月的术后抗凝方案。此后是否还需继续长期抗凝治疗，取决于患者的血栓栓塞风险、出血风险及患者意愿等具体情况而定。

临床药师观点：达比加群酯作为首个被批准上市用于心房颤动卒中预防的新型口服抗凝药，疗效或安全性不劣于甚至优于华法林，无须监测 INR。由于射频消融术后早期易发生血栓事件，故一般在患者术后即开始使用抗凝药物，多采用 3 个月的术后抗凝方案。取决于患者的血栓栓塞风险。患者在 1 年前接受射频消融手术，术后 1 年持续应用达比加群，而患者 CHA_2DS_2-VASc 评分为 0 分，属于卒中低风险患者，不需要长期抗凝治疗，因此患者入院前的抗凝治疗方案不适宜，反而增加了患者的经济负担和出血风险。但在术后使用达比加群抗凝治疗是合理且必要的。

【护胃治疗】

患者在射频消融术后及出院后应用奥美拉唑肠溶胶囊（20 mg p.o. q.d.）。心房食管瘘是心房颤动消融最为严重的并发症，近来的研究表明，14% ～ 17% 的心房颤动导管消融患者会出现食管溃疡，其可能的机制主要为食管对射频能量的直接吸收导致的热损伤，消融过程中对食管周围迷走神经的损伤导致贲门括约肌功能失调、胃食管反流，反流的胃酸对食管黏膜损伤部位进一步腐蚀，引起溃疡、穿孔。因此，在射频消融术后 1 个月内常规应用质子泵抑制剂（PPIs）可减少胃酸反流，可有益于预防心房食管瘘的发生。

临床药师观点：奥美拉唑为具有脂溶性的质子泵抑制药，呈弱碱性，易浓集于酸性环境中，能特异性地作用于胃壁细胞质子泵所在部位,使壁细胞内的H^+不能转运到胃腔中,阻断了胃酸分泌的最后步骤,可使胃液中的胃酸量大为减少,减少胃酸反流对食管黏膜的损伤。但是,PPIs药物不宜长期应用,因其可能影响肠道内的镁吸收引起体内低镁血症,进而诱发心律失常,甚至可导致尖端扭转型室性心动过速等严重心律失常发生,因此建议在术后应用1个月后即可停药。

【补钾治疗】

正常的细胞内外K^+浓度及浓度差与细胞的某些功能有密切关系。口服氯化钾全部由胃肠道吸收,肾小球滤过率中的钾盐在近曲小管内几乎完全被重吸收。在远曲小管和集合小管通过钠泵使K^+与官腔内Na^+交换而被排泄,可用于预防低钾血症。患者K^+ 3.6 mmol/L,存在低钾的风险,增加心律失常的风险,因此需要口服氯化钾进行补钾,防止电解质紊乱的发生。

<u>临床药师观点</u>:该患者选用氯化钾缓释片补钾合理,用法用量正确。

(三)药学监护要点

观察有无黑便、皮肤、牙龈出血及紫癜等出血现象发生。

案例四

(一)案例回顾

【主诉】

反复心慌、胸闷3年余。

【现病史】

患者于3年出现心慌、胸闷,伴气急,有头晕、黑矇,伴全身乏力,有恶心,无胸痛、放射痛,无晕厥、四肢抽搐,多于活动后出现,具有突发突止特点,每次持续5～6 min,休息后能够缓解,至医院就诊查心电图示:房性期前收缩。其后患者反复出现活动或情绪激动后心慌、胸闷等症状,心电图结果提示心房颤动,长期服用酒石酸美托洛尔片、阿司匹林肠溶片治疗,定期至医院复查心电图均提示心房颤动,未予进一步处理。近半年来患者自觉心慌、胸闷症状加重,发作较前频繁,稍活动或激动即出现上述症状,心电图示心房颤动。超声心动图示:室间隔增厚,左房增大(45 mm),左室舒张末压升高。动态心电图示全程心房颤动,平均心率83次/分,最慢心率53次/分,最快心率168次/分,全程未见ST-T改变。现为进一步诊治,收入院。

【既往史】

否认高血压、糖尿病、脑梗病史。

【社会史、家族史、过敏史】

无。

【体格检查】

T 36.6℃,P 82次/分,R 20次/分,BP 139/77 mmHg。

神志清醒,气平,无贫血貌,双肺听诊呼吸音清,肺底未闻及干啰音。心浊音界大致正常,心率96次/分,律不齐,$P_2=A_2$,各瓣膜区未闻及病理性杂音。腹壁柔软,无腹部压痛。双下肢无水肿。

【实验室检查及其他辅助检查】

1. 实验室检查

(1) 血常规:WBC 5.41×10^9/L,NEUT% 59.7%,RBC 4.01×10^{12}/L,Hb 120 g/L,PLT 209×10^9/L。

(2) 生化检查,肾功能:ALT 37.8 U/L,AST 25.8 U/L,Cr 51.0 μmol/L,UA 259 mmol/L;血脂:TC 4.80 mmol/L,TG 1.01 mmol/L,HDL-C 1.27 mmol/L,LDL-C 2.81 mmol/L;凝血功能:TT 14.4 s;PT 21.3 s (d1),16.9 s (d3);APTT 39.7 s;INR 1.73 (d1),1.40 (d3);电解质:Na^+ 146 mmol/L,K^+ 4.2 mmol/L。

2. 其他辅助检查 无。

【诊断】

慢性持续性心房颤动。

【用药记录】

1. 抗凝 低分子量肝素钙注射液 4 100 U i.h. q12h. (d1-5),

在第2天行电生理+射频消融手术,术后华法林钠片2.5 mg p.o. q.n.(d2-6)。

2. **复律** 地高辛片0.125 mg p.o. q.d.(d1-3),酒石酸美托洛尔片12.5 mg p.o. b.i.d.(d1-3)、盐酸胺碘酮片200 mg p.o. t.i.d.(d1)、盐酸胺碘酮片300 mg p.o. q.d.(d2-4)。

3. **补钾** 氯化钾缓释片1.0 g p.o. t.i.d.(d2-4)。

【药师记录】

入院第1天:患者持续性心房颤动,发作时心率偏快,最快心率可达168次/分,故应用地高辛片(0.125 mg p.o. q.d.)、酒石酸美托洛尔片(12.5 mg p.o. b.i.d.)、盐酸胺碘酮片(200 mg p.o. t.i.d.)控制心室率和节律。当天患者开始应用低分子量肝素钙注射液(4 100 U q12h.),预防射频消融围手术期血栓栓塞。

入院第2天:患者血K^+ 3.2 mmol/L,已出现低钾,因此口服给予氯化钾缓释片(1.0 g p.o. b.i.d.)进行补钾,防止电解质紊乱的发生;患者在该日完成射频消融手术,术后开始应用华法林(2.5 mg p.o. q.n.)联合低分子量肝素进行抗凝治疗,并加用胺碘酮静脉注射液。入院第3天:患者胸闷、心慌症状好转,HR 63次/分,已经控制在正常水平,为避免心率过低,停用降低心率的地高辛片和酒石酸美托洛尔片。

入院第5天:患者已用华法林钠片3 d,停用低分子量肝素钙注射液,长期服用华法林钠片(2.5 mg p.o. q.d.)抗凝治疗。

入院第6天:患者无胸闷、心悸等不适主诉。神志清醒,气平,无贫血貌,双肺听诊呼吸音清,肺底未闻及干啰音。心浊音界大致正常,HR 65次/分,律齐,各瓣膜区未闻及病理性杂音。腹壁柔软,无腹部压痛。双下肢无水肿。T 37.0℃,P 60次/分,R 18次/分,BP 136/80 mmHg。予以出院。

出院带药:盐酸胺碘酮片200 mg p.o. b.i.d.;华法林钠片2.5 mg p.o. q.n.。

（二）案例解析

【抗凝治疗】

患者入院后欲行射频消融术，在术前应用低分子量肝素钙注射液抗凝治疗，低分子量肝素钙是常用的抗凝药物，与常规肝素相比，具有明显的抗凝因子Xa活性，抗凝血因子IIa或抗凝血酶的活性较低，可抑制体内、外血栓和动静脉血栓的形成，但不影响血小板聚集和凝血因子I与血小板的结合。在发挥抗栓作用时，出血的可能性较小。患者本次入院需再次行射频消融术，术前短期应用普通肝素或低分子量肝素，以预防围手术期的血栓栓塞风险。患者入院后使用低分子量肝素钙进行术前抗凝，术后使用华法林联合低分子量肝素桥接治疗3 d后停用低分子量肝素，并继续口服华法林抗凝。

临床药师观点：心房颤动是最常见的心律失常之一。血栓栓塞性并发症是心房颤动致死致残的主要原因，而脑卒中则是最为常见的表现类型。越来越多的研究证实，对于脑卒中风险增高的患者，合理应用抗凝药物有助于显著降低缺血性脑卒中的发生率。华法林是临床上常用的抗凝药物，在心房颤动患者缺血性脑卒中的预防中一直发挥着重要作用。此外，射频消融手术的围手术期属血栓栓塞事件的高危时期，因此需应用肝素预防血栓栓塞并在术后与华法林合用进行桥接，直至患者INR达标（2.0～3.0）。该患者在射频消融围手术期的抗凝治疗方案选择合理；但是低分子量肝素的停药时间需要根据INR是否达标来决定，而不可直接停药。

【抗心律失常治疗】

患者入院前最快心率可达168次/分，心率增快是高血压、冠心病、心力衰竭等心血管疾病死亡的主要因素之一，因此有必要使用药物控制其心率。地高辛控制静息状态的心室率，美托洛尔控制运动状态的心室率，两者合用，对患者心率的控制是适宜的。在射频消融术后第2天，患者心率恢复到68次/分，此时心率已处于正常水平，为避免心率过低，应及时停用地高辛和美托洛尔。

除了对心室率的控制之外,心房颤动患者在术前还需根据情况进行心脏节律的控制,故而患者还用到了胺碘酮,在本案例中,术前使用胺碘酮控制节律,行射频消融术后,患者心律已转复为窦性心律,此时继续口服胺碘酮片以稳定患者的心电活动,以逆转心房重构和维持窦律。

临床药师观点:对于心室率的控制,地高辛目前仍可作为控制心房颤动患者心室率的一线用药。在选择 β 受体阻滞剂治疗心律失常时,应尽量选择 $β_1$ 受体选择性高、脂溶性且不具有内在拟交感活性的药物,在安全有效的前提下,通过对心率的控制,全面改善心血管疾病的预后。美托洛尔为选择性 $β_1$ 受体阻断剂,亲脂性较强,选用合理。术前的药物治疗方案达到了控制心率和节律的效果,术后继续口服胺碘酮有助于稳定患者的心电活动,胺碘酮的致心律失常副作用小、无明显负性肌力作用,但仍有低血压、心动过缓、肝功能损害等副作用,且其半衰期较长,易在体内蓄积,随着治疗时间延长,为防止出现不良反应而同时维持理想的抗心律失常效果,药物剂量需适当的下调,使患者在最大程度获益的同时减少风险。还需注意的是,华法林是S和R对映体的消旋混合物,其S-华法林的抗凝作用是R-华法林的5倍,两者在肝内代谢有立体选择性,分别被细胞色素P450同工酶CYP 2C9和CYP 1A2所代谢。胺碘酮与华法林合用时,胺碘酮及其代谢产物使肝内代谢的立体选择性改变,胺碘酮可以同时抑制华法林的R型或S型异构体的氧化代谢,从而增强华法林的抗凝作用。两药合用时,抗凝作用的增强与药物的剂量、浓度呈显著相关性,应当减少华法林的用量。两药长期合用时,尽可能减少胺碘酮的维持剂量。胺碘酮的半衰期长,个体差异大,两药合用时需要长期随访及监测。

【补钾治疗】

在患者入院第2天,其血钾为3.2 mmol/L,明显偏低,大大增加心律失常的风险,因此需要口服氯化钾进行补钾,提高血钾水平。而在患者入院第4天时，其血钾为4.2 mmol/L，已达到正常水平，此时无须继续补钾，以防过度补钾引起高钾血症。

临床药师观点：细胞内外的钾离子浓度直接影响着细胞功能的正常执行。口服氯化钾缓释片后，药物全部由胃肠道吸收，可用于预防低钾血症。该患者的补钾治疗方案合理，用法用量正确。

（三）药学监护要点

（1）服用华法林期间注意有无皮肤紫癜、牙龈出血、胃肠道出血等事件的发生，尽量避免食用富含维生素K的食物。

（2）服用地高辛期间注意监测血药浓度，注意有无厌食、恶心、呕吐等胃肠道反应及恶性心律失常等洋地黄中毒反应的发生。服用美托洛尔期间注意监测血压和心率。

（3）服用胺碘酮期间，若有Q–T间期的延长、心动过缓、甲状腺功能异常等异常反应及时告知医师或药师。

（4）疗效监护：注意观察并记录有无心悸、头晕、胸闷等不适主诉，监测患者的心率、血压等相关体征，定期进行24 h心电监护和超声心动图检查。

案例五

（一）案例回顾

【主诉】

胸闷心悸15年。

【现病史】

患者15年前无明显诱因下出现胸闷、心悸，不伴有黑朦、晕厥、咳嗽、咯血、恶心呕吐、腹痛等，于外院查动态心电图提示窦性心律，单个房性期前收缩16次。之后患者偶有心悸，症状平稳。9年前患者在工作时出现一过性意识不清，至外院就诊，动态心电图示室上性期前收缩74个，室性期前收缩170个，予对症支持治疗（具体不详）后好转，未服药治疗。之后患者心悸频率较前增加，未就诊。1年前患者至社区医院查心电图示心房颤动,遂至我院就诊,予盐酸普罗帕酮片及华法林钠片口服治疗,后因出现血尿于3个月前停用华法林至今,现仅在心悸发作时服用盐酸普罗帕酮片,自觉心悸频度增加,几乎每天均有发作,为行射频消融术收治入院。

【既往史】

高血压10余年,现口服缬沙坦胶囊。否认糖尿病、脑梗死病史。

【社会史、家族史、过敏史】

青霉素过敏。

【体格检查】

T 36.4℃,P 90次/分,R 20次/分,BP 165/100 mmHg。

神志清醒,气平,无贫血貌,双肺听诊呼吸音清,肺底未闻及干啰音。心浊音界大致正常,HR 90次/分,律齐,各瓣膜区未闻及病理性杂音。腹壁柔软,无腹部压痛。双下肢无水肿。

【实验室检查及其他辅助检查】

1. 实验室检查

（1）血常规: WBC 7.31×10^9/L,NEUT% 59%,RBC 4.13×10^{12}/L,Hb 130 g/L,PLT 178×10^9/L。

（2）生化检查,肾功能:ALT 9 U/L,AST 10 U/L,Cr 45.0 μmol/L,UA 292 mmol/L；血脂: TC 5.12 mmol/L,TG 3.57 mmol/L,HDL−C 0.92 mmol/L,LDL−C 2.58 mmol/L；凝血功能:TT17.3 s,PT 11.0 s,APTT 28.8 s,INR 1.00；电解质: Na^+ 143 mmol/L,K^+ 4.1 mmol/L。

2. 其他辅助检查

（1）超声心动图: LVEF 68%,左房内径增大。

（2）经食管超声: 左房未见血栓。

【诊断】

（1）阵发性心房颤动。

（2）交界性期前收缩。

（3）室性期前收缩。

（4）高血压。

【用药记录】

1. 抗凝　那屈肝素钙注射液4 100 U q12h.(d1–2),第3天行射频消融手术,术后4 h起达比加群酯胶囊110 mg p.o. b.i.d.(d3–4)。

2. 复律　盐酸普罗帕酮片100 mg p.o. t.i.d.(d4)。

3. 降压　缬沙坦胶囊80 mg p.o. q.d.(d1–4)。

4. 护胃　兰索拉唑胶囊15 mg p.o. b.i.d.(d1–4)。

【药师记录】

入院第1天:患者使用那屈肝素钙注射液(4 100 U q12h.)进行术前抗凝,缬沙坦胶囊(80 mg p.o. q.d.)控制血压,兰索拉唑胶囊(15 mg p.o. b.i.d.)以减少围手术期胃酸反流。

入院第3天:患者接受电生理检查+射频消融手术,术前24 h停用那屈肝素钙注射液,术后4小时拔除鞘管止血后开始使用达比加群酯胶囊(110 mg p.o. b.i.d.)。次晨起开始用盐酸普罗帕酮片(100 mg p.o. q8h.)稳定心律。

入院第4天:患者开始应用盐酸普罗帕酮片(100 mg p.o. q8h.)稳定心律。患者无胸闷、心悸等不适主诉。神志清醒,气平,无贫血貌,双肺听诊呼吸音清,肺底未闻及干啰音。心浊音界大致正常,HR 78次/分,律齐,各瓣膜区未闻及病理性杂音。腹壁柔软,无腹部压痛。双下肢无水肿。术后穿刺处无渗血,生命体征平稳,T 36.9℃,P 72次/分,R 18次/分,BP 135/80 mmHg。予以出院。

出院带药:盐酸普罗帕酮片 100 mg p.o. q8h.;缬沙坦胶囊80 mg p.o. q.d.;兰索拉唑胶囊 15 mg p.o. b.i.d.;达比加群酯胶囊110 mg p.o. b.i.d.。

（二）案例解析

【抗凝治疗】

患者,59岁,女性,1年前患者查心电图示心房颤动,就诊后予盐酸普罗帕酮片及华法林钠片口服治疗,后因出现血尿(急诊查INR 2.19)于3个月前停用华法林钠片至今,现仅在心悸发作时服用盐酸普罗帕酮片,自觉心悸频度增加,为行射频消融术收治入院。

患者此次住院为行射频消融手术,经食管超声已排除左心房内血栓,因此此前应用低分子量肝素抗凝,采用那屈肝素钙注射液(4 100 U q12h.)的术前抗凝方案,术前24 h停用肝素。射频消融术后4 h起开始应用达比加群酯胶囊(110 mg p.o. b.i.d.)。

临床药师观点:心房颤动是脑卒中的独立危险因素,预防心房颤动引起的血栓栓塞事件,是心房颤动治疗策略中一个重要环节。在射频消融围手术期,机体呈高凝状态和继发性纤溶亢进,有血栓形成的风险。因此患者需接受抗凝治疗,可选用华法林钠片或新型口服抗凝药物(如达比加群胶囊、利伐沙班片等)。由于患者在3个月前服用华法林钠片时出现血尿,尽管急诊检查示其INR为2.12,处于治疗范围内,但追问患者病史发现其华法林钠片治疗期间INR波动较大,HAS-BLED评分为3分,具有较高的出血风险。而大型研究已证实,使用达比加群酯胶囊(110 mg b.i.d.)抗凝治疗方案的患者,相较于使用华法林钠片控制INR 2.0 ~ 3.0,有着更低的出血风险,而预防脑卒中和栓塞事件的效果相当。因此该患者应用达比加群是更为安全有效的选择。根据相关指南,射频消融手术后,拔除鞘管并止血后即可开始口服达比加群,无须术后的桥接。

【抗心律失常治疗】

患者在入院前未进行规范的复律药物治疗,仅在心悸发作时服用盐酸普罗帕酮片控制症状。在射频消融术后,患者使用盐酸普罗帕酮片则不是为了药物复律,而是为了稳定患者在射频消融术后的心电活动,延缓或预防心房颤动的复发。该患者在术后第2天起开始应用盐酸普罗帕酮片(100 mg q8h.)。

临床药师观点:普罗帕酮可有效预防心房颤动复发,增加剂量可增加疗效,但不良反应风险也可能增多,应随访监测。普罗帕酮可增加房室结1︰1下传的可能性,心房扑动时可致心室率增快,此时可联用β受体阻滞剂或非二氢吡啶类钙离子拮抗剂等抑制房室结内传导药物。与其他Ic类药物一样,普罗帕酮不应用于缺血性心脏病、心功能不良和明显左心室肥厚的患者。该患者不存在普罗帕酮的禁忌证,在射频消融手术术后使用普罗帕酮维持窦律、预防心房颤动复发基本合理,但应密切监测其不良反应。

【降压治疗】

患者入院时血压达到165/100 mmHg,未达到控制水平。而入院后患者采用了缬沙坦胶囊(80 mg p.o. q.d.)的降压方案,在用药的第4天患者血压为135/80 mmHg,血压基本得到控制。

临床药师观点:高血压不仅是患者发生卒中和出血事件的危险因素,也是患者心房颤动复发的危险因素,因此,有效控制血压对于心房颤动患者而言是必要的。该患者初始降压治疗方案未能有效控制血压,因此需要进行调整,在改用缬沙坦胶囊(80 mg p.o. q.d.)的方案后血压基本得到控制,且ARB类药物已在研究中发现有利于预防心房颤动的复发,因此该降压方案选择合理。

【护胃治疗】

患者自入院起开始使用兰索拉唑胶囊(15 mg b.i.d. p.o.)的护胃治疗方案,兰索拉唑属于质子泵抑制剂,可阻断胃酸分泌的最后步骤,使得胃液中的胃酸含量明显减少,从而减少了胃酸的反流。

临床药师观点:在射频消融围手术期,心房食管瘘是一个严重的并发症,消融操作中的射频能量可直接损伤食管,消融过程中对食管周围迷走神经对损伤可导致胃食管反流,反流的胃酸进一步损伤了食管黏膜,因此使用兰索拉唑可减少胃酸反流,在一定程度上预防了心房食管瘘的发生,同时也在围手术期保护了消化道,预防出现消化道的应激性溃疡。该患者在射频消融围手术期使用兰索拉唑胶囊抑酸,可预防手术过程中对食管产生的损伤,用药合理。

(三)药学监护要点

(1)服用抗凝药物期间注意有无皮肤紫癜、牙龈出血、胃肠道出血等事件的发生。

(2)服用普罗帕酮期间注意监测血压和心率,警惕心动过缓、心脏停搏及传导阻滞的发生。

（3）疗效监护：注意观察并记录有无心悸、头晕、胸闷等不适主诉，监测患者的心率、血压等相关体征，定期复查24小时动态心电图和超声心动图。

第三节 案例评述

一、临床药学监护要点

（一）控制心室率

心房扑动、心房颤动发作时心室率过快，可引起明显的心悸、头晕等症状，并可加剧心功能的恶化，因此控制心室率是心房扑动、心房颤动治疗的重要策略，可改善生活质量，减少致残率，降低诱发心动过速性心肌病的风险。常用的控制心室率药物包括β受体阻滞剂、非二氢吡啶类钙离子拮抗剂、洋地黄类及某些抗心律失常药物，如胺碘酮、索他洛尔。

1. 药物和给药方式的选择　选择控制心室率的药物需考虑心房颤动症状的严重程度、血流动力学状态、是否伴有心力衰竭和有潜在的诱因而进行综合判断。在用药前需了解患者合并症情况，避免药物不良反应，如心力衰竭失代偿、加重阻塞性肺气肿、伴预激综合征患者房室传导加速等。β受体阻滞剂是最广泛应用的心室率控制药物，非二氢吡啶类钙离子拮抗剂、洋地黄类、胺碘酮次之。临床如需紧急控制心房颤动快心室率，可考虑静脉用药，但是对于未充分抗凝或持续时间不确定的心房颤动患者，需要警惕出现血栓栓塞的风险。血流动力学稳定的快心室率患者，可选择口服药物。

2. 疗效和不良反应监护

（1）心室率控制目标：① 对于活动时症状加剧者，应根据活动时心房颤动的心室率控制情况来调整药物剂量,使心室率维持在生理范围。② 对于症状性心房颤动患者,心室率宜控制在静息心率 < 80次/分。③ 对于无症状的心房颤动,且左心室收缩功能正常的患者,心室率控制范围更宽松,静息心室率 < 110次/分即可。

（2）不良反应监护:① 洋地黄类药物仍作为一种心力衰竭伴心房颤动患者的治疗药物选择,其不良反应包括房室传导阻滞、室性心律失常,少数情况下可加重窦房结功能不良。老年人、肾功能不良患者在联用胺碘酮、普罗帕酮、非二氢吡啶类钙离子拮抗剂等情况下可抑制药物排泄,需调整剂量,并定期监测血药浓度。② β 受体阻滞剂类药物需缓慢逐渐加大剂量,以避免引起显著心动过缓。③ 维拉帕米、地尔硫䓬具有负性肌力作用,不用于左心室收缩功能不良及失代偿性心力衰竭,此外,该类药物不用于伴预激综合征的心房颤动患者,因其可能缩短旁路不应期诱发快心室率反应,导致低血压甚至心房颤动。

（二）转复和维持窦性心律

心房收缩及房室收缩同步性的丧失是心房扑动、心房颤动患者产生症状的主要原因之一,窦性心律是人类的正常心律,采取节律控制可在一定程度上改善患者的心功能状态、提高生活质量、减少血栓栓塞的发生。目前,转复窦律需要建立在适当抗凝和心室率控制的基础上,复律的方式包括药物复律、电复律和射频消融手术。

1. 药物复律 ① 无器质性心脏病或心功能不全时,可选用普罗帕酮(1.5 ～ 2.0 mg/kg)转复窦律,临床上可先使用普罗帕酮 70 mg,缓慢静脉注射(5 ～ 10 min),如无效,10 ～ 20 min后可再追加 35 ～ 70 mg,注意监测心功能。② 无论有无器质性心脏病及心功能不全,均可用胺碘酮复律,按 5 mg/kg 静脉滴注(30 ～ 60 min)或300 mg缓慢静脉注射(10 ～ 15 min),后续按

50 mg/h 或 1 mg/min 维持静脉滴注。或口服胺碘酮 t.i.d.，每次 200 mg，7～10 d 后改为 b.i.d.，每次 200 mg，持续服用 7 d，以后 q.d.，每次 200 mg，长期口服。③抗心律失常药物用于复律的有效率较低且不良事件多，包括尖端扭转型室速、心动过缓、血压降低及出现心房扑动伴快速心室率等，不能降低甚至可能增加病死率，因此目前药物复律已逐渐被取代，主要通过射频消融手术进行复律。

2. **药物维持窦性心律** 射频消融手术后，术后心房扑动、心房颤动复发的机制可能与术前有所不同，术后 1～3 个月内应用抗心律失常药物(如胺碘酮和普罗帕酮)可帮助稳定心电活动、维持窦性心律，从而降低房性心律失常的早期复发，但对远期复发可能无效。用药期间需注意监测血压和心率，服用胺碘酮期间需警惕 Q-T 间期的延长、心动过缓、甲状腺功能异常等不良反应的发生，服用普罗帕酮期间警惕心动过缓、心脏停搏及传导阻滞的发生。此外，胺碘酮可增强华法林的抗凝作用，出血风险增加，两药合用时，尽可能减少胺碘酮的维持剂量，并定期监测 INR，必要时调整药物剂量。

(三) 预防血栓栓塞

1. **抗凝治疗指征的审核** 心房颤动患者应定期评估其血栓栓塞风险，现主要应用 CHA_2DS_2-VASc 评分(心力衰竭，高血压，糖尿病，年龄 65～74 岁，心、血管疾病及女性各计 1 分，年龄 ≥75 岁、脑卒中/一过性脑缺血发作/血栓栓塞史各计 2 分)。CHA_2DS_2-VASc 评分 ≥2 者需服抗凝药物，可选择华法林或达比加群；评分为 1 分者，口服抗凝药物或阿司匹林或不进行抗栓治疗均可；评分 0 分者不需抗栓治疗。

2. **出血风险评估** 在抗凝治疗开始前应对心房颤动患者抗凝出血的风险进行评估，HAS-BLED 评分(高血压，肾或肝功能异常，脑卒中史，出血，INR 波动大，年龄 ≥65 岁，合并用药或酗酒，各计 1 分) ≤2 分为出血低风险者，评分 ≥3 分时出血风险增高。

对于HAS-BLED评分≥3的患者,应注意筛查并纠正增加出血风险的可逆因素,并在开始抗凝治疗之后加强监测。若服用华法林,应尽量保证INR在有效治疗窗内的稳定性。

3. 手术复律前后的抗凝治疗

(1) 当心房颤动持续时间<48 h,或血栓风险低,手术复律前不需抗凝。

(2) 当心房颤动持续时间不明或≥48 h,临床抗凝方案: ① 华法林抗凝治疗使INR达标(2.0～3.0)3周,术前5 d停用华法林,当INR<2.0时(通常为术前2 d),开始全剂量普通肝素或低分子量肝素治疗。术前持续静脉内应用普通肝素,至术前6 h停药,或皮下注射普通肝素或低分子量肝素,术前24 h停用。复律后肝素和华法林合用,直到INR≥2.0停用肝素,继续应用华法林。② 连续服用NOAC达3周后,术前24 h停药,可直接行手术复律,术后拔除鞘管并止血后直接开始应用NOAC。③ 行经食管超声心动图检查,如无心房血栓,静脉注射肝素后可进行复律。复律后肝素和华法林合用,直到INR≥2.0停用肝素,继续应用华法林,或手术后直接开始应用NOAC。

(3) 消融术后抗凝方案:因术后早期是血栓形成的高危期,应在术后当天或第2天继续应用口服抗凝药物治疗至少2个月。在心房颤动转复为窦性心律后几周,患者仍然有发生全身性血栓栓塞的可能,因复律后短时间内心房的收缩功能恢复不完全,转复后一般采用3个月的术后抗凝方案。此后是否还需继续长期抗凝治疗,取决于患者的血栓栓塞风险、出血风险及患者意愿等具体情况而定。

(4) 疗效和不良反应监护:服用抗凝药物期间注意有无皮肤紫癜、牙龈出血、胃肠道出血等事件的发生。注意观察并有无脑卒中和体循环栓塞的相关症状并定期复查。

(四) 护胃、降压等辅助治疗

在心房颤动消融术后常规应用PPIs或 H_2 受体阻滞剂 1～4

周可能对预防消融术后的左心房食管瘘并发症有益,并可缓解消融操作对食管黏膜的损伤。高血压是发生脑卒中和出血事件的危险因素,有效控制血压可能对心律失常患者的长期预后有益。

二、常见用药错误归纳与要点

(一)抗凝治疗不规范

对卒中低风险,没有抗凝治疗指征(CHA$_2$DS$_2$-VASc评分 < 2分)的患者应用抗凝药物。

(二)低分子量肝素和口服抗凝药物桥接

桥接治疗时,未根据INR值是否达标停用低分子量肝素。

第四节　规范化药学监护路径

心房颤动的诊断和治疗并不复杂,药物治疗主要分为控制心室率、转复窦律和抗凝治疗三个主要部分,但由于患者的生理、疾病状态存在个体差异,因而不同的患者在进行药物治疗的过程中所产生的疗效和不良反应均存在较大的差异。故而,为了使心房颤动患者的药物治疗实现效益-风险比的优化和确保患者用药的安全性,临床药师需根据规范化的药学监护路径对患者进行个体化的药学监护工作。

现参照心房颤动介入治疗的临床治疗路径,建立心房颤动导管消融的药学监护路径,从而便于临床药师对心房颤动和射频消融围手术期患者提供安全、有效的药学服务(表4-1)。

表4-1　心房颤动介入治疗药学监护路径

适用对象:第一诊断必须符合心房颤动(ICD-10: I48)经导管行心内电生理检查及消融治疗(ICD-9-CM-3: 37.34/37.26)

患者姓名:＿＿＿＿　　性别:＿＿＿＿　　年龄:＿＿＿＿

门诊号:＿＿＿＿　　住院号:＿＿＿＿

住院日期:＿＿＿年＿＿＿月＿＿＿日

出院日期:＿＿＿年＿＿＿月＿＿＿日

标准住院日: 5 ～ 7 d

时　间	住院第1～2天	住院第2～3天（手术日）	住院第4～5天
主要诊疗工作	□ 药学问诊(附录1) □ 药学评估(附录2)、危险分层 □ 用药重整 □ 药历书写(附录3) □ 制订监护计划	□ 术后药学查房 □ 术后抗凝治疗分析 □ 术后抗心律失常治疗调整	□ 药学查房 □ 完成药历书写 □ 出院用药教育
重点监护内容	□ 一般患者信息 □ 抗凝治疗评估 □ 抗心律失常治疗评估 □ 药物相互作用 □ 药物治疗相关问题	病情观察 □ 参加医疗查房和药学查房，注意病情变化 □ 检查患者围手术期抗凝治疗情况 □ 药师记录 监测指标 □ 症状 □ 手术伤口观察 □ 体温、血压、心率、心电图变化 □ 并发症：如心包填塞、血管并发症等	出院教育 □ 正确用药 □ 患者自我管理 □ 定期门诊随访 □ 监测出凝血功能、肝肾功能、心率、心电图
病情变异记录	□ 无　□ 有,原因： 1. 2.	□ 无　□ 有,原因： 1. 2.	□ 无　□ 有,原因： 1. 2.
药师签名			

李晓烨

第五章

高血压

第一节 疾病基础知识

【病因和发病机制】

高血压（hypertension）是以体循环血压升高（收缩压 ≥ 140 mmHg，舒张压 ≥ 90 mmHg）为主要特征，可伴有心、脑、肾等器官的功能或器质性损害的临床综合征，分为原发性高血压和继发性高血压。高血压是最常见的心血管疾病之一，患病率在20%左右，在我国，高血压病的知晓率、治疗率和控制率均很低。

1. 病因 高血压病因尚不明确，有遗传易感性，目前认为是遗传和环境因素长期相互作用的结果。

2. 发病机制 多种因素都可引起高血压。主要机制包括交感神经系统活性亢进、肾性水钠潴留、肾素-血管紧张素-醛固酮系统（RAAS）激活、细胞膜离子转运异常、胰岛素抵抗。

【诊断要点】

1. 临床表现

（1）确定血压水平：采用收缩压和舒张压两个指标，即"收缩压 ≥ 140 mmHg 和（或）舒张压 ≥ 90 mmHg"，被国际上公认为高血压的诊断标准。

（2）判断有无继发性高血压的原因：继发性高血压的原因主要包括肾脏疾病（如肾实质性病变、肾血管疾病）、内分泌疾病（如皮质醇增多症、嗜铬细胞瘤、原发性醛固酮增多症）、中枢神经系统疾病（脑肿瘤、颅内压增高）、血管病（主动脉缩窄）等。

（3）寻找高血压以外的其他危险因素，是否合并重要靶器官损害，做出高血压危险分层以指导诊治方案。

2. 实验室检查及其他辅助检查

（1）实验室检查：尿常规、肾功能、电解质、血脂、血生化等。主要用于诊断及判断有无重要靶器官损伤和为干预不良因素提供方向。

（2）其他辅助检查：X线、MRI、心电图、超声心动图、血管超声检查等，肾和肾上腺超声、睡眠呼吸监测、动脉造影等检查。

【治疗】

原发性高血压目前尚难以根治，对大多数患者的治疗是在改善生活方式的基础上控制血压在目标范围，并减少血压波动，保护靶器官。

1. 治疗原则

（1）治则达标：一般患者血压降到140/90 mmHg以下，合并肾病、糖尿病等降到130/80 mmHg以下，老年人适当放宽至150/90 mmHg。

（2）平稳降压：控制血压平稳下降，尽可能减小血压波动。因此降压应首选长效降压药。

（3）个体化用药：应根据每个人的身体状况和病情评估，个体化有选择使用降压药。

2. 治疗方法　选择长效药和兼具靶器官保护作用的药物，如ACEI、ARB、β受体阻滞剂等大部分品种属于长效药，并有心、脑、肾等重要器官保护作用。能帮助平稳控制血压，也有更好的使用依从性。联合用药：早期高血压一般单药可控制，大部分患者需2～3种降压药联合使用，起到增加疗效，减少副作用。

第二节 经典案例

案例一

（一）案例回顾

【主诉】

发现血压升高20余年，3个月前行走不稳。

【现病史】

患者，男，71岁，20年前发现血压升高，最高200/120 mmHg，曾用培哚普利片8 mg q.d.、可乐定片75 μg t.i.d.、酒石酸美托洛尔片23.75 mg q.d.口服10年，血压控制欠佳。3个月前无明显诱因出现行走不稳，无头晕、头痛，无视物旋转，无恶心、呕吐，至医院查BP 220/100 mmHg，予对症降压治疗，患者血压仍在180/80 mmHg，头颅MRI示右侧桥小脑区亚急性脑梗死，予降压、改善脑循环等治疗，患者血压无明显下降，遂以"高血压"收入心内科后，予硝酸异山梨酯静脉滴注控制血压，后调整降压方案为硝苯地平控释片30 mg b.i.d.、奥美沙坦酯20 mg b.i.d.、可乐定片150 μg t.i.d.、盐酸阿罗洛尔10 mg q.d.、特拉唑嗪片2 mg q.n.、氢氯噻嗪片12.5 mg q.d.控制血压，自诉血压控制在150～160/70～80 mmHg。出院后，患者因夜尿增多自行停用氢氯噻嗪片。近2日，患者自测血压波动于195/100 mmHg，无头晕、头痛，无视物旋转，无恶心、呕吐等不适。

【既往史】

糖尿病病史10年，平时口服格列美脲片4 mg q.d.、二甲双胍片 0.85 g b.i.d. 治疗,空腹血糖控制在 7～8 mmol/L,餐后血糖 8～9 mmol/L。高血脂 10 年,口服瑞舒伐他汀治疗。2015 年因前列腺增生行手术治疗。

【社会史、家族史、过敏史】

否认冠心病病史,否认结核、肝炎等传染病史,否认外伤史,否认输血史,否认食物及药物过敏史,预防接种史不详。

【体格检查】

T 36.5℃,P 80 次/分,R 20 次/分,BP 150/78 mmHg。

患者一般情况良好,步入病房。神志清晰,检查合作,自主体位。心前区无局部隆起,心浊音界无扩大,HR 80 次/分,律齐,未闻及额外心音,各瓣膜听诊区未闻及杂音及心包摩擦音。其他体检无明显异常。

【实验室检查及其他辅助检查】

1. 实验室检查

(1) 血常规: WBC 8.5×10^9/L, NEUT% 74.1%, Hb 141 g/L, MCV 85.5 fL, PLT 251×10^9/L。

(2) 尿常规: SG 1.020, 尿潜血(+++), U–BiL(-), U–Pro (++), 尿 pH 5.00, 尿量 2.0 L/24 h, 尿总蛋白定量 358 mg/L, 24 h 尿蛋白定量 716 mg/24 h。

(3) 生化检查, 肾功能: TBIL 18.1 μmol/L, ALB 39 g/L, ALT 40 U/L, AST 21 U/L, Cr 66 μmol/L; 电解质: K^+ 3.190 mmol/L, Na^+ 139 mmol/L, Cl^- 103 mmol/L, Ca^{2+} 1.99 mmol/L; 血脂: TC 2.73 mmol/L, TG 2.10 mmol/L, HDL–C 0.97 mmol/L, LDL–C 0.85 mmol/L; 凝血功能: PT 11.4 s, APTT 29.6 s, TT 19.1 s, FIB 2.36 g/L, D–dimer 210 μg/L; 酶类检查: CK 118 U/L, CK–MM 103 U/L, CK–MB 15 U/L。

2. 其他辅助检查

(1) 超声心动图: 左室肥厚, 左房增大, 二尖瓣退行性变伴轻度关闭不全, 主动脉瓣退行性变, 中度肺动脉高压, 左室舒张功能减退。

（2）心电图：窦性心律，一度房室传导阻滞，ST-T改变。

（3）头颅MRI：右侧桥小脑臂急性脑梗死，脑多发腔隙性缺血、梗死灶，老年脑。

【诊断】

（1）高血压待查。

（2）高血压性心脏病。

（3）心功能不全，NYHA Ⅱ级。

（4）脑梗死后遗症。

（5）2型糖尿病。

（6）低钾血症。

（7）蛋白尿。

（8）高脂血症。

【用药记录】

1. 降压　硝苯地平控释片30 mg p.o. b.i.d.（d1-16）；奥美沙坦酯片20 mg p.o. b.i.d.（d1-5）；可乐定片150 μg p.o. t.i.d.（d1-16）；盐酸阿罗洛尔片10 mg p.o. b.i.d.（d1-16）；氢氯噻嗪片12.5 mg p.o. q.d.（d1-6）；特拉唑嗪片2 mg p.o. q.n.（d7-16）。

2. 调脂　阿托伐他汀片20 mg p.o. q.d.（d1-16）。

3. 抗栓　阿司匹林肠溶片100 mg p.o. q.d.（d1-16）。

4. 降糖　二甲双胍片0.85 g p.o. b.i.d.（d1-16）；格列美脲片4 mg p.o. q.d.（d1-16）。

5. 补钾　氯化钾缓释片0.5 g p.o. t.i.d.（d3-16）。

6. 活血化瘀　丹参多酚酸盐100 mg +0.9%氯化钠注射液250 mL i.v.qtt q.d.（d1-16）。

【药师记录】

入院第2天：T 36.6 ℃，P 70次/分，R 18次/分，血压最高可达200/100 mmHg，予以口含硝苯地平控释片10 mg后血压降至150/90 mmHg。患者一般情况尚可，无特殊不适主诉。查体：双下肢轻度水肿。化验全血结果：HbAlc 6.1%，ALT 29 U/L，AST

19 U/L，K$^+$ 3.25 mmol/L，PT 14.8 s，INR 1.17，APTT 38.4 s，TT 16.7 s，FIB 3.03 g/L，D-dimer 360 μg/L。临时用药：硝苯地平控释片 10 mg p.o.。

入院第3天：T 36.3℃，P 74次/分，R 18次/分，BP（150～160）/（100～110）mmHg。患者一般情况尚可，昨日血压最高可达170/90 mmHg，超声（腹部）检查结果示双肾声像图未见明显异常、双侧肾上腺区声像图未见明显异常占位。化验尿结果：尿量1.2 L/24 h；尿总蛋白定量405 mg/L；24 h尿蛋白定量486 mg/24 h；尿微量白蛋白142 mg/L，尿潜血（+++），U-BiL阴性，U-Pro（++），尿红细胞计数119.8/μL。药物调整：患者血钾低，予以氯化钾缓释片0.5 g p.o. t.i.d.，定期复查血钾。

入院第5天：患者血压较高，血压达（190～200）/（100～110）mmHg，无头晕头痛、胸闷胸痛、恶心呕吐等不适，临时给予硝酸异山梨酯针静脉微泵降血压后，血压控制在（160～170）/（90～100）mmHg。查体情况同前，无新发阳性体征。加用雅静胶囊（厄贝沙坦75 mg+氢氯噻嗪12.5 mg+知母百合粉）1粒 p.o. b.i.d.。

入院第7天：T 36.4℃，P 72次/分，R 19次/分，BP 162/86 mmHg。患者一般情况尚可，血压偶有升高，最高可达200/100 mmHg。无头晕头痛、胸闷胸痛、恶心呕吐等不适。加用螺内酯片40 mg p.o. b.i.d.，特拉唑嗪片2 mg p.o. q.n.。

入院第9天：患者一般情况尚可，血压偶有升高，最高可达190/80 mmHg，无不适，化验血清（2017年9月14日）结果：Cr 179 μmol/L；K$^+$ 3.39 mmol/L。临时用药：硝苯地平控释片10 mg p.o.，11：30使用。

入院第12天：患者一般情况尚可，CT（腹部）结果：① 右肾上腺外侧支小结节，考虑腺瘤可能，建议MRI检查。② 左肾下极小囊肿。③ 脂肪肝。

入院第14天：诉近日睡眠佳，睡前BP 150/70 mmHg，化验血清结果示ALT 32 U/L，AST 14 U/L，GLU 9.2 mmol/L，BUN

7.4 mmol/L,UA 356 μmol/L,Cr 75 μmol/L,K$^+$ 4.28 mmol/L。

入院第16天：睡眠佳，睡前血压160/70 mmHg，化验血清结果示 K$^+$ 4.32 mmol/L，其他未见明显异常。患者血压较为平稳，家属要求明日出院，医生嘱其就诊于泌尿外科门诊，定期随访右侧肾上腺结节情况。现患者一般状况可，各项生命体征较平稳，予以出院。

出院带药：硝苯地平控释片30 mg p.o. b.i.d.；可乐定片150 μg p.o. t.i.d.；盐酸阿罗洛尔片10 mg p.o. q.d.；特拉唑嗪片 2 mg p.o. q.n.；螺内酯片 40 mg p.o. b.i.d.；阿托伐他汀钙片10 mg p.o. q.d.；阿司匹林肠溶片100 mg p.o. q.d.；二甲双胍片0.85 g p.o. b.i.d.；格列美脲片4 mg p.o. q.d.。

（二）案例解析

【降压治疗】

难治性高血压是高血压治疗中的一个难点。其定义是在改善生活方式的基础上，应用了合理可耐受的足量 ≥3 种降压药物（包括利尿剂）治疗 > 1 个月血压仍未达标，或服用 ≥4 种降压药物血压才能有效控制。影响血压难以达标的因素较多，包括患者的不良生活方式、患者的依从性差、药物治疗的不足或不规范及继发性高血压等多方面。难治性高血压中常见的继发性高血压的种类主要有睡眠呼吸暂停综合征、原发性醛固酮增多症、肾实质性高血压、肾血管性高血压、嗜铬细胞瘤，也需要警惕精神心理因素所导致的难以控制的高血压。

临床药师观点：降压药物选用的原则包括停用干扰血压的药物，正确地使用利尿剂，同时注意合理地联合用药（包括单片固定复方制剂），以达到最大降压效果和最小不良反应。在药物治疗中应尽量应用长效制剂，以有效控制夜间血压、晨峰血压及清晨高血压，提供24 h的持续降压效果；另外，必须遵循个体化原则，根据患者具体情况和耐受性，选择适合患者的降压药物。本案例中，患者需要联合3种以上不同降压机制的药物，应选择长效或固定复方制剂以减少给药次数和片数。酌情将全天用药1次或分成早、晚服用，以控制全天血压。难治性高血压最关键在于合理应用抗血压药物，首先抗高血压药的联合治疗是血压达标的关键，但是个体化给药是难治性高血压的难点，其次利尿药物在难治性高血压的治疗中占重要地位，但是也需要根据患者的情况个体化给药，再者非一线降压药物在难治性高血压中的合理使用往往能有助于患者血压的稳定和达标。该患者在使用临床常用降压药物血压仍旧控制不佳的情况下使用了特拉唑嗪这一非一线降压药物，α受体阻滞剂通过α受体的阻滞作用可以抑制末梢血管收缩，使外周血管阻力下降，具有适当扩张末梢血管（包括冠状动脉）的作用，与阿罗洛尔合用可以加强阿罗洛尔的降压作用，加强血压的控制。同时根据患者的血钾水平，及时停用氢氯噻嗪，换用螺内酯控制血压。该患者合并有糖尿病，有研究提示α、β受体阻滞剂能够降低新发糖尿病的相对风险，有研究指出阿罗洛尔除了降压外还有改善胰岛素敏感性的趋势，对于该患者而言，阿罗洛尔的使用兼顾了血压、血糖，对患者起到更好的药物疗效。该患者在一线降压药物控制血压不佳的情况下使用了非一线的降压药物，并及时根据患者的个体情况调整剂量，做到了个体化给药，严格按照难治性高血压治疗策略调控患者血压，最终将血压控制在正常范围内。

【降糖治疗】

患者患有2型糖尿病，一直口服二甲双胍片+格列美脲片控制血糖。此次入院糖化血红蛋白为6.1%。说明患者在过去3个月的血糖控制良好，入院后维持原来药物的使用方法和剂量。

临床药师观点：各大指南中将二甲双胍作为2型糖尿病治疗指南的首选药物，其作为2型糖尿病的一线全程用药，具有安全性好、费用低、不良反应少等优势，而2型糖尿病的联合治疗方案也是推荐二甲双胍基础上的联合用药。患者目前使用的是常用的二甲双胍+磺脲类药物。有证据显示与单药治疗相比，在降低糖化血红蛋白方面,联合用药有明显的优势。

【补钾治疗】

血钾水平低下原因有很多,如摄入过少、失钾过多、肾性失钾、细胞内外分布异常。其处理原则除适当补钾外,尚需积极查找低钾原因并及时纠正。

临床药师观点:该患者使用氢氯噻嗪(12.5 mg b.i.d.)期间,出现低血钾,首先,针对患者低钾的情况给予氯化钾补钾。其次,停用氢氯噻嗪,调整为螺内酯、特拉唑嗪。

(三)药学监护要点

(1)健康生活方式宣教:出院后应坚持低盐低脂饮食,注意休息,避免劳累、饱食、受凉。保持大便通畅,保持心态平和,避免情绪波动。定期自我监测血压、心率水平等。

(2)血压的监测:患者为难治性高血压,血压的监测对于药物的使用和调整至关重要,该患者使用硝苯地平、可乐定、盐酸阿罗洛尔、特拉唑嗪、螺内酯联合降压治疗,除了保持血压稳定,还需提醒患者警惕低血压的发生。

(3)血钾的监测:血钾水平正常对于该患者的血压控制非常重要,因此应随访血电解质,及时调整氯化钾的用量。

(4)降压药物的副作用:除了需要警惕低血压外,不同降压药也需要关注一些常见不良反应。硝苯地平有心悸、窦性心动过速、个别有舌根麻木、口干、发汗、头痛、恶心、食欲缺乏等情况;可乐定最常见的是口干、瞌睡、头晕、便秘和镇静,还需要提醒患者用药期间禁止饮酒;阿罗洛尔除了常见的不良反应外还禁用于严重心动过缓,Ⅱ度以上房室传导阻滞,窦房传导阻滞,充血性心力衰竭,心源性休克,支气管哮喘及糖尿病性酮症酸中毒者;特拉唑嗪可能出现无力、体位性低血压、头晕、瞌睡、鼻充血/鼻炎和阳痿。患者若出现以上的现象及时和医生、药师联系,在医生、药师的共同指导下调整药物。

(5)服用阿托伐他汀片初期需定期监测肝功能与血清磷酸

肌酸激酶(CPK)水平,若转氨酶持续升高超过正常上限3倍,或CPK升高超过正常上限5倍或出现肌痛等症状时,应减量或终止治疗。

(6) 阿司匹林肠溶片终身服用,每天1次,每次1片,宜在早餐前空腹服用,必须整片吞服,不可碾碎或嚼烂,否则破坏药物的持续作用,并刺激胃黏膜。服药期间需特别注意有没有不明原因的鼻出血、皮下出血、牙龈出血和黑便等情况出现,如果有,及时与医生联系。

(7) 降糖药物继续维持既往使用方法,告知患者继续保持良好的用药依从性,及时监测血糖,同时防止低血糖的发生。

案例二

(一)案例回顾

【主诉】

发现血压升高3年余,反复头晕2年。

【现病史】

患者,男,85岁,4年前体检发现血压为160/70 mmHg,无头晕,胸闷,无恶心、呕吐,无心前区不适,无视物模糊等不适,予珍菊降压片治疗,血压控制在120/60 mmHg,后自行将降压药改为氯沙坦钾25 mg/d。2015年3月、4月两次无明显诱因出现头晕、呕吐伴大汗,测血压(180～190)/80 mmHg,至医院行头颅CT示腔隙性脑梗死,予活血化瘀等对症处理,并将氯沙坦钾片调整为50 mg/d,加用左旋氨氯地平片2.5 mg/d,血压控制尚可。5个月前再次出现头晕、呕吐伴大汗症状,医院查头颅MRI提示双侧半卵圆区腔隙灶、老年脑,予抗血小板聚集、稳定斑块、降压、抑制心肌重构、改善微循环、营养神经等治疗,好转后出院。半月前无明显诱因出现头晕,无恶心、呕吐,无黑矇、意识障碍,无心绞痛、放射痛等症状,到医院就诊,测血压194/90 mmHg,头颅CT示双侧基底节区腔隙性脑梗死,现为进一步诊治入院。患者自患病以来,精神状态良好,体重无明显变化,饮食正常,大、小便正常,睡眠无异常。

【既往史】

6年前曾行胆囊切除术,10余年前行前列腺微创手术。

【社会史、家族史、过敏史】

已婚已育,育有3女,配偶已去世。父亲因高血压去世,否认其他家族遗传病史。

【体格检查】

T 36.3℃,P 72次/分,R 18次/分,BP 156/78 mmHg。神志清晰,检查合作,自主体位。无贫血貌。呼吸平稳。心前区无局部隆起,心尖搏动正常,心界无扩大,HR 72次/分,律齐,未闻及额外心音,各瓣膜听诊区未闻及杂音及心包摩擦音。其他体检无异常。

【实验室检查及其他辅助检查】

1. 实验室检查

(1) 血常规:WBC 5.5×10^9/L,EOS 0.26×10^9/L,NEUT 3.22×10^9/L,LYM 1.60×10^9/L,Hb 129 g/L,HCT 40.80%,MCV 91.9 fL,PLT 140×10^9/L,CRP 7.15 mg/L。

(2) 生化:BNP 497 pg/mL,Cr 97 μmol/L,TBIL 12.4 μmol/L,DBIL 3.0 μmol/L,IBIL 9.4 μmol/L,TP 61 g/L,ALB 33 g/L,GLO 28 g/L,A/G 1.18,ALT 12 U/L,AST 19 U/L,GLU 5.3 mmol/L,BUN 5.5 mmol/L,UA 418 μmol/L,Cr 97 μmol/L,K^+ 3.90 mmol/L,Na^+ 146 mmol/L,Cl^- 110 mmol/L,Ca^{2+} 2.22 mmol/L。

(3) 血脂检查:TC 2.22 mmol/L,TG 1.14 mmol/L,HDL-C 0.76 mmol/L,LDL-C 1.19 mmol/L。

(4) 尿检查:SG 1.020,尿潜血(+++),U-BiL 阴性,U-Pro(++),尿pH 5.00,尿量 2.0 L/24 h,尿总蛋白定量 358 mg/L,24 h尿蛋白定量 716 mg/24 h。

(5) 凝血常规:PT 14.8 s,INR1.17,APTT 38.4 s,TT 16.7 s,FIB 3.03 g/L,D-dimer 360 μg/L。

(6) 酶类检测:CK 118 U/L,CK-MM 103 U/L,CK-MB 15 U/L。

2. 其他辅助检查

（1）彩超（血管）：双侧颈动脉硬化伴右侧斑块形成，双侧椎动脉阻力指数增高。

（2）入院心电图：窦性心律、Ⅰ度房室传导阻滞、T波改变。

【诊断】

（1）高血压3级（很高危）。

（2）腔隙性脑梗死。

（3）颈动脉粥样硬化。

（4）蛋白尿。

【用药记录】

1. 降压　硝苯地平控释片30 mg p.o. q.d.（d1–8）；氯沙坦钾片100 mg p.o. q.d.（d1–8）。

2. 抗栓　阿司匹林肠溶片100 mg p.o. q.d.（d1–8）。

3. 调脂　阿托伐他汀钙片20 mg p.o. q.d.（d1–8）。

4. 改善头晕　天麻素注射液0.6 g+0.9%氯化钠注射液250 mL iv.gtt q.d.（d1–8）。

【药师记录】

入院第2天：T 36.6℃，P 70次/分，R 18次/分。患者一般情况尚可，精神可、睡眠可、饮食可，大小便正常，无特殊不适主诉。查体：双下肢轻度水肿。尿潜血（+++），U–BiL阴性，U–Pro（++），红细胞信息混合型；尿红细胞计数 119.8/μL，PT 14.8 s，INR 1.17，APTT 38.4 s，TT 16.7 s，FIB 3.03 g/L，D–dimer 360 μg/L。调整降压用药为硝苯地平控释片30 mg p.o. q.d.、氯沙坦钾片100 mg p.o. q.d.，监测动态血压。

入院第4天：T 36.3℃，P 74次/分，R 18次/分。患者一般情况尚可，无特殊不适主诉。查体双下肢轻度水肿。患者今日略有咳嗽，加用药物：复方甘草口服液 10 mL p.o. t.i.d.。

入院第6天：患者病情平稳，一般情况尚可，患者昨晚出现头晕，当时血压166/89 mmHg，余无明显不适，生命体征平稳，神志清楚,精神可、睡眠可、饮食可,大小便正常,查体情况同前。

入院第8天:患者病情平稳。24 h动态血压:24 h平均血压135/59 mmHg,日平均血压139/67 mmHg,夜平均血压123/57 mmHg,昼夜节律收缩压非杓型舒张压杓型。患者拒绝进一步检查,病情平稳,予以出院。

出院带药:硝苯地平控释片30 mg p.o. q.d.;氯沙坦钾片100 mg p.o. q.d.;阿司匹林肠溶片100 mg p.o. q.d.;阿托伐他汀钙片20 mg p.o. q.n.。

(二)案例解析

【降压治疗】

高血压患者的主要治疗目标是最大限度地降低心血管并发症的发生与死亡的总体危险,需要治疗所有可逆性心血管危险因素、亚临床靶器官损害及各种并存的临床疾病。降压目标在患者能耐受的情况下,逐步降压达标。65岁及以上老年人的SBP应控制在150 mmHg以下,如能耐受还可进一步降低。伴有肾脏疾病、糖尿病和稳定性冠心病的高血压患者治疗宜个体化。一般可以将血压降至130/80 mmHg以下,脑卒中后的高血压患者一般血压目标为 < 140/90 mmHg。对急性期的冠心病或脑卒中患者,应按照相应指南进行血压管理。

临床药师观点:降压药物治疗的主要目的是通过降低血压,有效预防或延迟脑卒中、心肌梗死、心力衰竭、肾功能不全等并发症发生;有效控制高血压的疾病进程,预防高血压急症、亚急症等重症高血压发生。高危、很高危或3级高血压患者,应立即开始降压药物治疗。2级以上高血压患者为达到目标血压常需联合治疗。患者在2015年使用了氯沙坦钾50 mg和左旋氨氯地平2.5 mg联合降压,期间血压平稳。本次入院出现了血压异常波动的情况,降压方案调整为氯沙坦钾联合硝苯地平缓释片。该患者曾用氯沙坦钾片50 mg和左旋氨氯地平片2.5 mg联合降压,血压控制平稳,更好的选择可能是保留该方案。就调整后的方案来说,硝苯地平控释片作为抗高血压治疗药物已用于临床多年,其卓越的降压疗效、广泛的联合降压潜能、优越的心脑血管保护作用使其在当今的抗高血压治疗、降低心脑血管疾病发病率及死亡率方面占有重要地位。此药物可与其他4类药联合应用,尤其适用于老年高血压、单纯收缩期高血压,伴稳定性心绞痛、冠状动脉或颈动脉粥样硬化及周围血管病患者。常见不良反应包括反射性交感神经激活导致的心跳加快及面部潮红、脚踝部水肿、牙龈增生等。该药没有绝对禁忌证,但心动过速与心力衰竭患者应慎用。

【咳嗽对症治疗】

患者在入院后第4天出现咳嗽,无其他明显不适,评估为普通感冒引起的咳嗽,医生在此情况下给患者增加了复方甘草口服液对症治疗。

临床药师观点:瑞典哥德堡萨霍琳斯加大学附属医院的Helga Sigurjonsdottir医生有研究显示每天食用小量甘草可引起血压增高。也有很多研究表明甘草有一定的升血压作用。因此该患者最好能够避免使用含有甘草的药物,尤其是长时间使用,以防由于甘草等原因增加血压的控制难度。该患者因高血压入院,在出现咳嗽后应该尽早使用对血压影响小的止咳药,尽量避免使用含有甘草的止咳药。

【抗栓治疗】

患者有腔隙性脑梗死病史,长期规律使用抗血小板药物能够预防血栓的形成,减少患者脑梗再次复发的风险。

临床药师观点:阿司匹林通过抑制血小板环氧化酶使 TXA_2 合成减少,达到抑制血小板聚集的作用。大量循证医学、循证药学证据支持腔隙性脑梗死患者二级预防使用阿司匹林,药师主要是评估及监护患者长期使用阿司匹林的耐受性,重点患者应该保持适当的随访。

【改善头晕治疗】

患者入院期间出现头晕的现象,天麻素可恢复大脑皮质兴奋与抑制过程间的平衡失调,产生镇静、安眠和镇痛等中枢抑制作用。

临床药师观点:天麻素注射液是一种单体制剂,为天麻的有效成分,在进入人体后被分解为天麻苷元,可以有效地通过血脑屏障,并发挥临床治疗效果。天麻苷能够与安定药物受体相结合,并抑制神经冲动的传导,尤其抑制冲动向前庭外侧多突触神经元传导,并可以阻断脑干网状结构的上行启动,发挥其临床有效的治疗效果。通过天麻素注射液的治疗,可以起到镇静、镇痛、抗癫痫等作用。天麻素能够提高外周血管的顺应性,并起到较好的抗血管作用,有效地降低外周阻力和中央阻力,并增加椎基底动脉的血供,提高脑部血流量,进而促进血液流动。天麻素注射液有可能出现口鼻干燥、头昏、胃不适等症状,但不致影响患者用药,也无须特殊处理。

(三)药学监护要点

(1)血压的监测:告知患者需要及时监测血压,将血压控制在目标范围内,如果血压出现异常波动需要及时就医。注意合并用药对血压的影响,尽量避免长期使用甘草口服液等对血压有潜在不良影响的药物。

(2)药物依从性监护:高血压是长期慢性疾病,大多数患者需要终身使用药物,避免随意停用药物或者更换药物的种类。患者腔隙性脑梗死史,加上高龄等危险因素,抗血小板药物需要长期规律使用,并密切监测出血等不良反应。

(3)健康生活方式宣教:出院后应永久戒烟,坚持低盐低脂饮食,注意休息,避免劳累、饱食、受凉。保持大便通畅,保持心态平和,避免情绪波动。饮食应避免含甘草、酒精类食物,以防对血压造成不良影响。

(4)他汀类药物:服用他汀类药物期间,如出现肌肉疼痛、触痛或无力,特别是伴有周身不适或发热时,应立即告知医师和药师。留意患者出现的提示有肝脏损害的症状或体征。告知患者尽可能固定在晚上睡觉前服用药物,以达到较好的药物疗效。

(5)抗血小板药物宣教:阿司匹林肠溶片(拜阿司匹林)如能耐受需终身服用,每天1次,每次1片,宜在早餐前空腹服用,必须整片吞服,不可碾碎或嚼烂,否则破坏药物的持续作用,并刺激胃黏膜。服药期间需特别注意有没有不明原因的鼻出血、皮下出血、牙龈出血和黑便等情况出现,如有及时与医生联系。

(6)常见药物的不良反应:硝苯地平控释片常见不良反应包括反射性交感神经激活导致的心跳加快、面部潮红、脚踝部水肿、牙龈增生等。氯沙坦钾常见的不良反应包括咳嗽、味觉障碍、荨麻疹、瘙痒、红皮病、光敏感性等,如出现,建议及时就医,在医生和药师的指导下用药。

案例三

(一)案例回顾

【主诉】

反复头胀痛20年,反复胸痛18年,气短伴左下肢水肿1周。

【现病史】

患者,男,82岁,20年前因情绪变化和劳累后出现头胀、头晕不适,发现血压升高,最高达180/100 mmHg,服用氯沙坦钾片控制血压在135/80 mmHg左右,头胀、头晕症状偶有发生。18年前因心前区疼痛行冠状动脉造影示右冠状动脉近端全闭、钝缘支近端狭窄90%,行钝缘支PTCA术。13年前因胸闷再次入院,冠状动脉造影术发现左冠、LAD近中段长病变,中段次全闭,钝缘支原支架内狭99%,右冠近端全闭。予前降支中段、近中段植入药物支架两枚,前降支近端置入普通支架。10年前行冠状动脉旁路移植术,术后出现活动后气短,爬2层楼梯即可诱发,多于感冒、咳嗽后出现,予以利尿、控制血压、抑制心肌重构等治疗后好转。1周前出现夜间呼吸困难,不能平卧,症状发作时伴全身冷汗,同时出现双下肢水肿。吸烟35年,3包/天,已戒烟25年;交际性饮酒数十年,已戒10余年。

【既往史】

糖尿病史1年余,予以门冬胰岛素30注射液控制血糖,自述血糖控制较平稳。

【社会史、家族史、过敏史】

已婚。配偶肾衰竭,接受透析治疗。育有四女,父母均患有心脏疾病。

【体格检查】

T 36.3℃,P 63次/分,R 19次/分,BP 140/70 mmHg。

神清,检查合作,自主体位。无贫血貌。呼吸平稳。心前区无局部隆起,心尖搏动位于左侧第5肋间锁骨中线外0.5 cm,搏动范围6 cm,无抬举样搏动,心界向左扩大,HR 63次/分,心房颤动律,$P_2 > A_2$,未闻及额外心音,各瓣膜听诊区未闻及杂音及心包摩擦音。余体检无异常。

【实验室检查及其他辅助检查】

1. 实验室检查

(1)血常规:WBC 7.8 × 10^9/L,NEUT 5.48 × 10^9/L,LYM 1.61 × 10^9/L,Hb 141 g/L,PLT 105 × 10^9/L,CRP 0.52 mg/L。

(2)生化检查:TBIL 13 μmol/L,DBIL 6 μmol/L,TP 69 g/L,ALB 43 g/L,ALT 11 U/L,AST 16 U/L,GLU 3.7 mmol/L,BUN 10.0 mmol/L,UA 502 μmol/L,Cr 181 μmol/L,K^+ 4.24 mmol/L,Na^+ 145 mmol/L,Cl^- 105 mmol/L,Ca^{2+} 2.43 mmol/L。

(3)凝血功能:PT 13.6 s,APTT 32.8 s,TT 17.8 s,FIB 3.02 g/L,INR 1.06,D-dimer 730 μg/L。

(4)血脂:TC 2.35 mmol/L,TG 0.92 mmol/L,HDL-C 0.75 mmol/L,LDL-C 1.42 mmol/L。

(5)尿常规:尿pH 5.00,其他指标正常。

2. 其他辅助检查 心电图示心房颤动,完全性右束支传导阻滞,ST-T段改变,Ⅱ、Ⅲ、aVF出现Q波改变。

【诊断】

(1) 高血压病3级(很高危)。

(2) 冠心病(陈旧性下壁心肌梗死,PCI术后,冠状动脉搭桥术后)。

(3) 心房颤动。

(4) 慢性心力衰竭,NYHA Ⅲ级。

(5) 2型糖尿病。

【用药记录】

1. 降血压　氯沙坦钾片50 mg p.o. q.d.(d1–8)。

2. 抗血小板　阿司匹林肠溶片100 mg p.o. q.d.(d1–8)。

3. 调脂稳斑　辛伐他汀片40 mg p.o. q.n.(d1–8)。

4. 改善心肌耗氧、改善心肌供血和心肌重塑　琥珀酸美托洛尔缓释片47.5 mg p.o. q.d.(d1–8)。

5. 利尿　呋塞米片20 mg p.o. q.d.(d1–d8);螺内酯片20 mg p.o. q.d.(d1–8)。

6. 扩血管　单硝酸异山梨酯缓释片40 mg p.o. q.d.(d1–8)。

7. 控制室率　地高辛片0.125 mg p.o. q.d.(d1–8)。

8. 降糖　门冬胰岛素30注射液20 U i.h.早餐前,18 U i.h.晚餐前(d1–8)。

9. 抗氧化应激、改善微循环　注射用硫辛酸0.6 g +0.9%氯化钠注射液250 mL iv.gtt q.d.;前列地尔注射液20 μg+0.9%氯化钠注射液100 mL iv.gtt q.d.(d1–8)。

【药师记录】

入院第1天:患者自述便秘,给予乳果糖口服溶液通便治疗。乳果糖能够刺激结肠蠕动,保持大便通畅,缓解便秘,同时恢复结肠的生理节律。

入院第2天:患者昨日血液检查显示HbA1c 8.0%,而空腹血糖仅仅为3.7 mmol/L,表明患者过去3个月血糖控制不佳。在下午1:00临时加用常规人胰岛素注射液。

入院第5天：B超提示双肾囊肿，生化检查示 UA 502 μmol/L，加用碳酸氢钠片 1 g p.o. t.i.d. 碱化尿液。优化心肌能量代谢：增加曲美他嗪片每日口服 3 次，每次 20 mg。

入院第8天：今日患者病情无明显异常，BP 140/90 mmHg，患者自觉症状好转，要求出院。

出院带药：氯沙坦钾片 25 mg p.o. q.d.；琥珀酸美托洛尔缓释片 47.5 mg p.o. q.d.；阿司匹林肠溶片 100 mg p.o. q.d.；辛伐他汀片 40 mg p.o. q.n.；呋塞米片 20 mg p.o. q.d.；螺内酯片 20 mg p.o. q.d.；单硝酸异山梨酯缓释片 40 mg p.o. q.d.；地高辛片 0.125 mg p.o. q.d.；盐酸曲美他嗪片 20 mg p.o. t.i.d.；碳酸氢钠片 1 g p.o. t.i.d.；门冬胰岛素 30 注射液 20 U i.h. b.i.d.。

（二）案例解析

【降压治疗】

高血压是冠心病和心力衰竭的主要危险因素，大约 2/3 的心力衰竭患者有原发性高血压史。在患者未发生心力衰竭之前，控制高血压等危险因素，可有效减少冠心病和心力衰竭的发生。如合并心力衰竭时应优选 ACEI/ARB 和 β 受体阻滞剂控制血压，而应避免使用具有心脏抑制作用的非二氢吡啶类 CCB，或具有钠潴留作用的强效血管扩张药（如 α 受体阻滞剂）。患者高血压 3 级（很高危）合并糖尿病，其降压目标是 < 130/80 mmHg，老年糖尿病患者降压目标可适当放宽至 < 140/90 mmHg，也是首先考虑使用 ACEI 或 ARB。

临床药师观点：患者高血压 3 级（很高危）合并有冠心病、慢性心力衰竭，加上高龄、糖尿病等危险因素，血压的控制要求更严。因此该患者推荐更加长效、稳定的降压药物联合降压。针对慢性心力衰竭的药物治疗主要包括利尿剂、ACEI/ARB、醛固酮受体拮抗剂、β 受体阻滞剂等。患者平时使用氯沙坦钾片，虽然对于合并心力衰竭的患者来说，ACEI 类药物是首选，但是患者平时使用氯沙坦钾，血压控制也是相对平稳的,因此给患者选择能兼顾控制血压和改善心功能的药物氯沙坦钾片、美托洛尔缓释片、呋塞米片联合降压,药物方案选择合理,需要密切监测患者的血压,及时根据患者的血压及其他体征、症状调整患者药物剂量。

【降糖治疗】

患者自述糖尿病史1年余,在入院前长期使用的胰岛素为预混门冬胰岛素注射液(诺和锐30),血糖控制良好。在住院期间,医生继续维持原先的降糖方案。但是患者入院后血糖偏低为3.7 mmol/L,而HbAlc 8.0%又偏高,说明患者的血糖控制欠佳。

临床药师观点:继续让患者保持原有的用药,应该加强监测患者血糖情况。临床药师配合做好个体化的用药宣教,告知患者需要根据自己的血糖水平在医生和药师的建议下调整胰岛素的剂量。患者已有低血糖的血液检查报告,需要提醒患者使用胰岛素期间规律用餐,警惕低血糖的风险。

【降尿酸治疗】

患者本次入院的主要矛盾是高血压控制不佳、冠心病合并心力衰竭未得到控制,患者入院后的尿酸增高可能与利尿剂有关,可以使用碳酸氢钠片对症治疗。

临床药师观点:患者入院后第5天发现尿酸增高的现象,考虑患者高龄,又长期使用多种降压药物,可使肾血流量减少,尿酸排泄减少;阿司匹林对尿酸代谢具有双重作用,大剂量阿司匹林(> 3 克/日)可明显抑制肾小管对尿酸的重吸收作用,使尿酸排泄增多;中等剂量阿司匹林(1 ~ 2 g/d)则以抑制肾小管排泄尿酸为主;虽然小剂量阿司匹林(< 0.5 g/d)对尿酸作用的研究不多,但有临床发现75 ~ 325 mg/d用量的阿司匹林就能损害老年人肾功能和尿酸清除能力;利尿剂,如呋塞米可降低肾脏排尿酸能力,引起尿酸升高。这些药物对患者的基础疾病治疗又起到关键作用,因此并没必要因尿酸略微升高而停药或者换药。

（三）药学监护要点

（1）监测体温、血压、心率、血常规、肝肾功能、电解质、心肌标志物等。提醒患者按照医生和药师的指导按时按量使用药物，胰岛素类药物的保存和使用的注意事项，口服药物的使用时间。

（2）血压：氯沙坦钾片、单硝酸异山梨酯片、琥珀酸美托洛尔缓释片均有降压作用，应规律监测血压，当收缩压 < 90 mmHg 时，及时减量或调整降压方案。

（3）肝功能、CK：患者长期服用他汀类药物，注意对肝酶的影响，如若转氨酶超过正常值上限的3倍，需及时向医生反映，及时停药；他汀类药物常见不良反应还包括肌痛、关节痛；不常见肌病，罕见肌炎、横纹肌溶解症。

（4）患者肌酐清除率为25.18 mL/min，严重肾功能不全的患者（肌酐清除率 < 30 mL/min）应慎用辛伐他汀，需在严密监测下使用，一旦肾功能恶化，应酌情停药或减量，避免浓度升高对肝脏、骨骼肌造成损害。患者在使用螺内酯时也应谨慎，因为该药具有较弱的利尿作用，可导致血容量降低，进一步导致肾功能异常。

（5）血糖：患者有糖尿病史，使用 β 受体阻滞剂应注意其对血糖的影响，其有可能掩盖低血糖反应，应严密监测血糖，将糖化血红蛋白控制在7.0%以下。

（6）心率：患者同时应用地高辛片和琥珀酸美托洛尔缓释片控制心率，应注意监测心室率，使静息状态时心率 < 110次/分即可，同时也应注意在心室率低于55次/分时或停用地高辛同时，考虑减量琥珀酸美托洛尔缓释片。

（7）胃肠道反应：阿司匹林、辛伐他汀等会引起腹泻、腹痛、便秘、胃痛、胃胀等肠胃道功能紊乱，用药过程中注意监护，如有发生，及时处理。

（8）凝血功能：患者服用阿司匹林，应观察是否有血便、皮下瘀斑、牙龈出血等出血情况，如有发生，及时处理。

（9）血钾：氯沙坦、呋塞米、螺内酯都可引起电解质/体液平衡失调。故需密切监测血钾。当血钾高于5.5 mmol/L查找原因或暂停用RAAS阻断剂。

（10）患者入院评估心功能Ⅲ级，经利尿等治疗有改善，仍需警惕前列地尔注射剂说明书明确提示严重心力衰竭（心功能不全）患者禁用，建议谨慎选择其他改善微循环药物。

案例四

（一）案例回顾

【主诉】

发现血压升高3年，加重3个月。

【现病史】

患者，男，29岁，BMI为22 kg/m^2，于2年前体检时发现血压升高（约140/90 mmHg），未予重视。无头晕、黑矇、无眩晕，无夜尿增多、泡沫尿、无头痛心悸、出汗，无面色潮红。后间断测血压小于140/90 mmHg，3个月前测血压较之前明显升高，平均170/110 mmHg，最高200/144 mmHg，无上述不适。于半个月前至当地医院住院治疗，查血Cr 156.7 mmol/L，U-Pro 85 mg/L，尿IgG 14.0 mg/L，尿 α$_1$-微球蛋白25.0 mg/L，U-Pro（+），肾上腺CT提示左侧肾上腺结合部结节状增粗，双侧颈动脉超声未见明显异常。至我院门诊就诊，查U-Pro（+），予口服左旋氨氯地平片2.5 mg p.o. q.d.、坎地沙坦片8 mg p.o. q.d.控制血压。

患者自患病来精神状态良好，体重无明显变化，饮食正常，大小便正常，睡眠无异常。

【既往史】

患者发现TG升高半个月，最高8.62 mmol/L，未予治疗。发现尿酸升高半月，最高544 μmol/L，否认糖尿病病史、否认结核、肝炎等传染病史，否认外伤史，否认手术史，否认输血史，否认食物及药物过敏史。

【社会史、家族史、过敏史】

母亲、舅舅有高血压病史。

【体格检查】

T 36.7,P 89次/分,R 19次/分,BP 157/110 mmHg。

神清,检查合作,自主体位。双肺呼吸音清,未闻及干、湿啰音,心尖搏动位于锁骨中线内侧0.5 cm,心前区无局部隆起,HR 89次/分,心律齐,未闻及杂音。余体检无异常。

【实验室检查及其他辅助检查】

1. 实验室检查

(1)血常规:WBC 5.6×10^9/L,NEUT%53.4%,RBC 4.94×10^{12}/L,Hb 134 g/L,PLT 240×10^9/L。

(2)生化检查:cTnT 0.01 ng/mL,CK-MB 46 U/L,NT-proBNP 26.5 pg/mL,AST 36 U/L,ALT 20 U/L,BUN 836 mmol/L,UA 572 μmol/L,Cr 151 μmol/L,TC 6.09 mmol/L,TG 7.04 mmol/L,HDL-C 0.84 mmol/L,铁蛋白 599.50 μg/L,电解质、凝血功能未见异常。

2. 其他辅助检查

(1)腹部超声:双肾实质回声增强、脂肪肝、胆囊息肉。

(2)超声心动图:左室肥厚。

(3)心电图:窦性心律不齐。

【诊断】

1. 高血压3级(很高危)。

2. 高血压性心脏病。

3. 慢性肾脏疾病(CKD-3a期)。

4. 高脂血症。

5. 高尿酸血症。

【用药记录】

1. 降压 左旋氨氯地平片5 mg p.o. q.d.,坎地沙坦酯片8 mg p.o. q.d.(d1~7)。

2. 调节血脂　非诺贝特片200 mg p.o. q.n.（d1–7）。

3. 碱化尿液　碳酸氢钠片1 g p.o. t.i.d.（d1–7）。

4. 改善微循环　前列地尔注射液10 μg +0.9%氯化钠注射液250 mL iv.gtt q.d.（d1–7）。

【药师记录】

入院第2天：静息下无不适主诉，T 36.3℃，BP 160/100 mmHg，HR 68次/分，可闻及期前收缩，双肺呼吸音清，双下肢不肿。化验结果示 TBIL 20.3 μmol/L；Cr 151 μmol/L；K^+ 3.96 mmol/L；Na^+ 144 mmol/L；TC 6.09 mmol/L；TG 7.04 mmol/L；HDL–C 0.84 mmol/L；尿总蛋白定量120 mg/L；尿微量白蛋白32 mg/L。继续原方案治疗。

入院第3天：静息下无不适主诉，T 36.3℃，BP 150/100 mmHg，HR 72次/分，可闻及期前收缩，双肺呼吸音清，双下肢不肿。因血压控制欠佳，予替米沙坦片替代坎地沙坦片。

入院第5天：患者病情平稳，T 36.5℃，P 78次/分，HR 68次/分，BP 140/78 mmHg，无胸闷、胸痛、乏力、冷汗等不适，神清，精神可，睡眠可，饮食可，大小便无异常。建议患者行肾脏穿刺，明确肾损、高血压病因。

入院第7天：今日患者病情无明显异常，BP 140/100 mmHg。检查报告显示 BUN 9.6 mmol/L，UA 324 μmol/L，Cr 137 μmol/L，其他检查未见明显异常。建议患者行肾脏穿刺活检明确诊断，患者及家属考虑后拒绝肾脏穿刺检查，要求出院。

出院带药：替米沙坦片80 mg p.o. q.d.；左旋氨氯地平片5 mg p.o. q.d.；非诺贝特片200 mg p.o. q.n.；碳酸氢钠片1 g p.o. t.i.d.。

（二）案例解析

【降压治疗】

患者，男，29岁，具有高血压家族史，高血压病因不明，考虑到患者非常年轻，且血脂、肾功能异常，血压的控制需要更加严格、持续。肾素–血管紧张素–醛固酮系统（RAAS）阻滞剂或钙离子通道阻滞剂是该患者首选治疗。医生处方坎地沙坦联合氨氯地平作为初始治疗方案,在血压控制不佳的情况下换用了另一种ARB替米沙坦。

临床药师观点:该患者选择氨氯地平片、坎地沙坦片作为降压的初始治疗方案,是在充分考虑患者的疾病基础情况下选择的一线药物方案。氨氯地平为CCB,与受体结合和解离速度较慢,药物作用维持时间长,可更持久地控制血压。此外,本品可能激活LDL-C受体,减少脂肪在动脉壁累积及抑制胶原合成,因而具有抗动脉硬化作用。坎地沙坦、替米沙坦均为选择性ARB,通过与血管平滑肌AT$_1$受体结合而拮抗血管紧张素 Ⅱ 的血管收缩作用,从而降低末梢血管阻力。但替米沙坦起效较快,药效持续时间长。

【肾功能异常治疗】

高血压合并肾功能不全的原因往往很多,有可能是高血压性肾病、肾性高血压、同时并发高血压和肾病的可能。因此在原因未明的情况下,首先需要对疾病的发病原因进行诊断,其次需要对肾损情况进行评估和干预。

临床药师观点:本患者入院后尿酸、肌酐、尿素等水平均较参考值有所上升,使用碳酸氢钠后,三者均有所下降,且患者的血压维持在目标范围内,降压治疗药物兼有肾靶器官保护作用。说明肾功能异常的用药是合理有效的。在继续稳定控制血压在目标范围的基础上,后续仍需明确患者肾功能异常的原因,才能对因用药,做到从根本上控制肾脏疾病进展。

【调脂药物治疗】

高血压、血脂异常都是心血管病的重要危险因素,两者通过对血管内皮细胞的损害会大大增加心血管疾病的风险。该患者高血压合并高脂血症,除了治疗性的生活方式干预外,调脂药物尤其是他汀类药物的使用是很有必要的。

临床药师观点:该患者的调脂药未选用他汀类药物而是选择

了非诺贝特。非诺贝特是氯贝丁酸衍生物类血脂调节药,通过抑制VLDL-C和TG的生成并同时使其分解代谢增多,主要降低血TG,兼有一定降低血LDL-C、TC和增高HDL-C,以及降低血尿酸的作用。该患者TG异常升高,有急性胰腺炎的风险,应首先选用非诺贝特。

【饮食干预治疗】

高血压与生活方式息息相关。高钠低钾饮食、肥胖超重等均是高血压的重要易患因素。盐的摄入过多与高血压、心血管疾病的危害是直接相关的。WHO指出人体摄入盐量过多(每日超过10 g以上),对于高血压、心脏病、肾脏病及诱发脑出血等发生有直接关系。每日吃15 g盐的人群,高血压的发病率约为10%,而膳食钠盐摄入量平均每天增加2 g,SBP和DBP分别增高2.0 mmHg和1.2 mmHg。我国大部分居民有高盐饮食习惯,据调查,我国城乡居民平均每日每人盐摄入量为12 g,其中农村12.4 g,城市10.9 g。高脂饮食能增加患者的血脂水平,在很大程度上增加血压、血脂调节的难度,因此限制脂质类食物的摄入也是非常必要的。

临床药师观点:高钠饮食能引起水钠潴留,使血容量增加,从而使血压升高;细胞内外钠离子水平增加可导致细胞水肿,血管平滑肌细胞肿胀,血管腔狭窄;血管壁细胞肿胀还使血管壁对升压物质如内皮素、血管紧张素Ⅱ、儿茶酚胺类缩血管因子等的敏感性增高,同时交感神经末梢释放去甲肾上腺素增加,另外还能增加血管壁上的血管紧张素受体密度,导致血管过度收缩,外周血管阻力增加,血压升高。因此,钠盐的控制对控制血压具有重大积极影响。肥胖、高脂饮食患者的血液总容量容易增高,致心排血量增多,从而使血压升高。脂肪在体内大量沉积,扩大了血管床,血液循环量相对增加,长期的心脏负担加重,左心室壁就会增厚,最终也可能导致血压升高。脂肪摄入过多一般容易伴发高胰岛素血症,使血液中的钠蓄积过多。此外,肾上腺皮质功能亢进,也会引起水钠潴留。药师在与患者沟通过程中发现患者饮食一直处于高盐、富脂状态，且对此做出更改的愿意也不强，因此药师对该患者除了药物宣教外，也应强化生活习惯教育。

（三）药学监护要点

（1）治疗性健康生活方式干预宣教：出院后应坚持低盐、低脂饮食，注意休息，避免劳累、饱食、受凉。保持大便通畅，保持心态平和，避免情绪波动。定期自我监测血压、心率。

（2）贝特类药物可引起与肌肉有关的不良反应，包括罕见的横纹肌溶解。这种情况常发生在低血浆白蛋白时。在任何患者中出现与肌肉有关的症状都应考虑，包括弥散性肌肉痛、肌肉触痛，以及肌源性CPK大量增加（超过正常浓度5倍以上），告知患者如有此种情况出现，应立即停止用药并就医。

（3）碳酸氢钠中和胃酸时所产生的二氧化碳可能引起嗳气，可以继发性增加胃酸分泌。因此注意胃肠道不适，及时复查尿酸水平。

（4）用药宣教：高血压是慢性病，需终身治疗，在生活习惯调整的基础上主要以药物控制为主。坚持长期规律使用降压药物，血压调整控制在目标范围内，是保护靶器官进一步受损害最有效的方法，因此患者需要按照医生和药师的建议长期坚持使用降压药物，定期监测血压控制情况，控制不佳，应及时与医生和药师沟通联系。降压药如替米沙坦有腹泻和血管性水肿等不良反应，大多为轻微的和暂时的，一般不需停止治疗，患者可以继续使用药物。氨氯地平常见头痛、水肿、疲劳、失眠、恶心、腹痛、面红、心悸和头晕；少见瘙痒、皮疹、呼吸困难、无力、肌肉痉挛和消化不良。

案例五

（一）案例回顾

【主诉】

胸闷10年加重10 d。

【现病史】

患者,女,44岁,于10余年前无明显诱因出现胸闷,位于心前区,反复发作,与活动、进食无关,休息后可缓解,未予重视。10 d前胸闷症状加重,伴胸痛、头昏、黑矇,胸痛为心前区刺痛,每次发作持续时间2～3 min,含服麝香保心丸后可缓解,心电图示T波改变(具体不详),颈动脉彩超结果示右侧颈总动脉粥样斑块形成,为进一步诊治收入院。自患病以来,精神可,体重无明显变化,纳可,二便正常。

【既往史】

高血压病史5年,最高血压180/130 mmHg,服用"氯沙坦钾"血压控制尚可。否认糖尿病史。10年前因反复头痛于外院查头颅CT结果示腔隙性脑梗死。6年前因"反复蛋白尿待查"行经皮肾穿刺活检术,病理结果示"系膜增殖性肾炎伴硬化",规律服用"复方α酮酸片""肾衰宁"。21余年前曾患"甲肝",已治愈。否认结核病史,否认外伤史,否认手术史,否认输血史,否认食物及药物过敏史,预防接种史不详。

【社会史、家族史、过敏史】

否认家族遗传病史,食物、药物过敏史。

【体格检查】

T 36.3℃,P 66次/分,R 20次/分,BP 146/82 mmHg。

神清,精神稍萎,双肺叩诊清音,听诊呼吸音清。心前区无局部隆起,心尖搏动位于左侧第5肋间锁骨中线内0.5 cm,搏动正常,心界无扩大,HR 80次/分,律齐,$P_2 < A_2$,未闻及额外心音,各瓣膜听诊区未闻及杂音及心包摩擦音。

【实验室检查及其他辅助检查】

1. 实验室检查

(1)血常规: WBC 5.5×10^9/L,NEUT% 71.5%,RBC 3.41×10^{12}/L,Hb 105 g/L,PLT 116×10^9/L。

(2)生化检查: cTnT 0.05 ng/mL,NT-proBNP 131 pg/mL,

AST 26 U/L，ALT 20 U/L，Cr 89 μmol/L，D-dimer 2 860 μg/L，FDP 8.0 mg/L，BUN 7.1 mmol/L，电解质、凝血功能未见异常。

（3）尿常规：U-Pro（++），亚硝酸盐（+），尿总蛋白定量 593 mg/L，24 h尿蛋白定量 1 186 mg/24 h。

2. 其他辅助检查

（1）外院超声心动图：心脏各房室大小正常；二尖瓣、三尖瓣少量反流；主动脉瓣少量反流；左室肌顺应性下降；左室收缩功能正常；室间隔稍厚。

（2）外院心电图：窦性心律，T波改变（$V_3 \sim V_6$）。

（3）外院血管彩超：左侧颈总动脉粥样斑块形成，双侧股总动脉、股浅动脉、股深动脉、双侧腘动脉粥样斑块形成。

【诊断】

（1）胸闷痛待查，冠心病可能。

（2）高血压3级（很高危）。

（3）高血压性心脏病（心功能Ⅰ级）。

（4）慢性肾炎综合征（CKD-3期），系膜增殖性肾炎伴硬化。

（5）多发性腔隙性脑梗死。

（6）外周动脉粥样硬化。

【用药记录】

1. 降压　奥美沙坦酯片20 mg p.o. q.d.（d1-7）。

2. 抗栓　阿司匹林肠溶片100 mg p.o. q.d.（d1-7）；硫酸氢氯吡格雷片75 mg p.o. q.d.（d1-7）。

3. 调脂　阿托伐他汀钙片20 mg p.o. q.d.（d1-7）。

4. 活血化瘀　注射用丹参多酚酸盐200 mg+0.9%氯化钠注射液250 mL iv.gtt q.d.（d1-7）。

【药师记录】

入院第3天：静息下无不适主诉，凝血功能示D-dimer（EDTA法）2 500 μg/L；FDP 8.0 mg/L；肾功能：Cr 117 μmol/L；余未见明显异常。加用药物复方 α 酮酸片4片 p.o. t.i.d.。

入院第5天：行冠状动脉造影术。冠状动脉造影所见LM（-）；LAD：近段局限性狭窄60%，中段可见心肌桥，收缩期压缩30%，TIMI 3级；LCX：未见明显狭窄，TIMI 3级；RCA：近中段狭窄60%，TIMI 3级。术中患者未诉特殊不适，术中生命体征：BP 150/85 mmHg，P 76次/分。结论：冠状动脉双支病变，LAD中段心肌桥。术后对患者进行抗栓、扩张血管、调脂、营养心肌、改善微循环等治疗。

入院第6天：患者术后第1天，一般状态良好，现诉右侧桡动脉穿刺伤口处稍有疼痛，无头晕、头痛，无恶心、呕吐，无咳嗽、咳痰，无呼吸困难，四肢感觉运动无异常。查体：生命体征平稳，心肺听诊未及异常，腹平软，无压痛，肠鸣音正常；右侧桡动脉穿刺伤口处无红肿、明显渗血渗液。继续目前抗血小板聚集、稳定斑块、控制血压等综合治疗，注意观察患者生命体征，预防伤口感染。

入院第7天：患者术后第2天，一般情况尚可，无头晕、黑矇发作，无胸闷、胸痛等不适主诉，精神可，睡眠可，饮食可，大小便无异常。查体：生命体征平稳，右侧桡动脉穿刺处加压器已拆除，局部伤口无渗血渗液，余查体情况同前。患者症状较前明显改善，准予出院。

出院带药：阿司匹林肠溶片100 mg p.o. q.d.；阿托伐他汀钙片20 mg p.o. q.d.；奥美沙坦酯片20 mg p.o. q.d.。

（二）案例解析

【降压治疗】

患者，女，44岁。诊断为高血压3级（很高危），高血压性心脏病。入院查体：BP 146/82 mmHg，最高血压180/130 mmHg。而ACEI、ARB是目前最常用的高血压一线治疗药物，降压之外，还具有抑制心室重构，保护脑、肾脏和血管等重要脏器甚至改善糖代谢的作用。长期服用能更好地控制血压。

临床药师观点：该患者在治疗过程中应严密监测血压。一般在应用奥美沙坦酯药物之前应该先评估患者的肾功能及血钾情况。患者平素使用氯沙坦钾片控制血压，但是本次入院血压监测显示效果不佳换用奥美沙坦酯片是必要和合理的，药师在监测药物不良反应的同时也更应加强对患者进行自我血压监测的宣教。该患者有慢性肾炎综合征（CKD-3期）、系膜增殖性肾炎伴硬化。所以在用ARB时应定期检测肝肾功能，肌酸激酶。因ARB扩张肾小球出球小动脉作用大于扩张入球小动脉，存在使肾小球滤过压下降，从而使肾功能减退、GFR下降、血肌酐和血钾水平升高的风险。因此，对慢性肾脏病4期或5期患者，ARB初始剂量减半并严密监测血钾、血Cr水平及GFR的变化。血Cr水平$\geqslant 3$ mg/dL者，慎用ARB。

【抗血小板治疗】

动脉发生粥样硬化引起血管腔狭窄或阻塞，造成心、脑缺血、缺氧甚至坏死。抗血小板治疗已成为动脉粥样硬化性疾病的常规治疗。

临床药师观点：患者曾有腔隙性脑梗死的影像学证据，后有多次腔隙性脑梗死发作的主诉；加上冠心病诊断明确。2018美国心脏协会（AHA）等指南均推荐，如无用药禁忌证均应长期服用阿司匹林（100 mg/d）。告知患者可能发生不良反应的表现同时教会患者自我监测，如胃痛、黑便、牙龈出血、身体瘀斑等，如有上述现象出现则及时就医。

【肾病治疗】

合并肾功能不全的患者在治疗冠心病、高血压的过程中要注意肾功能不全对心功能、高血压疾病治疗药物选择的影响，也需要关注心肾综合征。患者肾功能不全严重影响了患者的药物代谢，因此在药物选择的时候应兼顾患者的肾功能和心功能。患者24 h蛋白定量和尿总蛋白定量均大幅上升，选择复方α-酮酸片治疗。

临床药师观点：患者有慢性肾炎综合征（CKD-3期）和系膜增殖性肾炎伴硬化。给予复方α-酮酸片（开同）进行治疗。它可配合低蛋白饮食，预防和治疗因慢性肾功能不全而造成蛋白质代谢失调引起的损害。该药物应该在用餐时服用，并整片吞服，使其充分吸收并转化为相应的氨基酸。此外，还应定期监测血钙水平，若出现高钙血症，建议减少维生素D的摄入量。如高钙血症持续发生，将本品减量并减少其他含钙物质的摄入。

（三）药学监护要点

（1）为了预防再次形成血栓事件，阿司匹林肠溶片需终身服用，每日1次，每次100 mg，最好在空腹时服用。长期服用的过程中，应时常关注有无胃肠道及其他部位出血倾向，尤其要控制好血压。

（2）奥美沙坦酯片在降压的同时还能保护心血管、肾脏等器官及改善糖代谢的作用。每日1次，每次20 mg。建议早上起床后空腹服用，要预防出现低血压等不良反应。

（3）阿托伐他汀钙片有调脂、延缓斑块进展，使斑块稳定和抗炎等作用。每日1次，每次20 mg，每天相对固定时间服用，服用的过程中要注意有无不明原因的肌肉酸痛、全身乏力或恶心呕吐的情况。

（4）要求患者出院后坚持服用药物，不能随意停药，在家应每日监测血压、心率，3周后门诊复诊，如有不适及时就诊。

第三节 案例评述

一、临床药学监护要点

(一) 降压药物的治疗

对高血压病治疗的药物方案选择应综合病情和各降压药物特点把握其适应证和禁忌证,使用过程中注意加强疗效和不良反应监护。

1. 适应证与禁忌证的审核　发病初期的高血压治疗为祛除不良生活习惯,尚未出现靶器官损伤时,让患者改变不良的生活习惯,同时监测血压动态的情况。当治疗性生活方式干预不成功或一旦确诊高血压病的患者,就应在医生的处方指导下用药控制,依从性好的绝大多数患者能够达到满意的治疗效果。

用药的禁忌证:合并有支气管哮喘、抑郁症、糖尿病的患者,不宜选用 β 受体阻滞剂;痛风患者不宜选用噻嗪类利尿剂;合并有心脏起搏传导障碍者不宜使用 β 受体阻滞剂和非二氢吡啶类的CCB。妊娠期高血压有很多用药可能危害到母婴安全,轻中度的妊娠期高血压可以使用二氢吡啶类的CCB;重度的妊娠期高血压应使用镁制剂或硝酸甘油控制血压,必要时终止妊娠。

2. 药物的选择　高血压用药的基本原则首先是使患者的血压达标;同时还要考虑纠正危险因素、减少靶器官损害、逆转已有的形态和功能异常。目前治疗高血压的主要药物有五大类,分别是 ACEI、ARB、β 受体阻滞剂、CCB 和利尿剂。还有 α_1 受体阻滞剂、中枢交感神经抑制剂如可乐定等，因为副作用较多已经较少单独使用。各种降压药物药效学和药动学特点各有不同，更应根据患者的病理生理情况选择药物种类和品种。对老年单纯收缩期高血压宜选长效的二氢吡啶类的 CCB 和（或）利尿剂；对合并有糖尿病、轻中度肾功能损害和蛋白尿的患者宜选用 ACEI 或 ARB；对合并有心力衰竭的患者宜选用 ACEI、ARB、β 受体阻滞剂和利尿剂；对合并有冠心病的患者宜选用 ACEI、ARB 和 β 受体阻滞剂。

具体某个患者选用何种降压药物，应由医生因人而异，强调个体化治疗方案。

3. 剂量和给药途径的确定　目前降压药物一般使用相应药物的标准剂量，有特殊情况者如症状性低血压或难治性高血压、不能耐受的药物不良反应等不应随意更改药物方案。

4. 给药注意事项　在用药前认真阅读药品说明书，了解常见不良反应，如刺激性干咳、心律失常、电解质紊乱、脚踝水肿、直立性低血压、药源性低血压等。另外建议定期监测血压水平，测量时间相对固定，以晨起、午后、睡前测量为好。

（二）调脂药物（他汀类）的治疗

1. 他汀类药物的作用　包括改善内皮功能、抗血栓形成、抑制炎性反应、可能存在的降压作用等。因此他汀类药物的使用不仅可以通过本身的调脂、抗炎等药理作用对高血压的治疗起到辅助作用，也可以通过抑制局部的炎症反应等方法来进一步干扰由高血压导致的动脉粥样硬化等。

2. 剂量和给药途径的确定　目前他汀类药物一般使用相应药物的标准剂量，口服给药，多为 1 天 1 次，建议晚上睡前服用。

3. 给药注意事项　他汀类的药物与环孢素、红霉素、克拉霉素等药物合用时，会增加导致肌病（包括横纹肌溶解症）的危险性，如有合并使用相关药物时可能需要调整药物的剂量或加强不良反应的监测。所有他汀类药物均为妊娠 X 级用药,禁用于孕妇。他汀类药物多经肝脏代谢,肾脏或粪便排泄,肝肾功能不全患者使用时需要引起注意。

(三)抗栓治疗

高血压是导致动脉粥样硬化的重要危险因素之一,也是诱发动脉粥样硬化斑块破裂事件的因素之一。一旦动脉粥样硬化斑块发生破裂,就会在损伤的基础上形成血栓。动脉粥样血栓形成会导致一系列致死和致残的心脑血管事件的发生,因此抗栓治疗也是高血压一级预防和二级预防中重要的一环。

常用的抗栓药物主要包括两部分:抗血小板药物和抗凝药物。抗血小板药物有阿司匹林、氯吡格雷、替格瑞洛、西洛他唑、双嘧达莫等。抗凝药物主要包含华法林、达比加群、利伐沙班等。在没有禁忌证的患者中首选药物是阿司匹林,所有患者均应尽早使用。如出现不能耐受阿司匹林的情况,可以考虑使用氯吡格雷或替格瑞洛等。

(四)中药治疗

中药作为中国传统的瑰宝,在高血压治疗过程中也有很重要的地位。用于高血压患者住院治疗的中药主要有葛根素注射液、黄芪注射液、生脉注射液、灯盏细辛注射液、丹参注射液、丹参川芎嗪注射液、脉络宁注射液、银杏叶提取物注射液;还有一部分口服中成药如心脉通片、愈风宁心片等。中药的药理作用主要是辅助治疗,它们因有活血通络、改善微循环、减轻高血压的并发症等作用而常用于高血压的辅助治疗。

二、常见用药错误归纳与要点

(一)降压药物选用不适宜

高血压患者服什么药,怎么服,都要听从专业医生或药师的建议。但有不少患者自行到社会药店选购药物，或受周边病友的用药选择影响，容易贻误病情。

（二）配伍禁忌或相互作用未重视

容易致血压升高的药物：非麻醉性镇痛药（非甾体抗炎药，包括阿司匹林；选择性COX-2抑制剂）、兴奋剂（哌甲酯、右苯丙胺、苯丙胺、去氧麻黄碱等）、拟交感胺类药物［去充血剂、减肥药（盐酸西布曲明）、可卡因］、过量酒精、口服避孕药、糖皮质激素、环孢素、促红细胞生成素、天然甘草、中药成分（麻黄）。这些药物和降压药合用，尤其是长期合用，应充分评估用药获益和风险。

（三）给药剂量、时间和方法不合适

人体血压一般呈规律性波动。降压药物的服用时间应结合药物代谢动力学特点，顺应人体血压变化节律选择服药时间。如相对固定在上午8:00前用温水送服药物，这样药物峰浓度就能和血压高峰期相遇，从而达到平稳降压的目的。

（四）生活方式不健康

高盐饮食、久坐不动、慢性疼痛、长久失眠、精神刺激、焦虑紧张、嗜烟、酗酒、服用某些药物等均能明显影响到血压的平稳有效控制。

（五）依从性问题

经常漏服药物：每天未按时服药，尤其是记忆力减退的老年人；擅自停药、换药，容易导致病情反复，甚至加重，影响患者的预后。

第四节　规范化药学监护路径

高血压的诊断治疗原则是尽早诊断，积极治疗。已有很多大规模的临床研究和针对性的指南及共识来规范高血压的治疗，为确保患者降压用药安全、有效、平稳，临床药师需按照个体化治疗和监护的原则，参照高血压临床路径中的临床治疗模式与程序，建立高血压治疗的药学监护路径和模式，开展规范有序的药学监护工作。

参照高血压临床路径中的临床治疗模式与程序，建立高血压治疗的药学监护路径（pharmaceutical care pathway, PCP）（表5-2）。意义在于规范临床药师对高血压患者开展有序的、适宜的临床药学服务工作，并以其为导向为高血压患者提供个体化的药学服务。

表5-2　高血压药学监护路径

适用对象：第一诊断为原发性高血压，高血压3级或须住院的高血压1～2级的患者。

患者姓名：_____　　性别：_____　　年龄：_____

门诊号：_____　　住院号：_____

住院日期：___年___月___日

出院日期：___年___月___日

标准住院日：7 d内

时　间	住院第1天	住院第2天	住院第3天	住院第4～6天	住院第7天（出院日）
主要诊疗工作	□ 药学问诊（附录1） □ 用药重整	□ 药学评估（附录2） □ 药历书写（附录3）	□ 降压方案分析 □ 完善药学评估 □ 制订或完善监护计划 □ 健康宣教	□ 医嘱审核 □ 疗效评价 □ 不良反应监测 □ 用药注意事项	□ 药学查房 □ 完成药历书写 □ 出院用药教育
重点监护内容	□ 一般患者信息收集 □ 既往病史评估 □ 用药医嘱审查 □ 药物适应证、禁忌证评估 □ 药物相互作用审查 □ 其他药物治疗相关问题	□ 病情评估 □ 降压方案评估 □ 用药依从性评估 □ 其他治疗方案评估 □ 药物不良反应监测 治疗风险和矛盾 □ 肝肾功能 □ 心功能 □ 中枢和外周神经功能 □ 重盐饮食 □ 呼吸睡眠暂停综合征 □ COPD □ 其他	降压方案 □ 单药方案（A、B、C、D，其他） □ 组合方案（A+B、A+C、A+D等） □ 复方方案 □ 非一线方案 □ 其他方案治疗 （A: ACEI/ARB，B: β 受体阻滞剂，C: 钙通道阻滞剂，D: 利尿剂，其他: 如醛固酮受体拮抗剂等） 其他治疗 □ 调脂治疗 □ 抗血小板治疗 □ 睡眠辅助用药 □ 抑酸等医嘱 □ 中成药治疗 □ 其他医嘱	病情观察 □ 参加医生查房，注意病情变化 □ 药学独立查房，观察患者药物疗效，检查药物治疗相关问题 □ 查看检查、检验报告指标变化 □ 检查患者服药情况 □ 药师记录监测指标 □ 症状 □ 注意观察血压、心率、心律、饮食等 □ 三大常规 □ 肝肾功能 □ 电解质 □ 心电图 □ 胸片 □ 超声心动图 □ 心肌标志物 □ BNP或NT-proBNP	治疗评估 □ 不良反应 □ 药物长期耐受 □ 支持治疗 □ 并发症 □ 既往疾病 出院教育 □ 正确用药 □ 患者自我管理 □ 定期门诊随访 □ 监测尿、血、肾功能、电解质、血糖、血脂、血压、心率、ECG、超声心动图等
病情变异记录	□ 无　□ 有，原因： 1. 2.	□ 无　□ 有，原因： 1. 2.	□ 无　□ 有，原因： 1. 2.	□ 无　□ 有，原因： 1. 2.	□ 无　□ 有，原因： 1. 2.
药师签名					

余年喜

第六章

原发性心肌病

第一节 疾病基础知识

　　原发性心肌病是一组源于心脏肌肉本身的表现多样化疾病，常合并心功能障碍，与高血压、心脏瓣膜疾病、冠状动脉疾病等情况无明显关系，简称为心肌病。原发性心肌病主要的临床分型为扩张型（以心室腔的扩张和心功能的减退为特征）、肥厚型（以室壁的增厚肥大及心功能增强为特征）及限制型（以心室壁的增厚僵硬，影响心室舒张期充盈），以及心律失常性右室心肌病及未定型心肌病。

一、肥厚型心肌病

【病因和发病机制】

　　肥厚型心肌病（hypertrophic cardiomyopath，HCM）是指在无明确病因（如高血压或动脉瓣狭窄）下发生的非对称性的心肌肥厚，以左心室或右心室肥厚、左心室血液充盈受阻、舒张期顺应性下降为基本病态特征，主要表现为左心室壁弥漫性或节段性的增厚，尤以室间隔肥厚为甚。起病年龄多在20～40岁，男：女=2∶1，约1/3的HCM患者有明确家族史。临床上，HCM的临床表现复杂多样，多数患者可存活，但亦可发生心脏骤停、心力衰竭死亡及致脑卒中等严重不良事件，尤其是青少年运动致死的最主要原因之一。

　　HCM是一种临床常见而复杂的遗传性心肌病，属于常染色体显性遗传，多数患者有明确的家族史，约半数以上的患者有家族遗传背景。目前研究认为，HCM为单基因致病，但有较大的遗传异质性,至少有20种编码心脏肌原纤维节蛋白基因的400余种基因突变可致病。另外,儿茶酚胺代谢异常、细胞内钙调节异常、高血压、高强度运动等均可作为其促发病因子。下列临床表现有心肌肥厚的疾病均已明确致病基因,不再列入HCM范畴:① 心脏淀粉样变;② 婴儿糖原;③ Fabry病;④ Noonan综合征;⑤ 线粒体基因突变;⑥ 左心室心肌致密化不全;⑦ 传导系统疾病;⑧ 离子通道病(长Q-T综合征)。

【诊断要点】

1. 临床表现

(1)症状:呼吸困难、胸痛、心悸、晕厥和猝死。

(2)体征:心尖区内侧或胸骨左缘中下段可闻及喷射性收缩期杂音,约50%患者心尖区可闻及吹风样收缩期杂音。

2. 实验室检查及其他辅助检查

(1)实验室检查:血常规、血沉、心肌标志物,如cTnI/cTnT、CK-MB检查等。

(2)影像学检查:心电图、超声心电图、胸片、磁共振心肌显像为临床常规检测方法。

【治疗】

1. 治疗原则 减轻心力衰竭症状,减轻劳力性呼吸困难或胸痛症状。

2. 治疗方法

(1)β受体阻滞剂:普萘洛尔是第一个用于治疗HCM的β受体阻滞剂,但目前常用其长效制剂或选择性β受体阻滞剂如美托洛尔、比索洛尔等。β受体阻滞剂的主要作用是减慢心率,从而延长舒张期时间,增加心室被动充盈时间,并可抑制心肌收缩、降低氧耗及减轻心肌微血管缺血。

(2)非二氢吡啶类CCB:适用于梗阻性和非梗阻性HCM,维拉帕米缓释片120～240 mg/d,地尔硫草缓释片90～270 mg/d。

(3)丙吡胺:对单用β受体阻滞剂或维拉帕米无反应患者,

可考虑丙吡胺联合 β 受体阻滞剂或维拉帕米。对于有静息时梗阻、症状严重的 HCM 患者,丙吡胺可改善患者的症状。在合并心房颤动的 HCM 患者,单独使用丙吡胺(不与 β 受体阻滞剂或维拉帕米联用),可加速房室结的传导,可增加伴心房颤动患者的心室率。

二、扩张型心肌病

【病因和发病机制】

扩张型心肌病(dilated cardiomyopathy,DCM)是最常见的心肌病,其标志性特征为单侧或双侧心室扩大及收缩功能减退。在出现充血性心力衰竭的体征和症状之前常见有心室腔扩大。50%或更多的扩张型心肌病的基础病因并不清楚,因而这类患者被归类为原发性扩张型心肌病。扩张型心肌病可表现为特异的系统性疾病或为获得性疾病的初发阶段,50%的患者均能在转诊中心得出诊断。遗传因素在扩张型心肌病的发生和发展过程中所起的重要作用日益明显,现较明确的致病基因主要包括常染色体显性致病基因、X 连锁遗传致病基因、常染色体隐性致病基因及线粒体DNA 基因。

【诊断要点】

1. 临床表现

(1)症状:呼吸困难、气促、胸闷、乏力。

(2)体征:颈静脉怒张,双肺可闻及干、湿啰音,心尖搏动弥散,可闻及抬举样搏动,心界向左下扩大,心尖部可闻及收缩期杂音,腹软,肝大,肝颈反流征(+),移动性浊音(+),双下肢水肿。

2. 实验室检查及其他辅助检查

(1)实验室检查:血常规、血沉、心肌标志物如 cTnI/cTnT、CK-MB 检查等。

(2)其他辅助检查:X 线片表明心室扩张、左心室弥漫性运动减弱;超声心动图表现全心扩大,左心室舒张期末内径(LVEDd)> 5.0 cm(女性)和 > 5.5 cm(男性),左心室弥漫性运动减弱;也可以是单纯左心室扩大,室薄,二尖瓣开放幅度降低;左心室射血分数<45%;心电图等辅助检查。

【治疗】

1. 治疗原则　阻止基础病因介导心肌损害,有效地控制心力衰竭和心律失常,预防猝死和血栓栓塞,提高DCM患者的生活质量和生存率。

2. 治疗方法

(1) 心力衰竭的治疗:采用利尿剂和血管扩张剂后依然伴左室充盈压上升或心排出量降低者,可静脉使用毛花苷丙或口服地高辛,一般从小剂量开始给药。

ACEI具有扩张小动脉,降低总外周阻力,还能减少去甲肾上腺素的释放,醛固酮分泌量变少,促进Na^+排泄和K^+潴留,对血管紧张素介导的血管加压素的释放实施阻断作用。β受体阻滞剂具有正性肌力效应,改善心肌收缩功能,改善心肌缺血,同时可治疗心律失常,宜从小剂量开始,逐渐增加剂量至最大耐受量。对于合并哮喘、严重的慢性阻塞性肺疾病、Ⅱ度房室传导阻滞以上及病窦综合征患者不宜应用。对于合并心力衰竭者均使用利尿剂。心肌代谢药物能促进细胞内高能基因的重建,维持红细胞韧性和向组织释放氧的能力,加快葡萄糖代谢。扩张型心肌病患者常心律失常,对于无症状的频发性房性、室性期前收缩一般不建议用抗心律失常药,应强化心力衰竭治疗,消除各种诱因。症状明显的非持续性室性心动过速需要应用胺碘酮治疗。扩张型心肌病伴心力衰竭者,血栓栓塞并发症的发生率较高,所以除非有禁忌证还应联合抗栓治疗。

(2) 改善心肌代谢:曲美他嗪通过抑制游离脂肪酸β氧化,促进葡萄糖氧化,利用有限的氧,产生更多ATP,优化缺血心肌能量代谢作用,有助于心肌功能的改善。

(3) 抗栓治疗:DCM扩大的心房心室腔内附壁血栓形成常见,对于有血栓风险且没有禁忌证的患者可口服阿司匹林

75 ～ 100 mg/d,预防附壁血栓形成。对于已有附壁血栓形成和发生血栓栓塞的患者必须长期抗凝治疗,口服华法林。

(4) 猝死的预防:纠正心力衰竭,降低室壁张力;纠正低钾、低镁血症;改善神经激素功能紊乱,选用 ACEI 和 β 受体阻滞剂。

三、限制型心肌病

【病因和发病机制】

限制型心肌病(restrictive cardiomyopathy, RCM)是心肌间质纤维增生所致心肌僵硬度升高,导致限制性舒张功能障碍,以单侧或双侧心室充盈受限和舒张容量减少,最终导致心力衰竭的心肌病。虽然 RCM 的发病率较低,约占心肌疾病的 4.5%,但其预后较差,且常难以与缩窄性心包炎鉴别,从而影响治疗方案,继发性 RCM 多继发于全身系统疾病。如浸润性或贮积性疾病(淀粉样变、结节病、血色病)累及心肌;心内膜纤维化、嗜酸性细胞性心内膜炎、心内膜纤维弹力增生累及心内膜;放射线损害,蒽环类抗肿瘤药物累及心肌和心内膜同时受损等。

【诊断要点】

1. 临床表现 运动耐量降低、乏力、劳力性呼吸困难和胸痛等症状。右室型及混合型则以右心功能不全为主,如颈静脉怒张、吸气时颈静脉压增高、肝大、腹水、下肢或全身水肿。心脏可闻及第四心音奔马律。

2. 实验室检查及其他辅助检查

(1) 实验室检查:血常规、血沉、心肌标志物如 cTnI/cTnT、CK-MB、病毒学检查等。

(2) 影像学检查:心电图、超声心动图、X 线检查、核素心肌灌注显像、磁共振成像等。

【治疗】

1. 治疗原则 改善心室的顺应性、增加心室的充盈和改善舒张功能,包括利尿剂、血管扩张剂、CCB、心肌营养药物等综合治疗。

2. 治疗方法

（1）改善心室舒张功能：钙通道阻滞剂可以防止心肌细胞钙超负荷引起的细胞僵直，改善心室舒张期顺应性，降低心室舒张末压力，从而改善心室舒张功能。RCM治疗的原则是改善心室的顺应性，增加心室的充盈和改善舒张功能，包括利尿剂、血管扩张剂、钙拮抗剂、心肌营养药物等综合治疗。利尿剂和血管扩张剂可缓解症状，但应注意小剂量使用，避免降低心室充盈而影响心排出量。钙拮抗剂对改善心室顺应性可能有效。

（2）抗心律失常治疗：发生心房颤动者较常见，可选用胺碘酮转复合维持窦律。

（3）洋地黄类药物：舒张功能损害明显者，仅在发生快速心房颤动时可应用洋地黄制剂改善心室充盈。

（4）抗栓治疗：有附壁血栓和已发生血栓栓塞者应加用抗凝及抗血小板药物。心腔内附壁血栓形成者，应尽早给予华法林或肝素治疗。

第二节　经典案例

案例一

（一）案例回顾

【主诉】

活动后气促30年,加重伴发作性晕厥2个月余。

【现病史】

患者,男,65岁,30年前出现活动后气促,当地医院诊断为肥厚型心肌病(具体不详),平时服用利尿剂,症状可缓解。2个月前患者上述症状加重,并出现短暂意识丧失1次,无胸闷、咳嗽、恶心呕吐、黑矇、肢体活动障碍、大小便失禁等伴随症状,至当地医院住院(诊治经过不详)。2017年4月25日在家中再次出现意识丧失,查心电图提示急性下壁、前侧壁、后壁、右心室心肌梗死(未见图),cTnI < 0.5 ng/mL,CK-MB 37 ng/mL,MB 130 ng/mL。全身CT:头颅平扫未见明显异常,心脏增大,心包少量积液,右侧胸腔积液,两肺炎症,右侧甲状腺结节,肝囊肿。予强心、利尿、营养心肌等对症支持治疗,住院期间患者再次出现意识丧失,即刻心电图提示"室性心动过速",予电复律后转律(未见心电图,具体不详)。超声心动图(2017年5月16日):① LVEF 23%;② 双房室扩大伴左室整体收缩活动减弱;③ 轻中度二尖瓣反流;④ 轻度肺动脉高压伴轻中度三尖瓣反流;⑤ 下腔静脉增宽,少量心包积液。现为进一步诊治入院。

【既往史】

否认。

【社会史、家族史、过敏史】

无药物食物过敏史。

【体格检查】

T 36.9℃,P 66次/分,R 20次/分,BP 85/63 mmHg。神清,精神稍萎,双肺叩诊清音,听诊呼吸音清。心前区无隆起,心界不大,HR 66次/分,律齐,腹软,肝脾肋下未触及。

【实验室检查及其他辅助检查】

1. 实验室检查

(1) 血常规:RBC 3.90×10^{12}/L;Hb 118 g/L;HCT 37.0%;PLT 116×10^9/L;嗜碱粒细胞百分比 1.3%;嗜碱粒细胞数 0.07×10^9/L;大血小板比率 48.1%;未见异常。

(2) 生化检查:cTnT 0.038 ng/mL,NT-proBNP 1 530.0 pg/mL,ALT 115 U/L,Cr 92 μmol/L。电解质、凝血功能未见异常。

2. 其他辅助检查

(1) 超声心动图:① 双房室扩大伴左室整体收缩活动减弱;② 轻中度二尖瓣反流;③ 轻度肺动脉高压伴轻中度三尖瓣反流;④ 下腔静脉增宽,少量心包积液,LVEF 23%。

(2) 心电图:Ⅰ、aVL、$V_4 \sim V_6$导联有对称性深倒置T波。

【诊断】

(1) 肥厚型心肌病。

(2) 阵发性室性心动过速。

(3) 心功能不全,NYHA Ⅲ级。

【用药记录】

1. 抗心力衰竭 盐酸贝那普利2.5 mg p.o. q.d.;琥珀酸美托洛尔缓释片23.75 mg p.o. q.d.;地高辛片 0.125 mg p.o. q.d.。

2. 利尿 螺内酯片20 mg p.o. q.d.+呋塞米片20 mg p.o. q.d.。

【药师记录】

入院第2天：静息下无不适主诉，T 36.3℃，BP 96/68 mmHg，HR 66次/分，心前区无隆起，心界不大，律齐。cTnT 0.038 ng/mL，NT-proBNP 1 530.0 pg/mL。继续原治疗。

入院第4天：起搏及心脏再同步治疗装置（CRT-D）植入术。术后：① HR 80 BPM，R 22次/分，BP 96/70 mmHg，SpO₂ 96%；② 行床旁超声心动图，示少量心包积液；③ 心电图示起搏器功能良好；④ 术后伤口压迫止血。暂停盐酸贝那普利片。

入院第5天，术后第1天：患者一般状况良好，无明显不适主诉，T 36.8℃，BP 100/70 mmHg，HR 64次/分。cTnT 0.061 ng/mL，NT-proBNP 1 279.0 pg/mL。拆除弹力绷带后未见明显出血红肿，复查胸片结果提示心脏起搏器植入术后，右上肺可疑结节，炎症或伪影可能，左侧胸膜增厚，请随访。继续目前治疗。

入院第7天，术后第3天：患者一般状况良好，无明显不适主诉，BP 92/66 mmHg。复查超声心动图：① 双房及左室扩大伴左室整体收缩活动减弱；② 轻中度二尖瓣反流；③ 中度肺动脉高压伴轻度三尖瓣反流；④ 起搏器植入术后；⑤ 少量心包积液，予以出院。

出院带药：地高辛片0.125 mg p.o. q.d.；酒石酸美托洛尔缓释片23.75 mg p.o. q.d.；呋塞米片20 mg p.o. q.d.；螺内酯片20 mg p.o. q.d.；盐酸贝那普利片2.5 mg p.o. q.d.。

（二）案例解析

【抗心力衰竭治疗】

HCM患者可发展为心室收缩功能障碍和严重的心力衰竭，后者与室壁变薄荷心腔扩大等左心室重构有关。ACEI能有效阻止心室肥厚与心肌纤维化，还可增加激肽含量，促进一氧化氮和前列腺素生成，它们均具有抗有丝分裂作用，有助于阻止心肌肥厚，降低左心室流出道梗阻。

临床药师观点：该患者为老年男性，主要表现为活动后气促，

30年前有诊断为肥厚型心肌病,近2个月有发作性晕厥病史,外院查心电图提示急性下壁、前侧壁、后壁、右心室心肌梗死(图未见),cTnI < 0.5 ng/mL,CK-MB 37 ng/mL,MB 130 ng/mL。头颅CT检查无明显异常,超声心动图提示LVEF 23%,外院住院期间患者曾因室性心动过速,再次出现意识丧失1次,予电复律后好转(未见心电图,具体不详)。因此患者有使用ACEI的指征,ACEI具有扩张小动脉,降低总外周阻力,还有减少去甲肾上腺素的释放,使醛固酮分泌量变少,促进Na^+排泌和K^+潴留,对血管紧张素介导的血管加压素的释放实施阻断作用。

【 β 受体阻滞剂治疗 】

β 受体阻滞剂是对抗心力衰竭患者过度交感神经系统激活引起心血管损害的有效治疗药物,主要作用是减慢心率,从而延长舒张期时间、增加心室被动充盈时间,并可抑制心肌收缩、降低氧耗及减轻心肌微血管缺血。β 受体阻滞剂能显著降低心力衰竭患者死亡率。

临床药师观点:该患者有使用 β 受体阻滞剂药的指征,终末期的HCM患者,表现为收缩功能受损,并常伴有左室壁变薄(持续纤维化所致)和心脏扩大,逐渐呈扩张型心肌病的症状和体征。患者应按照标准心力衰竭药物治疗方案治疗,包括使用ACEI、利尿药、β 受体阻滞剂药和强心苷等。美托洛尔有循证医学证据显示可改善心力衰竭患者的预后。

【 利尿治疗 】

在心力衰竭的治疗中利尿剂被用于控制肺循环及外周循环的症状和体征,一般不宜单独使用。呋塞米属于袢利尿剂,适用于有明显液体潴留或伴有肾功能受损的患者。螺内酯为醛固酮受体拮抗剂,可抑制心力衰竭患者的RAS系统,阻止细胞外基质重塑,从而改善心力衰竭患者的预后,螺内酯也是保钾利尿剂,通过竞争性抑制细胞质醛固酮受体而限制钠的重吸收。利尿作用较弱,但作用较为持久。

　　临床药师观点：患者老年男性，活动后气促，加重伴发作性晕厥2个月余，根据患者超声心动图的结果LVEF 23%，双房室扩大伴左室整体收缩活动减弱，有使用利尿剂的指征，螺内酯和呋塞米联合使用可改善患者的体循环和肺循环水钠潴留情况，减轻心脏负荷有利于缓解患者胸闷气促的症状。

【强心治疗】

　　地高辛通过抑制细胞表面Na^+/K^+-ATP酶，包括心肌细胞肌浆Na^+/K^+-ATP酶，起到作用。抑制Na^+/K^+-ATP酶可导致细胞内钙离子浓度的增加，从而增加心肌收缩力。

　　临床药师观点：根据患者超声心动图的结果，LVEF 23%，双房室扩大伴左室整体收缩活动减弱。地高辛有增加心肌收缩力的作用适用于该患者。

　　（三）药学监护要点

　　（1）患者肥厚型心肌病，收缩舒张功能不全，使用地高辛期间监测地高辛的不良反应，主要包括心律失常（传导阻滞等），胃肠道症状（厌食、恶心和呕吐），神经精神症状（视觉异常、定向力障碍、昏睡及精神错乱）。

　　（2）使用β受体阻滞剂期间需监测血压、心率、出入量，避免液体潴留和心力衰竭加重，剂量调整应缓慢。

　　（3）监测体温、血压、心率、血常规、肝肾功能、电解质，尤其是血钾、钙、镁、心肌标志物等。

　　（4）利尿剂长期维持期间，应根据液体潴留情况随时调整剂量。每日体重的变化是最可靠的监测利尿剂效果和调整利尿剂剂量的指标。严密观察不良反应的出现如电解质紊乱、症状性低血压，及肾功能不全。

　　（5）醛固酮受体拮抗剂（螺内酯）的主要危险因素是高钾血症和肾功能异常。嘱患者避免食用高钾食物，避免使用非甾体抗炎药物和COX-2抑制剂，合用此类药物可能会引起肾功能恶化和高血钾。

案例二

（一）案例回顾

【主诉】

反复胸闷气短1年余,再发伴乏力2周。

【现病史】

患者2016年2月起出现活动后胸闷气促,查cTnI 0.557 ng/mL,心电图:心房颤动,完全性左束支传导阻滞,ST-T改变;超声心动图:左心室增大,二尖瓣轻中度反流,三尖瓣轻度反流,主动脉瓣弹性降低,左心舒张功能降低,收缩功能正常,EF 51%。当地医院诊断为急性冠脉综合征,予以抗血小板、调脂、扩冠、降压、调整血糖、营养心肌、改善循环等治疗。2016年2月23日于本院行冠状动脉造影示左前降支近中段狭窄30%,左回旋支管壁不规则。右冠管壁不规则考虑患者扩张性心肌病可能性大,予卡维地络片、缬沙坦片、呋塞米片、螺内酯片、盐酸曲美他嗪片、单硝酸异山梨酯药物治疗,症状缓解。2017年7月8日患者天气闷热时再次出现劳累后胸闷起床,并突发双下肢乏力、黑矇,伴出汗、心慌,持续时间约1h,遂就诊于海门市中医院,当时BP 90/50 mmHg,心电图示心房颤动,完全性左束支传导阻滞,为求进一步诊疗来我院。

【既往史】

高血压10年,最高BP 180/130 mmHg,平时服用替米沙坦片20 mg q.d.,血压控制在120/80 mmHg;2型糖尿病8年,服用二甲双胍片0.75 g b.i.d.;"腔隙性脑梗死"病史7年余;"痛风"病史2年余。

【社会史、家族史、过敏史】

否认。

【体格检查】

T 36.6℃,P 78次/分,R 20次/分,BP 117/77 mmHg。

神清,精神稍萎,双肺叩诊清音,听诊呼吸音清。心前区无隆起,心界不大,HR 88次/分,律绝对不齐,第一心音强弱不等,脉搏短绌。

【实验室检查及其他辅助检查】

1. 实验室检查

(1)血常规:未见异常。

(2)生化检查:NT-proBNP 4 041.0 pg/mL。肝肾功能未见异常。

2. 其他辅助检查

(1)心电图:心房颤动,完全性左束支传导阻滞。

(2)超声心动图:① 左室增大伴整体收缩活动减弱,室间隔收缩活动欠协调,LVEF 31%;② 双房增大;③ 升主动脉增宽、主动脉钙化伴轻度主动脉瓣反流;④ 中度二尖瓣反流;⑤ 轻度肺动脉高压。

【诊断】

(1)扩张型心肌病。

(2)心房颤动,完全性左束支传导阻滞。

(3)心功能不全,NYHA Ⅲ级。

(4)冠状动脉粥样硬化。

(5)高血压。

(6)2型糖尿病。

(7)腔隙性脑梗死。

(8)痛风。

【用药记录】

1. 抗心力衰竭　呋塞米片20 mg p.o. q.d.;螺内酯片20 mg p.o. q.d.;卡维地洛片12.5 mg p.o. b.i.d.;替米沙坦片20 mg p.o. q.d.。

2. 抗栓　阿司匹林肠溶片0.1 g p.o. q.d.。

3. 降糖　二甲双胍片0.75 g p.o. b.i.d.。

4. 降脂　阿托伐他汀钙片10 mg p.o. q.n.。

5. 降尿酸　碳酸氢钠片 1 g p.o. t.i.d.。

【药师记录】

入院第 2 天：静息下无不适主诉，T 37.3℃，BP 96/68 mmHg，HR 112 次 / 分，律欠齐，可闻及期前收缩，双肺呼吸音清，双下肢不肿。Cr 139 μmol/L，cTnT 0.021 ng/mL，NT−proBNP 4 041 pg/mL，继续原方案治疗。

入院第 3 天：今日患者行房室结射频消融治疗术及心脏再同步治疗装置（CRT−D）植入术。术后患者无不适主诉，伤口无渗血渗液。

入院第 4 天：患者今日术后第 1 天，一般情况可，伤口无渗血渗液，生命体征平稳，cTnT 0.314 ng/mL，NT−proBNP 1 989 pg/mL；CR 140 μmol/L，继续抗血小板、调脂、利尿、改善心肌代谢、降压、降糖对症处理，继续原方案治疗。

入院第 5 天：患者术后第 2 天，伤口无渗血渗液，生命体征平稳，一般情况可，准予出院。

出院带药：阿司匹林肠溶片 100 mg p.o. q.d.；阿托伐他汀钙片 20 mg p.o. q.n.；卡维地洛片 12.5 mg p.o. b.i.d.；替米沙坦片 20 mg p.o. q.d.；呋塞米片 20 mg p.o. q.d.；螺内酯片 20 mg p.o. q.d.；盐酸二甲双胍片 0.5 g p.o. t.i.d.；碳酸氢钠片 1 g p.o. t.i.d.。

（二）案例解析

【抗心力衰竭治疗】

扩张型心肌病在晚期阶段，超声心动图显示心脏扩大，LVEF 明显降低，并有顽固性终末期心力衰竭的临床表现。此阶段应按慢性收缩性心力衰竭的治疗方法进行治疗。利尿剂通常从小剂量开始，呋塞米片每日 20 mg，并逐渐增加剂量至尿量增加；所有无禁忌证者应积极使用 ACEI，不能耐受者使用 ARB；对于病情稳定、LVEF < 40% 的患者均应使用 β 受体阻滞剂：可用于心力衰竭的 β 受体阻滞剂包括卡维地洛、美托洛尔和比索洛尔，应在 ACEI 和利尿剂的基础上加用 β 受体阻滞剂，需从小剂量开始，逐

渐加量,以达到静息心率不小于55次/分为目标剂量或最大耐受量;对于有中、重度心力衰竭表现,但无肾功能严重受损的患者可使用螺内酯20 mg/d。

临床药师观点:该患者老年男性,入院后超声心动图提示左房内径增大,左室内径增大LVEF 31%,左室整体收缩活动减弱,考虑扩张型心肌病,cTnT 0.021 ng/mL,NT-proBNP 4 041 pg/mL,故给予抗心力衰竭治疗螺内酯、β 受体阻滞剂、替米沙坦是合理的。

【抗栓治疗】

DCM患者扩大的心腔内形成附壁血栓很常见,栓塞是本病的常见并发症,因此应积极预防栓塞。对于有深静脉血栓形成等发生栓塞性疾病风险且没有禁忌证的患者口服阿司匹林75 ~ 100 mg/d,预防附壁血栓形成;对于心房颤动患者需要进行CHA$_2$DS$_2$-VASc评分:C(chronic heart failure, 慢性心力衰竭)、H(hypertension, 高血压)、A(age, 年龄)、D(diabetes, 糖尿病)和S(stroke or transient ischemic attack, 卒中或短暂性脑缺血发作),V(vascular disease, 血管病)、A(age, 年龄)和SC(sex category, 性别),评分不小于2分的患者应给予华法林或新型口服抗凝药抗凝治疗。

临床药师的观点:患者入院心电图示心房颤动,完全性左束支传导阻滞。患者CHA$_2$DS$_2$-VASc评分为4分,栓塞风险高,必须进行抗凝治疗,推荐应用华法林或新型口服抗凝药物需要抗凝。

(三)药学监护要点

(1)患者扩张型心肌病,心功能Ⅲ级,使用利尿剂期间应监护患者24 h出入量,监护患者用药是否出现心力衰竭加重的症状,如体重在1天内增加0.5 kg或1周内增加2.5 kg、呼吸困难加重(端坐呼吸)、踝部和下肢出现水肿。

(2)观察患者胸闷、气喘等症状有无缓解。

(3)监测体温、血压、心率、血常规、肝肾功能、电解质、心肌标志物等。

（4）患者服用碳酸氢钠片期间，可能会有中和胃酸时所产生的二氧化碳，可引起嗳气及继发性胃酸分泌增加。嘱患者注意胃部不适症状，注意观察有无腹部不适、反酸、呕吐。

（5）利尿剂长期维持期间，应根据液体潴留情况随时调整剂量。每日体重的变化是最可靠的监测利尿剂效果和调整利尿剂剂量的指标。严密观察不良反应的出现，如电解质紊乱、症状性低血压及肾功能不全。

（6）使用 β 受体阻滞剂卡维地洛期间需监测血压、心率等，监测患者是否出现头晕、乏力等症状，该患者曾发生过心肌梗死，容易发生传导阻滞，当心率低于55次/分时应及时减量。

（7）服用阿司匹林肠溶片期间，注意有无消化道出血及胃部不适等症状。

案例三

（一）案例回顾

【主诉】

胸闷气短1年余。

【现病史】

患者1年来反复出现胸闷、气喘，偶出汗，多于夜间睡眠中发作，持续时间数分钟至2 h不等，自诉大小便后症状缓解，曾于外院不规范诊治，考虑心房颤动、心功能不全、糖尿病，平日口服阿司匹林肠溶片、地高辛片、琥珀酸美托洛尔缓释片等药物，近半年症状再发，伴心慌，偶伴夜间不能平卧，遂至急诊就诊，心肌cTnI 0.088 ng/mL，NT-proBNP4 790.0 pg/mL。给予利尿、扩血管、改善心功能治疗，辅以抑酸护胃对症治疗后好转。患者为行进一步诊疗收住心脏内科。患者无晕厥黑朦、咳嗽、咳痰、胸痛、恶心呕吐等。患病以来，患者神志清，精神萎，睡眠饮食欠佳，二便如常，体重无明显变化。

【既往史】

哮喘病史40余年；糖尿病史20余年，口服阿卡波糖，自诉血糖控制尚可;否认高血压病史。否认肝炎结核等传染病病史。

【社会史、家族史、过敏史】

否认药物食物过敏史。

【体格检查】

T 36.8℃,P 64次/分,R 18次/分,BP 106/83 mmHg。

心前区无隆起,心界不大,HR 64次/分,律绝对齐,第一心音强弱不等。

【实验室检查及其他辅助检查】

1. 实验室检查

(1)血常规: WBC 25.02×10^9/L(↑),NEUT%80.2%(↑),RBC 5.37×10^{12}/L,Hb 160 g/L,PLT 162×10^9/L。

(2)生化检查: cTnT 0.138 ng/mL,NT-proBNP 18 052 pg/mL。PT 61.0 s,PT比值 5.55,INR 5.94,TT 18.1 s,APTT 37.5 s,FIB319 mg/dL,D-dimer 4 010 μg/L。ALT 445 U/L,AST 696 U/L,Cr 219 μmol/L。电解质未见异常。

2. 其他辅助检查

(1)超声心动图:① 全心扩大伴左右室整体收缩活动减弱(LVEF约21%,三尖瓣环收缩期位移约15 mm);② 中重度二尖瓣反流;③ 重度肺动脉高压伴中度三尖瓣反流;④ 极少量心包积液。

(2)心电图:① 心房颤动伴快速心室率;② 频发室性期前收缩,呈多源性;③ 室性期前收缩连发;④ 心室内阻滞;⑤ QRS电轴左偏;⑥ 肢体导联低电压。

【诊断】

(1)扩张型心肌病。

(2)心房颤动,室性期前收缩,室内传导阻滞。

(3)心功能不全,NYHA Ⅳ级。

(4)2型糖尿病。

【用药记录】

1. 抗心力衰竭 0.9%氯化钠注射液10 mL+托拉塞米注射

液20 mg i.v. b.i.d.；螺内酯片20 mg p.o. q.d.；硝酸异山梨酯注射液10 mL+盐酸多巴胺注射液80 mg+盐酸多巴酚丁胺注射液40 mg+0.9%氯化钠注射液38 mL i.v. q.d.；盐酸贝那普利片5 mg p.o. q.d.；琥珀酸美托洛尔缓释片11.875 mg p.o. q.d.。

2. 抑酸护胃　兰索拉唑肠溶片15 mg p.o. q.d.。

3. 抗栓　华法林钠片2.5 mg p.o. q.d.。

4. 抗心律失常　琥珀酸美托洛尔缓释片11.875 mg p.o. q.d.。

【药师记录】

入院第2天：PT 50.5 s；PT比值4.59；INR 4.88；ALT 603 U/L；AST 933 U/L；Cr 210 μmol/L。cTnT 0.124 ng/mL，NT-proBNP 13 210 pg/mL，K^+ 5.0 mmol/L，即刻停用华法林钠片，继续给予利尿扩管、改善心功能、保肝、抑酸护胃、改善心肌氧耗等对症治疗，心电监护，密切关注患者生命体征。

入院第3天：患者胸闷气喘症状明显好转，生化：cTnT 0.090 ng/mL，NT-proBNP 5 701.0 pg/mL，ALT 338 U/L，AST 254 U/L，BUN 16.8 mmol/L，Cr 146 μmol/L，估算肾小球滤过率（根据CKD-EPI方程）43 mL/(min · 1.73m^2)，UA 774 μmol/L，Na^+ 141 mmol/L，K^+ 4.2 mmol/L，Cl^- 93 mmol/L，CO_2 30 mmol/L，阴离子隙18 mmol/L。凝血功能：PT 23.7 s，PT比值2.15，INR 2.22。血气分析：pH 7.43；$SpCO_2$ 38.0 mmHg；SpO_2 112.0 mmHg。实际碳酸氢盐25.2 mmol/L，二氧化碳总量26.4 mmol/L，BE（细胞外液）0.9，HCO_3^- 25.8 mmol/L，BE（全血）1.0，动脉血氧饱和度99.0%。给予螺内酯片 20 mg p.o. q.d.、华法林钠片2.5 mg p.o. q.d.，继续强心利尿扩血管降低心肌氧耗、改善心室重构治疗，辅以抑酸护胃保肝等治疗，密切注意患者生命体征。患者无不适主诉，生命体征平稳，一般情况可，昨日24 h尿量5 600 mL，继续原方案治疗，继续观察。

入院第5天：患者诉胸闷气喘较前好转，无心悸、头晕等不适。辅助检查：cTnT 0.103 ng/mL，NT-proBNP 3 874.0 pg/mL。行房室结消融术及心脏再同步和自动复律除颤治疗装置（CRT-D）植入术，余继续原方案治疗。

入院第6天：患者术后第1天，一般情况可，伤口无渗血渗液，生命体征平稳，予停病危，继续抗凝、利尿、改善心肌代谢、降压、控制心室率、制酸对症处理，继续观察。

入院第7天：患者术后第2天，伤口无渗血渗液，生命体征平稳，一般情况可，准予出院。无不适，T 36.7℃，BP 110/70 mmHg，HR 68次/分。患者目前病情平稳，准予出院。

出院带药：华法林钠片1.875 mg p.o. q.d.；琥珀酸美托洛尔缓释片12.75 mg p.o. q.d.；盐酸贝那普利片5 mg p.o. q.d.；托拉塞米片20 mg p.o. b.i.d.；螺内酯片20 mg p.o. q.d.；兰索拉唑肠溶片15 mg p.o. q.d.；益肝灵片77 mg p.o. t.i.d.。

（二）案例解析

【抗心力衰竭治疗】

针对DCM心力衰竭各个阶段进行治疗，国内多将DCM分为3期。在晚期阶段，超声心动图显示心脏扩大、LVEF明显降低，并有顽固性心力衰竭的临床表现。液体潴留的患者应限制盐摄入和合理使用利尿剂：利尿剂通常从小剂量开始。所有无禁忌证者应积极使用ACEI，不能耐受者使用ARB。肾上腺素能激动剂：多巴胺给予小剂量时，仅作用于外周多巴胺能受体，降低外周阻力，血管舒张作用主要发生在肾脏等内脏、冠状动脉和脑血管床。在伴有肾脏血流灌注不足和肾衰的患者，这一浓度可改善肾脏血流和肾小球滤过率，增加尿量和钠排出率，并增强对患者利尿剂的反应。多巴酚丁胺主要通过激动心肌β受体，产生剂量依赖性的正性肌力和变时作用，并反射性降低交感张力和血管阻力。

临床药师观点：该患者为老年男性，入院超声心动图显示全心扩大。患者采用利尿剂和血管扩张剂后依然伴随左室充盈压上升或心排血量降低，建议可静脉使用毛花苷丙注射液或口服地高辛片，一般用小剂量，缓慢给药。患者属于重症心力衰竭，应避免连续静脉滴注多巴胺和多巴酚丁胺,根据病情及时调整剂量和停药。用药期间持续监测心电图和血压,并根据患者的临床反应调整剂量和静脉滴注速度。

【抗栓治疗】

DCM患者扩大的心腔内形成附壁血栓很常见,栓塞是本病的常见并发症,因此应积极预防栓塞。对于已经有心房颤动或附壁血栓形成和发生栓塞的患者必须长期抗凝治疗,口服华法林,国际化标准比值INR目标值为2.0～2.5。

<u>临床药师观点</u>:患者CHA_2DS_2-VASc评分3分,因此需要华法林长期抗凝。入院第1天INR 5.94,为避免出血等严重不良反应的发生,建议暂停华法林,待INR稳定后继续服用华法林。

【抗心律失常治疗】

扩张型心肌病患者常有心律失常,对于无症状的频发性房性、室性期前收缩一般不建议马上用药,应强化心力衰竭治疗,消除各种诱因,有症状明显的非持续性室性心动过速需要应用胺碘酮治疗。室性心律失常和猝死是DCM常见并发症,预防猝死主要是控制诱发室性心律失常的可逆因素。β受体阻滞剂在预防猝死方面作用最突出,无论是心肌梗死后患者,还是任何其他原因引起的心力衰竭,β受体阻滞剂均降低全因死亡率。

<u>临床药师观点</u>:患者入院心电图提示心房颤动伴快速心室率;频发室性期前收缩,呈多源性;室性期前收缩连发。β受体阻滞剂有降低心率、减少室性心律失常发生的作用,因此患者有使用β受体阻滞剂的指征,目前患者琥珀酸美托洛尔缓释片的使用剂量为11.875 mg p.o. q.d.,根据患者的身高体重,建议病情稳定后在血压和心律可以耐受的情况下可加大剂量。

(三)药学监护要点

(1)患者扩张型心肌病,心功能Ⅲ级,使用利尿剂期间记录患者24 h出入量、体重等变化,监护心力衰竭是否加重。严密观察不良反应的出现如电解质紊乱、症状性低血压,由于患者肝肾功能均异常,使用利尿剂期间监护特别注意电解质水平,避免高钾血症的发生。

（2）静脉滴注多巴胺+多巴酚丁胺期间密切监护心率及血压,患者是否会出现头晕,多巴酚丁胺可引起低血压。

（3）监测体温、血压、心率、血常规、肝肾功能、电解质、心肌标志物等。

（4）患者服用华法林钠片治疗期间应严密观察病情,并依据PTINR值调整用量。治疗期间还应严密观察口腔黏膜、鼻腔、皮下出血及大便隐血、血尿等。另外患者肝功能异常,INR波动比一般患者大,注意监护肝功能与INR的变化。

（5）使用ACEI类药物期间,由于患者肾功能异常,合并使用螺内酯,警惕高钾血压。

（6）使用β受体拮抗剂期间需监测、记录血压、心率、出入量,当心率低于55次/分时及时减量,避免液体潴留和心力衰竭加重,剂量调整应缓慢。

案例四

（一）案例回顾

【主诉】

心悸1年余,加重伴头晕4个月。

【现病史】

患者,女,64岁,1年半前出现活动后心悸,前胸壁至颈部紧缩感,无胸闷、胸痛及肩背部放射痛,每次约步行200 m后发作,持续时间不等,休息后自行缓解。至当地医院就诊,建议行冠状动脉造影。患者拒绝。2016年12月患者心悸加重,伴头晕及四肢乏力,头晕持续约数秒钟后缓解,无胸闷、胸痛,无气喘、呼吸困难,双下肢不肿。2017年1月11日至门诊就诊,行CTA示左前降支近段少许软斑块形成伴管腔轻度狭窄,心包腔少量积液。予以比索洛尔、辛伐他汀及阿司匹林治疗,症状未见明显好转。外院行动态心电图提示全程窦性心律,平均心率70次/分,房性期前收缩320次,频率96～129次/分。室性期前收缩1 622次,呈多源性,偶呈插入型,成对室性期前收缩29次,室性心动过速3次。时见交界性、室性逸搏及逸搏心率,长R–R间期≥2.0有13次,均为窦性停搏,交界性逸搏及室性逸搏,其中长R–R间期4.184 s。今为求进一步诊治,收入住院。

【既往史】

否认。

【社会史、家族史、过敏史】

有青霉素过敏。

【体格检查】

T 36.3 ℃,P 72次/分,R 20次/分,BP 168/101 mmHg。

神志清晰,精神尚可,呼吸平稳,营养中等,表情自如,发育正常,自主体位,应答流畅,查体合作。

【实验室检查及其他辅助检查】

1. 实验室检查

(1)血常规:WBC 7.73×10^9/L,NEUT% 63.2%,RBC 4.71×10^{12}/L,Hb 133 g/L,PLT 201×10^9/L;K^+ 3.4 mmol/L。

(2)生化检查:cTnT 0.128 ng/mL,NT–proBNP 4 134 pg/mL,PT 61.0 s,ALT 115 U/L,AST 79 U/L,其他无异常。

2. 其他辅助检查

(1)心电图:$V_1 \sim V_3$呈QS型,$V_2 \sim V_6$导联T波低平、浅倒置。

(2)心脏MRI:左房增大,左室舒张受限,心肌广泛纤维化,考虑非缺血性心肌病(限制性心肌病)可能。

【诊断】

(1)拟限制型心肌病。

(2)病态窦房结综合征。

(3)室性心律失常。

【用药记录】

1. 利尿　呋塞米片 20 mg p.o. q.d.；螺内酯片 20 mg p.o. q.d.。

2. 改善心肌重构　培哚普利片 4 mg p.o. q.d.。

3. 抗心律失常　盐酸索他洛尔片 80 mg p.o. b.i.d.；毛花苷丙注射液 0.4 mg i.v. q.d.。

4. 保护胃黏膜　奥美拉唑肠溶胶囊 20 mg p.o. q.d.。

5. 补钾　氯化钾缓释片 1 片 p.o. t.i.d.。

【药师记录】

入院第2天：患者行心电遥测示 HR 150～180次/分，查心电图示 HR 157次/分，心房扑动、Ⅱ度Ⅱ型房室传导阻滞，BP 116/84 mmHg，无胸闷、胸痛，无气喘、呼吸困难、头晕、心慌等，予毛花苷丙注射液控制心室率治疗，密切观测心电遥测。

入院第4天：患者行右冠状动脉造影，见右冠管壁光滑，未见明显狭窄；注意局部渗血情况和生命体征监测。

入院第6天：BP 113/80 mmHg。患者神清、气平，一般情况尚可，入院后查游离轻链比 16.433、游离轻链 KAPPA 516.000 mg/L、游离轻链 LAMDA 31.400 mg/L；免疫固定电泳阴性；心脏 MRI 示左房增大，左室舒张受限，心肌广泛纤维化，考虑非缺血性心肌病（限制性心肌病）可能。室间隔肥厚，心包极少量积液。完善骨髓穿刺术及脂肪活检，请血液科会诊排除骨髓瘤，继续目前治疗方案。

入院第8天：行起搏器植入术。已与患者家属反复交代存在猝死风险，患者家属表示知情理解。

入院第9天：患者神清、气平，一般情况尚可，无明显胸闷、胸痛，伤口无出血、渗血等。考虑患者目前心功能尚稳定，准予出院。

出院带药：呋塞米片 20 mg p.o. q.d.；螺内酯片 20 mg p.o. q.d.；盐酸索他洛尔片 80 mg p.o. b.i.d.；奥美拉唑肠溶胶囊 20 mg p.o. q.d.；培哚普利片 4 mg p.o. q.d.。

（二）案例解析

【利尿治疗】

限制型心肌病患者由于舒张期无充盈的限制导致心率增加，使心排血量增加的能力受损。随着疾病的进展，水肿加重，可包括外周水肿、肝大、腹水及全身水肿。利尿剂的应用可减少循环血容量，减轻心脏的前负荷而改善左室功能。患者入院后心肌MRI提示考虑限制型心肌病，给予利尿剂呋塞米和螺内酯治疗，患者血钾偏低，给予氯化钾补钾治疗。

临床药师观点：患者为中年女性，患者近期心电图提示 $V_1 \sim V_3$ 导联呈 qs 型改变，$V_2 \sim V_6$ 导联 T 波浅倒置，心肌MRI提示考虑限制型心肌病，舒张功能障碍，给予利尿剂呋塞米和螺内酯治疗合理。目前限制性心肌病主要以改善患者症状为主，尚无其他特殊治疗。螺内酯为醛固酮受体拮抗剂，循证医学证据显示螺内酯可以抑制心力衰竭患者的RAS系统，阻止细胞外基质重塑，从而改善心力衰竭患者的预后。

【抗心律失常治疗】

β 受体阻滞剂可降低心率，心率增快是每搏输出量相对固定的患者增加心排出量唯一的途径。β 受体阻滞剂能减慢心率，延长心室充盈时间，减少心肌耗氧量，降低室壁张力，从而有利于改善心室舒张功能。索他洛尔兼有 Ⅱ 类和 Ⅲ 类抗心律失常药物特性，属非心脏选择性，无内在拟交感活性类 β 受体阻滞剂，有 $β_1$、$β_2$ 受体阻滞作用，并能延长心肌动作电位，有效不应期及 Q–T 间期，抑制窦房结、房室结传导时间，并延长房室旁路的传导。

临床药师观点：患者在住院期间心电遥测有发生心房扑动，静脉推注毛花苷丙注射液是合理的。

【改善心肌重构治疗】

患者心肌磁共振和病理结果证实为限制型心肌病，通过稳定和（或）逆转心肌重构，干预肾素-血管紧张素-醛固酮系统及肾上腺神经系统过度激活的药物可以缓解EF降低的心力衰竭患者的症状。ACEI可通过拮抗将血管紧张素Ⅰ转化为血管紧张素Ⅱ酶的作用,从而达到干预RAS激活的效果。

临床药师观点:限制型心肌病缺乏特异性治疗方法,其治疗原则包括缓解临床症状、改善心脏舒张功能,纠正心力衰竭,以及针对原发病的治疗。患者心肌MRI提示左房增大,左室舒张受限,心肌广泛纤维化故有使用ACEI类的指征,建议在早期即可使用。在使用前应注意利尿剂已维持在最合适剂量,患者在使用培哚普利前已使用螺内酯和呋塞米利尿剂,避免了水钠潴留。

（三）药学监护要点

（1）患者限制型心肌病,心功能Ⅲ级,记录患者24 h出入量、体重等变化。

（2）监测患者的心电图,有无心律失常的发生。

（3）监测体温、血压、心率、血常规、肝肾功能、电解质、心肌标志物等。

（4）患者服用培哚普利片期间应严密观察病情,注意患者的血压,肝肾功能及电解质情况,由于患者同时使用了螺内酯特别注意患者的血钾水平,容易出现高钾血症,除此之外观察患者用药初期是否会出现干咳等不良反应。

（5）利尿剂长期维持期间,应根据液体潴留情况随时调整剂量。每日体重的变化是最可靠的监测利尿剂效果和调整利尿剂剂量的指标。严密观察不良反应的出现,如电解质紊乱、症状性低血压,以及肾功能不全,避免降低心室充盈而影响心排出量。

（6）使用β受体拮抗剂期间需监测血压、心率、出入量的记录,避免液体潴留和心力衰竭加重,剂量调整应缓慢。患者有病窦综合征,在装起搏器前如果HR < 55次/分应提醒医生减量。与β阻滞剂作用相关不良反应有心动过缓、低血压、支气管痉挛。注意患者是否有乏力、气短、眩晕、恶心、呕吐、皮疹等。严重的不良反应是致心律失常作用,可表现为原有心律失常加重或出现新的心律失常。

197

第三节 案例评述

一、临床药学监护要点

（一）利尿治疗

对终末期扩张型心肌病和限制性心肌病及肥厚型心肌病的治疗主要是抗心力衰竭治疗。心力衰竭的常规药物治疗主要包括利尿剂或ARB和β受体阻滞剂，必要时加用地高辛。

1. 适应证与禁忌证的审核 噻嗪类利尿剂通过抑制远曲小管Na^+/Cl^-共同转运体，阻断远曲小管溶质的摄取，尿液中Na^+、Cl^-和K^+的浓度增加，游离水清除率加大，可引起低钠血症，尤其是老年人。在使用利尿剂期间密切监护患者的电解质，及时纠正代谢性酸中毒或代谢，高钾血症的发生，尤其是当使用保钾利尿剂的同时使用ACEI时。一般情况下，不要将钾剂与保钾利尿剂或ACEI合用，密切监测肾功能。

2. 药物的选择 可选用噻嗪类利尿剂、袢利尿剂、保钾利尿剂。各种利尿剂作用机制、对肾单位的作用部位和利尿形式（溶质或水利尿）的不同，根据患者的病理生理情况选择，可以联合使用。

3. 剂量和给药途径的确定 利尿剂应从低剂量开始，逐渐加量。对于肾功能正常的收缩性心力衰竭患者，呋塞米的起始剂量一般是40 mg，而要达到足够的利尿作用则往往需要增加剂量到

80 ～ 160 mg。虽然呋塞米是最常用的袢利尿剂,但其口服生物利用度为40% ～ 79%。而布美他尼或托拉塞米的口服生物利用度较高。除了托拉塞米,常用的袢利尿剂都是短效的(< 3 h),因此,通常需要每天给药至少两次。

4. 给药注意事项　有些患者在利尿剂治疗期间可能会出现低血压或氮质血症。虽然在这些患者中利尿速度应放缓,但利尿剂仍应维持在一个较低的水平,直到容量正常,因为持续的容量负荷过重可能会影响一些神经激素拮抗剂的疗效。过度使用利尿剂会导致血压下降、运动耐量降低、疲劳感增加及肾功能受损。在容量不足的患者中,低血压症状通常能够通过减少利尿剂的剂量或使用次数得到缓解。

(二)干预肾素–血管紧张素–醛固酮系统治疗

通过稳定和(或)逆转心肌重构,干预肾素–血管紧张素–醛固酮系统及肾上腺神经系统过度激活的药物可以缓解EF降低的心力衰竭患者的症状。所有符合适应证、无禁忌证的患者均应给予ACEI治疗,起始治疗1 ～ 2周后监测血压、血钾和肾功能,以后定期复查。如果肌酐增高少于30%,为预期反应,无须特殊处理,但应加强监测。如果肌酐增高在30% ～ 50%,应减量或停用。当患者从慢性心力衰竭转变为急性心力衰竭导致血流动力学不稳定时,应及时停用ACEI类药物。

所有符合适应证、无禁忌证的患者,应常规在利尿剂和ACEI基础上加用 β 受体阻滞剂,应用低或中等剂量ACEI时即可及早加用 β 受体阻滞剂,循证医学已经证实有效的 β 受体阻滞剂有琥珀酸美托洛尔、比索洛尔、卡维地洛。心动过缓(心率低于60次/分)、Ⅱ度及以上房室阻滞(除非已安装起搏器)患者。有明显液体潴留,需大量利尿者,暂时不能应用。从小剂量开始(琥珀酸美托洛尔12.5 mg/d、比索洛尔1.25 mg/d b.i.d.)。监测低血压:一般在首剂或加量的24 ～ 48 h发生。液体潴留和心力衰竭恶化:

起始治疗前,应确认患者已达到干体重状态。如在3 d体重增加超过2 kg,立即加大利尿剂用量。如病情恶化,可将剂量暂时减量或停用。但应避免突然撤药。病情稳定后需再加量或继续应用。心动过缓和房室阻滞:如心率低于55次/分,或伴有眩晕等症状,或出现Ⅱ、Ⅲ度房室阻滞,应将β受体阻滞剂减量。

(三) 强心治疗

地高辛需采用维持量疗法,0.125 mg/d。70岁以上,肾功能减退者宜用0.125 mg q.d.或q.o.d.。用药期间应注意查血压、心率及心律;心电图;心功能;电解质,尤其钾、钙、镁;肾功能。定期测地高辛的浓度,建议血清地高辛的浓度范围为0.5 ～ 1.0 ng/mL。

(四) 扩血管治疗

心源性休克者应及时补充血容量,血压仍不稳定者可给予血管活性药物如多巴胺、多巴酚丁胺等,并在血流动力学监测下调整补液量和药物剂量。血流动力学稳定的心力衰竭患者可使用利尿剂、ACEI或ARB等,注意监测血压、电解质、肾功能等,最优治疗后仍存在持续心力衰竭症状者应使用醛固酮受体拮抗剂,应用地高辛须谨慎,用量宜偏小。有高度房室传导阻滞、窦房结功能损害出现晕厥或明显低血压者可用临时心脏起搏器。期前收缩频发或多源性且有症状者,影响生活和工作时或存在恶性心律失常风险者需使用抗心律失常药物,胺碘酮用药期间需注意监测电解质、肝肾功能、甲状腺功能、心电图、胸片和眼底检查等。

(五) 抗栓治疗

DCM患者扩大的心腔内形成附壁血栓很常见,栓塞是本病的常见并发症,因此应积极预防栓塞。对于有心房颤动或已经有附壁血栓形成和发生栓塞的患者必须长期抗凝治疗,口服华法林,目标INR为2.0～2.5。

二、常见用药错误归纳与要点

（一）利尿剂治疗时机不合适

一般在利尿剂充分治疗后，加用其他抗心力衰竭药物，避免其他药物引起的水钠潴留，加重心力衰竭。

（二）配伍禁忌或相互作用未重视

抗心律失常药容易引起心律失常，尤其联合用药时容易引起Q-T间期延长。

（三）给药剂量不合适

β受体阻滞剂在心力衰竭患者中使用剂量差异较大，应根据不同患者的具体情况给予不同的剂量。在患者能够耐受的最大剂量情况下加大剂量，有益于患者的预后。

（四）给药速度不合适

多巴胺和多巴酚丁胺一般使用微泵，滴速不宜过快以免发生不良反应。

第四节 规范化药学监护路径

　　原发性心肌病的治疗目前缺乏大规模的临床研究和针对性的指南和共识,为确保患者用药安全有效,临床药师需按照个体化治疗的原则,并参照病毒性心肌炎临床路径中的临床治疗模式与程序,建立病毒性心肌炎治疗的药学监护路径,开展规范有序的药学监护工作(表6-1)。

表6-1　原发性心肌病药学监护路径

患者姓名:_____　　　性别:_____　　　年龄:_____

门诊号:_____　　　住院号:_____

住院日期:____年____月____日

出院日期:____年____月____日

标准住院日:7～10 d

时　间	住院第1天	住院第2天	住院第3天	住院第4～7天	出院日
主要诊疗工作	□药学问诊(附录1) □用药重整	□药学评估(附录2) □药历书写(附录3)	□治疗方案分析 □完善药学评估 □制订监护计划 □用药宣教	□医嘱审核 □疗效评价 □不良反应监测 □用药注意事项	□药学查房 □完成药历书写 □出院用药教育

时 间	住院第1天	住院第2天	住院第3天	住院第4～7天	出院日
重点监护内容	□ 患者信息 □ 既往病史评估 □ 药物适应证、禁忌证评估 □ 药物相互作用审查 □ 其他药物治疗相关问题	□ 病情评估 □ 抗心力衰竭药物治疗评估 □ 改善心肌能量代谢治疗方案评估 □ 抗心律失常药物治疗方案评估 □ 改善心功能药物治疗方案评估 □ 其他治疗方案评估 □ 药物相互作用评估 □ 用药依从性评估 □ 药物不良反应监测 治疗风险和矛盾 □ 肝肾功能 □ 出、凝血风险 □ 心功能 □ 过敏体质 □ 胃肠功能 □ 其他	改善心肌能量代谢治疗 □ 维生素C □ 辅酶Q10 □ 曲美他嗪 □ FDP □ 其他 心律失常药物治疗 □ 胺碘酮 □ β受体阻滞剂 □ 异丙肾上腺素 □ 其他 改善心功能药物治疗 □ 利尿剂 □ ACEI □ ARB □ 醛固酮受体拮抗剂 □ 扩血管药物 □ 地高辛 □ 其他 其他对症治疗 □ 抑酸治疗 □ 保肝治疗 □ 其他医嘱	病情观察 □ 参加医生查房,注意病情变化 □ 药学独立查房,观察患者药物反应,检查药物治疗相关问题 □ 查看检查、检验报告指标变化 □ 检查患者服药情况 □ 药师记录监测指标 □ 症状 □ 监测体温、血压、心率等 □ 出入水量 □ 血、尿、粪常规、粪隐血 □ CRP、血沉 □ 血气分析（必要时） □ 病毒抗体检测 □ 肝肾功能 □ 心肌标志物 □ BNP或NT-proBNP □ 电解质 □ 心电图 □ 超声心动图 □ 胸片	治疗评估 □ 不良反应 □ 支持治疗 □ 并发症 □ 既往疾病 出院教育 □ 正确用药 □ 患者自我管理 □ 定期门诊随访 □ 监测血、尿、粪常规和粪隐血、肝肾功能、电解质、血糖、血脂、血压、心率、ECG等
病情变异记录	□ 无 □ 有, 原因: 1. 2.	□ 无 □ 有, 原因: 1. 2.	□ 无 □ 有, 原因: 1. 2.	□ 无 □ 有, 原因: 1. 2.	□ 无 □ 有, 原因: 1. 2.
药师签名					

范琳琳

第六章 原发性心肌病

第七章

心脏瓣膜病

第一节 疾病基础知识

【病因和发病机制】

心脏瓣膜病（valvular heart disease，VHD）是心脏瓣膜和（或）周围组织发生解剖结构或功能上异常的心血管疾病。该病渐进性加重，单纯药物治疗不能阻止疾病进展，最终导致顽固性心力衰竭甚至死亡。

1. 病因　VHD是先天性发育畸形，或由各种获得性病变如风湿热、黏液变性、退行性改变、缺血性坏死、感染或创伤等引起。

2. 发病机制　单个或多个心脏瓣膜急性或慢性狭窄和（或）关闭不全，导致心脏血流动力学显著变化，引起心脏功能损害。

【诊断要点】

1. 临床表现

（1）症状：常表现心慌、劳力性呼吸困难、端坐呼吸、疲乏、黑矇或晕厥、活动耐力显著下降，咯血和栓塞较少见。晚期见肝淤血、肿大、触痛、水肿等。急症者见急性心力衰竭、心绞痛等。

（2）体征：心脏增大、心音改变、杂音、心律失常、心力衰竭、心绞痛、二尖瓣面容等。

2. 实验室检查及其他辅助检查

（1）实验室检查：血常规、血沉、心肌生化标志物、血清抗链球菌抗体等。

（2）影像学检查：X线、心电图、超声心动图、心导管等检查。

【治疗】

1. 治疗原则 VHD的治疗关键是修复瓣膜损伤,通过药物治疗、手术和介入治疗达到预防及控制治疗诱发疾病发展因素,缓解临床症状甚至逆转某些VHD进展,改善心功能,延长患者生命。

2. 治疗方法

(1)一般治疗:避免剧烈体力劳动,限制钠盐摄入和定期复查。

(2)抗风湿:主要对有风湿活动者积极预防链球菌感染、治疗风湿活动及预防感染性心内膜炎,主要药物有青霉素、非固醇类抗炎药、糖皮质激素等。

(3)抗凝治疗:风湿性二尖瓣病伴心房颤动患者长期应用华法林进行抗凝治疗,而有体循环和(或)肺循环栓塞时可加用抗血小板药物;风湿性二尖瓣病伴正常窦律者视左房直径或是否并发左房血栓推荐华法林治疗或不抗栓治疗;对于所有置换机械性人工心脏瓣膜患者推荐长期华法林治疗,早期可联合普通肝素或低分子量肝素,而生物性瓣膜可缩短至3～12个月。

(4)心力衰竭治疗:减少钠的摄入合并利尿剂以增加钠排泄;血管紧张素转化酶抑制剂(ACEI),β受体阻滞剂,血管扩张剂如硝普钠、硝酸酯类及洋地黄等可增加左室衰竭前后向心排血量,但正性肌力药仅用于快速心房颤动的患者而对二尖瓣狭窄(MS)引起的肺水肿无益,β受体阻滞剂也应避免用于主动脉狭窄(AS)患者。

(5)抗心律失常:β受体阻滞剂或非二氢吡啶类CCB如地尔硫䓬、维拉帕米可治疗快速房性心律失常或维持窦律,而MS合并新近发生心房颤动患者应先药物治疗或电击转复窦性心律;地高辛可缓解快速心房颤动症状,但无益于窦性心律的单纯MS患者。

(6)缓解心绞痛:硝酸酯类及β受体阻滞剂可以选择。

(7)抗高血压治疗:谨慎选降压药物,且应注意低血压。

(8)介入治疗与外科手术。

第二节 经典案例

案例一

（一）案例回顾

【主诉】

瓣膜成形术后4年,活动后胸闷2年。

【现病史】

患者,女,61岁,4年前因心悸、气短入院诊断为"退行性心脏瓣膜病",行二、三尖瓣成形术(MVP+TVP),手术顺利,术后患者恢复良好。两年前患者出现活动后胸闷,偶伴头晕,休息后可缓解。患者未遵医嘱规律服用利尿药,2年来时有夜间不能平卧,双下肢及颜面水肿,服用氢氯噻嗪及螺内酯后症状可缓解,无端坐呼吸,无胸痛,无咳嗽、咳痰,无发热、恶心、呕吐等。自发病来精神可,饮食、睡眠良好。体重无明显变化,二便正常。

【既往史】

6年前因甲状腺瘤行 I^{131} 治疗。

【社会史、家族史、过敏史】

生于安徽省,久居该地,无疫源接触史,无粉尘及有毒化学物品、放射性物质接触史,无吸烟饮酒史,无冶游史。兄弟姐妹健在,否认家族型遗传病。否认过敏史。

【体格检查】

T 36.5℃,P 55次/分,BP 162/82 mmHg。

双肺叩诊音清,未闻及干、湿啰音。心前区无隆起,心尖搏动未见异常,心浊音界未见异常,HR 55次/分,律不齐,二尖瓣、三尖瓣听诊区可闻及收缩期Ⅱ～Ⅲ/6级吹风样杂音,主动脉瓣听诊区杂音不明显,余听诊区未闻及病理性杂音,无心包摩擦音。

【实验室检查及其他辅助检查】

1. 实验室检查

(1) 血常规:WBC 4.33×10^9/L,NEUT 2.07×10^9/L,MONO 8.8%;HCT 33.5%(↓),BNP 126.0 pg/mL(↑),GLU 5.2 mmol/L。

(2) 生化检查:ALT 11 U/L,AST 18 U/L,TBIL 17.4 μmol/L(↑),DBIL 11.5 μmol/L(↑),Na^+ 146 mmol/L,K^+ 4.6 mmol/L,TP 66 g/L,ALB 42 g/L,Cr 74 μmol/L,UA 0.3 mmol/L,BUN 8.0 mmol/L(↑)。凝血功能未见异常。

2. 其他辅助检查

(1) 胸片:两肺纹理清,肺内未见异常密度影;心脏术后改变,心影增大。

(2) 心电图:心房颤动;不完全性右束支传导阻滞。

(3) 冠状动脉CT:RCA近段见硬斑及少许软斑形成,管腔无明显狭窄;LAD近段混合斑,管腔轻度狭窄;LCX中段管壁钙斑,管腔未见明显狭窄。

(4) 超声心动图:二、三尖瓣成形术后,二、三尖瓣重度关闭不全,主动脉瓣重度关闭不全。

【诊断】

(1) 心脏瓣膜病:二、三尖瓣成形术后;二尖瓣重度关闭不全;三尖瓣重度关闭不全;主动脉瓣重度关闭不全。

(2) 心房颤动。

(3) 心功能不全,NYHA Ⅲ级。

(4) 冠状动脉粥样硬化

【用药记录】

1. 抗凝　华法林钠片 5 mg p.o. q.n. (d11-14)。

2. **降压** 贝那普利片10 mg p.o. q.d.(d1~5);贝那普利片10 mg p.o. b.i.d.(d8~14)。

3. **利尿** 呋塞米片20 mg p.o. b.i.d.;螺内酯片20 mg p.o. b.i.d.;氯化钾缓释片1 g p.o. b.i.d.(d1~5,d7~14);0.9%氯化钠注射液10 mL+呋塞米注射液100 mg微泵q2h.(d7~9)。

4. **控制心率** 5%葡萄糖注射液17 mL+胺碘酮注射液150 mg微泵q2h.(d6~8)。

【药师记录】

入院第2天:静息下无不适主诉,继续原方案治疗。

入院第6天:停止贝那普利片降压治疗,全身麻醉体外循环下行Re-DVR(双瓣置换术)+TVP+左心耳缝扎术,术前0.5 h头孢呋辛钠注射液3 g i.v. 预防感染,兰索拉唑片保护胃黏膜,胺碘酮注射液控制心率等,加用维持内环境稳定药物。

入院第7天:术后第1天,T 39℃,SpO$_2$ 98%~100%,全天尿量4 610 mL,WBC 14.03×10^9/L(↑),HCT 30.3%(↓),NEUT% 92.1%(↑),PLT 100×10^9/L、Hb 98 g/L(↓),ALB 42 g/L,LDH 610 U/L(↑),ALT 15 U/L,GLU 11.5 mmol/L(↑),Cr 99 μmol/L,切口无明显红肿渗出。加用人工合成胰岛素降糖,盐酸托烷司琼注射液5 mg i.v. q.d.术后止吐,氢化可的松琥珀酸钠注射剂抗炎。

入院第8天:主诉有恶心感,余无明显不适。WBC 21.08×10^9/L(↑),HCT 29.0%(↓),NEUT% 93.0%(↑),PLT 69×10^9/L(↓),Hb 94 g/L(↓),ALB 47 g/L,LDH 610 U/L(↑),ALT 16 U/L,GLU 15.6 mmol/L(↑),Cr 111 μmol/L(↑),TBIL 17.0 μmol/L,cTn 3.290 ng/mL(↑)。开始卡托普利片10 mg p.o. b.i.d.降压治疗,重组人白介素-11注射剂1.5 mg i.h. q.d.升高血小板。

入院第11~12天:无不适,双下肢轻微水肿,T 36.8℃,HR 64次/分,余未见异常,拔除胸管,开始华法林钠片5 mg p.o. q.n.抗凝治疗,第2天华法林钠片3.75 mg p.o. q.n.。

入院第14天:无不适,T 36.5℃,P 78次/分,R 18次/分,BP

133/70 mmHg, PT 28.2 s(↑), INR 2.6(↑)。华法林钠片减量至 1.875 mg p.o. q.n., 2 d后复查INR 1.6,准予出院。

出院带药:华法林钠片1.875 mg p.o. q.n.;呋塞米片20 mg p.o. b.i.d.;螺内酯片20 mg p.o. b.i.d.;氯化钾缓释片1 g p.o. b.i.d.;贝那普利片10 mg p.o. b.i.d.。

(二)案例解析

【降压治疗】

围手术期高血压明显增加心、脑血管事件及死亡率,良好高血压管理可减少并发症、降低死亡率及总住院费用。根据《2016年围手术期高血压患者管理专家共识》,轻、中度高血压患者手术并不增加围手术期心血管并发症发生的风险,术中不予降压处理。血压控制目标:一般认为患者年龄≥60岁,血压控制目标<150/90 mmHg;患者年龄<60岁,控制目标为<140/90 mmHg。血压控制以保证重要脏器灌注,降低心脏后负荷,维护心功能为原则。患者入院血压处低危值,应用ACEI类药物降压治疗,但不宜用短效制剂如卡托普利。

临床药师观点:该患者为老年女性,61岁,虽无高血压病史,但入院BP 162/82 mmHg,术前多次监测血压,波动在(130~150)/(58~80)mmHg,低危,根据围手术期高血压患者管理专家共识,手术中可不予降压处理,但共识提到术前可继续服用β受体阻滞剂和钙通道阻滞剂降压,停用ACEI及血管紧张素受体拮抗剂(ARB),此处应用ACEI不合理。患者术后加用升压药物,可服用贝那普利控制血压,服药期间密切监测血压变化,随时调整。

【抗凝治疗】

使用机械瓣或人工生物瓣进行手术修复是VDH常见治疗方法,血栓形成、栓塞并发症、凝血相关的出血则是目前VDH术后造成发病和死亡的最普遍因素,使用机械瓣的患者,该风险会伴随终生,另外VHD患者(尤其是涉及二尖瓣的)常发生心律不齐,如心房颤动,故大部分患者需终身接受抗凝治疗。美国胸科医师学会（ACCP）和美国心脏病学会（ACC）/美国心脏病协会（AHA）发布的指南推荐,使用维生素K拮抗剂（VKA）华法林进行抗凝治疗,抗凝不足易引起栓塞疾病,过量易引起出血,需要定期监测PT/INR值,及时调整用量。

临床药师观点:患者DVR术后,需终身服用抗凝药物华法林钠片,用药期间定时服药,定期监测INR,控制在2.0～2.5。目前华法林钠片剂量1.875 mg,INR值为1.7,未达标,建议患者出院后调整剂量为2.5 mg,2 d后复查INR值。INR稳定后可逐渐减少监测次数至每周1次,至每月1次,最多不超过3个月1次。生活中注意是否有出血倾向。饮食方面注意营养均衡,尤其是绿色蔬菜等含维生素K含量较多的饮食均衡;做有创性检查（胃镜或支气管镜检查）或拔牙等需要告知医师等。

【心力衰竭预防治疗】

洋地黄或其他正性肌力药物、血管扩张药和利尿药常用于治疗心力衰竭。心脏术后早期心功能尚未完全恢复,进水量控制不佳容易导致水钠潴留,故控制饮水量,保持适度口干状态,减轻心脏负荷,预防心力衰竭。

临床药师观点:该患者2年来,时有夜间不能平卧,双下肢及颜面水肿,给予呋塞米及螺内酯利尿,减轻水肿症状及心脏负荷。呋塞米为高效利尿药,通过抑制肾小管髓袢厚壁段对NaCl的主动重吸收,导致水、Na^+、Cl^-排泄增多,Na^+重吸收减少,远端小管Na^+浓度升高,促进Na^+-K^+和Na^+-H^+交换增加,K^+和H^+排出增多,故呋塞米有较强的失钾、失钠作用。螺内酯为保钾利尿药,可减少呋塞米的失钾作用。另外加用氯化钾缓释片避免呋塞米引起的低钾血症。

（三）药学监护要点

（1）出血及血栓:服用华法林期间观察是否有出血征兆（有无瘀斑、紫癜、牙龈出血、鼻出血、眼底出血）,同时也需注意血栓的症状,如无缘由剧烈头痛、四肢麻木、肢端水肿等,如有上述症状,应立即复查PT/INR值。

(2)监测电解质:低钾和低钠最常见,低钾引起心律失常,可能加重心房颤动的发生,还可引起乏力,肠蠕动紊乱等;低钠则可引起倦怠、嗜睡、烦躁等。

(3)咳嗽:ACEI类降压药使用期间,若有严重咳嗽应告知医师或药师,调整治疗方案。

(4)滴速:含钾注射液静脉滴注时需减慢滴速,减少静脉刺激,以免引起心跳过缓甚至心脏停搏。

(5)血管活性药物需单独配制,现配现用。扩血管药物和缩血管药物不能共用静脉管道,避免相互作用。

案例二

(一)案例回顾

【主诉】

活动后胸闷5个月。

【现病史】

患者,女,42岁,5个月活动后胸闷,伴咳嗽、咳白色黏痰,休息后可自行缓解,无发热,无痰中带血,无胸骨后压榨性疼痛,无腹痛、腹胀,无恶心、呕吐,无呕血、便血,夜间能平卧,无夜间阵发性呼吸困难,无下肢水肿,无头晕、晕厥,于当地医院门诊治疗5 d后咳嗽未见好转,住院治疗15 d,予抗菌药物治疗(具体不详),无明显好转,为进一步治疗入院。病程中精神状态良好,食欲正常,睡眠可,二便正常,体重无明显变化。

【既往史】

否认。

【社会史、家族史、过敏史】

生于江西省,久居本地,无疫源接触史,无粉尘及有毒化学物品、放射性物质接触史,无吸烟饮酒史,无冶游史。已婚已育,配偶及儿子均体健。父母健在,兄弟姐妹健在,否认家族型遗传病。否认过敏史。

【体格检查】

T 36.3℃,P 80次/分,BP 115/81 mmHg。

双肺叩诊清音,未闻及干、湿啰音,无胸膜摩擦音。心前区无隆起,心界不大,HR 96次/分,律不齐,S_1增强,二尖瓣听诊区可闻及Ⅱ/6舒张期隆隆样杂音,无心包摩擦音。

【实验室检查及其他辅助检查】

1. 实验室检查　生化检查、血常规、尿常规及粪常规均正常。

2. 其他辅助检查　心电图示心房颤动伴快心室率;超声心动图示风湿性心脏瓣膜病,二尖瓣重度狭窄(瓣口面积0.9 cm²),左房增大(左房容积67 mL),左心室收缩功能正常(FS 33%,EF 63%)。

【诊断】

(1)风湿性心脏瓣膜病:二尖瓣重度狭窄。

(2)心房颤动。

(3)心功能不全,NYHA Ⅱ级。

【用药记录】

1. 抗凝　华法林钠片5 mg p.o. q.n.(d10-15)。

2. 利尿　呋塞米片20 mg p.o. b.i.d.;螺内酯片20 mg p.o. b.i.d.;氯化钾缓释片1 g p.o. b.i.d.(d1-4,d6-15)。

3. 控制心率　5%葡萄糖注射液17 mL+胺碘酮注射液150 mg 微泵 q2h.(d5-7)。

4. 扩张血管　硝酸甘油注射液20 mg 微泵 q2h.(d5-7)。

5. 改善睡眠　地西泮片5 mg p.o. q.n.(d10-15)。

【药师记录】

入院第1天:患者中年女性,有手术适应证,完善相关检查,安排手术;药物对症治疗,缓解咳嗽症状。

入院第5天:全身麻醉体外循环下行二尖瓣置换术(MVR)(25 mm进口STJ双叶机械瓣),术前0.5 h头孢呋辛钠预防感染,术后维持血压、心率、血糖、电解质、呼吸及容量稳定，兰索拉唑注射液抑制胃酸、保护胃黏膜，盐酸丙帕他莫注射液止痛，0.9%氯化钠输液 50 mL+盐酸右美托咪定注射液 0.4 mg+咪达唑仑注射液 20 mg 微泵 q.d. 镇静；临时加用0.9%氯化钠输液100 mL+氢化可的松琥珀酸钠注射液150 mg iv.gtt b.i.d. 减轻炎症反应。

入院第6天：术后第1天，T 36.8℃，SpO$_2$ 98%～100%，全天尿量2 570 mL，WBC 13.17×10^9/L（↑），HCT 33.3%（↓），NEUT% 88.3%（↑），TBIL 29.5 μmol/L（↑），CB 14.6 μmol/L（↑），A/G 1.39（↓），LDH 868 U/L（↑），AST 122 U/L（↑），GLU 11.3 mmol/L（↑），BUN 11.1 mmol/L（↑），Cr 136 μmol/L（↑），切口无明显红肿渗出。加用氟比洛芬酯注射液100 mg i.v. q.d. 镇痛。

入院第10天：病情平稳，T 36.8℃，BP 120/66 mmHg，HR 100次/分，睡眠欠佳，拔除胸管，开始华法林钠片 5 mg p.o. q.n. 抗凝治疗，给予地西泮片 5 mg p.o. q.n. 改善睡眠。

入院第12～13天：一般情况可，PT 38.4 s（↑），INR 4.1（↑）。予维生素K$_1$注射液逆转华法林作用并停药1 d，复查PT 26.8 s（↑），INR 2.5。华法林钠片剂量减至1.25 mg p.o. q.d.。

入院第15天：无特殊不适，复查PT 17.0 s，INR 1.4。停用地西泮后华法林钠片剂量增至1.875 mg p.o. q.n.。

入院第17天：复查超声心动图未见异常，复查INR 1.7，患者目前病情平稳，准予出院。

出院带药：华法林钠片 2.5 mg p.o. q.n.；胺碘酮片 200 mg p.o. b.i.d.；地高辛片 0.125 mg p.o. q.d.；呋塞米片 20 mg p.o. b.i.d.；螺内酯片 20 mg p.o. b.i.d.；氯化钾缓释片 1 g p.o. b.i.d.；健脾生血颗粒 10 g p.o. b.i.d.。

（二）案例解析

【抗凝治疗】

根据《ACCP和ACC/AHA指南》建议心脏瓣膜病术后患者使用维生素K拮抗剂（VKA）华法林进行抗凝治疗，华法林的量效关系受遗传和环境因素影响,抗凝不足易引起栓塞疾病,过量易引起出血,所以服药期间需定期监测PT/INR值来判断抗凝效果,其中环境因素包括药物、饮食及各种疾病状态。服药期间出现轻微出血而INR在目标范围内时,不必立即停药或减量,应寻找原因,并加强监测;若出现与华法林相关的严重出血,首先应该立即停药,输凝血酶原复合物迅速逆转抗凝,还需要静脉注射维生素K_1 5 ~ 10 mg。

临床药师观点:该患者为中年女性,有手术适应证,全身麻醉体外循环下行MVR(25 mm进口STJ双叶机械瓣),术后需终身服用抗凝药物华法林,INR目标值控制2.0 ~ 2.5。华法林起效时间36 ~ 72 h,初始给予负荷剂量5 mg,第3天监测INR,之后每隔1 d监测INR,根据INR值调整华法林剂量。

患者服药期间睡眠不佳,予以地西泮辅助睡眠,地西泮为苯二氮䓬类镇静催眠药,血浆蛋白结合率高达99%,可置换华法林与血浆蛋白的结合,增强华法林作用,不宜同服,必须同服时应积极监测INR值,减少不良反应。

患者术后第10天,首次给予华法林钠片5 mg p.o. q.n.,同时给予地西泮片5 mg p.o. q.n.改善睡眠。华法林钠片剂量过大,服药后复查INR 4.1,但无出血情况,予以肌内注射维生素K_1 5 mg迅速逆转华法林作用,停药1 d,隔天复查INR以调整华法林钠片用量。

【预防肺部并发症】

肺部并发症是胸心外科围手术期最常见的并发症,不同程度影响术后患者的预后。胸外科手术前应对患者进行气道炎症及肺部并发症风险评估,应保持患者呼吸道的通畅,及时清除呼吸道的分泌物,增强纤毛摆动,适当增加肺泡表面活性物质的分泌,有利于预防术后肺不张、感染、急性肺损伤、低氧血症的发生率。一般情况下氨溴索使用量为90 mg/d,若有高危因素如吸烟、高龄、基础性肺病和肥胖等,即使无痰也应强调术前预防性应用氨溴索,推荐剂量1 g/d。另外,术前应用支气管扩张剂如异丙托溴铵,可显著降低肺阻力,改善肺顺应性,预防支气管痉挛发生。此外,雾化吸入无须配合呼吸技巧,对口咽部刺激小,**雾化液被气流雾化成微粒**,更易沉积于呼吸道,局部浓度高,同时用药剂量小,进入血液循环极少,减少全身不良反应。

临床药师观点:该患者为中年女性,出现活动后胸闷,伴咳嗽,咳白色黏痰,超声心动图提示二尖瓣重度狭窄,左房增大,有手术适应证。患者双肺呼吸音清,未闻及干、湿啰音,体温正常,无肺部感染征象,咳嗽、咳痰很大可能由于二尖瓣狭窄使左心房压升高,进而导致肺静脉和肺毛细血管压升高,继而导致肺毛细血管扩张和淤血,产生肺间质水肿,从而出现呼吸困难、发绀、咳嗽等临床表现。对于中、重度二尖瓣狭窄,呼吸困难进行加重或有肺动脉高压发生者,需通过机械干预解除二尖瓣狭窄,降低跨瓣压差,缓解症状;有症状而无严重肺动脉高压、二尖瓣狭窄患者无症状期及有轻度症状的时期持续较长,但急性肺水肿可能突然发生,此时以对症治疗为主从而缓解咳嗽症状。

【心房颤动治疗】

根据《2014美国胸外科协会(AATS)围手术期术后心房颤动管理指南》推荐,围手术期或术后心房颤动/心房扑动的发生取决于外科手术类型及患者的特性,患者类型如属于小操作范畴的纤维支气管镜检查所致心房颤动风险较低(小于5%),而肺移植和肺叶切除术等大型手术所致围手术期/术后心房颤动和心房扑动的风险较高(大于15%);至于患者特性,患有高血压、心力衰竭、既往心肌梗死病史、阻塞性睡眠呼吸暂停、甲状腺功能亢进、左室肥厚/左室室壁厚度增加、瓣膜性心脏病及吸烟、肥胖、酗酒等均增加围手术期/术后心房颤动或心房扑动的风险。另外,围手术期/术后心房颤动有别于其他原因所致心房颤动,外科术后心房颤动往往在6~12周后消失,随着进一步愈合及患者术后康复,许多患者可停止治疗术后心房颤动。

临床药师观点:患者术前心电图示心房颤动,手术类型为大型心脏手术,且有瓣膜性心脏病,为心房颤动高危患者。为预防术后心房颤动发作影响血流动力学,加用胺碘酮预防心律失常。患者合用华法林抗凝,华法林作为S-对映体和R-对映体的消旋混合物,S-华法林的抗凝作用是R-华法林的5倍,两个对映体在肝内代谢有立体选择性,分别被CYP2C9和CYP1A2所代谢。胺碘酮及其代谢产物使华法林在肝内代谢的立体选择性改变,通过抑制CYP2C9和CYP1A2活性,使S-华法林代谢过程被抑制,导致血中S-华法林浓度增高;另外胺碘酮还可引起S-华法林和R-华法林清除率降低,使两种华法林的血浆浓度均显著增加,导致PT时间明显延长,而增强华法林的抗凝作用。因此两药合用是使出血概率增高的一种危险的组合。故两药合用时:① 抗凝作用的增强与药物的剂量、浓度呈显著相关性,应减少华法林的用量;② 尽可能减少胺碘酮的维持剂量;③ 胺碘酮的半衰期长,个体差异大,两药合用时需要长期随访及监测胺碘酮的血药浓度、PT和INR。

【术后镇痛治疗】

术后疼痛除了可以引起患者不适,还可能会引起心动过速、高血压、潮气量减少、无效咳嗽。

临床药师观点:氟比洛芬酯注射液是一种非甾体类靶向镇痛药,通过在脊髓和外周抑制环氧化酶(COX)减少前列腺素的合成,降低手术创伤引起的痛觉过敏状态。脂微球制剂药效更强,起效更迅速,持续时间更长,且不易引起胃黏膜损伤等不良反应。其用于术后镇痛,优点在于没有中枢抑制作用,不影响处于麻醉状态患者的苏醒,可在术后立即使用。

(三)药学监护要点

(1)华法林的药物相互作用:地西泮通过置换华法林与血浆蛋白的结合,胺碘酮可抑制CYP2C9活性,两者均增加华法林血药浓度从而增强抗凝效果。故药物合用期间应定期随访、监测胺碘酮血药浓度及PT、INR值,警惕出血现象。

(2)注意地高辛常见不良反应:促心律失常作用、胃纳不佳或恶心、呕吐(刺激延髓中枢)、下腹痛、异常的无力、软弱;少见视力模糊或"色视",如黄视、绿视、腹泻、中枢神经系统反应(如精神抑郁或错乱)。注意随访查血压、心率及心律;心电图;心功能监测;电解质,尤其钾、钙、镁;肾功能;疑有洋地黄中毒时,应作地高辛血药浓度测定。过量时,由于蓄积性小,一般于停药后 1 ~ 2 d 中毒表现可以消退。

(3)胺碘酮服用期间可能会出现角膜微沉淀,在成人中几乎会普遍地出现,通常局限于瞳孔下面的区域;另外,对碘过敏者对本品也可能过敏,少数患者在服药期间会出现过敏性皮疹及光敏性皮炎,建议避免直接暴露于阳光(及紫外光)下。若出现较严重的视力障碍或皮疹等,建议停药就医。服药2个月后需查甲状腺功能,以后每2 ~ 3个月需要查1次;如发现心率减慢(小于50次/分)、血压降低,并由此导致头晕、乏力加重,应查心电图。

(4)氟比洛芬酯偶见注射部位疼痛及皮下出血应注意。

余同本章"案例一"。

案例三

(一)案例回顾

【主诉】

主动脉瓣置换术后9年,胸闷气促3年。

【现病史】

患者,女,19岁,9年前因体检发现心脏杂音,超声心动图示主动脉瓣狭窄。遂到上海市儿童医学中心行主动脉瓣置换术(AVR),术后恢复可。3年前患者出现活动后胸闷气促。无胸前区疼痛,无寒战发热,无夜间呼吸困难,至复旦大学附属中山医院就诊,行超声心动图,提示主动脉瓣机械瓣置换术后,机械瓣跨瓣压差103 mmHg,轻度反流,为进一步治疗入院。自发病以来,患者精神状态良好,体力情况良好,食欲食量良好,睡眠情况良好,体重无明显变化,二便正常。

【既往史】

否认。

【社会史、家族史、过敏史】

生于江苏,久居本地,无疫源接触史,无粉尘及有毒化学物品、放射性物质接触史,无吸烟、饮酒、药物史,无冶游史。未婚。父母健在,否认家族性遗传性及传染病史。否认过敏史。

【实验室检查及其他辅助检查】

院外超声心动图示主动脉瓣机械瓣置换术后,机械瓣跨瓣压差103 mmHg,轻度反流。

【诊断】

主动脉瓣置换术后机械瓣瓣膜功能障碍。

【用药记录】

1. 抗凝　华法林钠片5 mg p.o. q.n.(d12~17)。

2. 利尿　呋塞米片20 mg p.o. b.i.d.;螺内酯片20 mg p.o. b.i.d.;氯化钾缓释片1 g p.o. b.i.d.(d1~8,d10~17)。

3. 扩张血管　单硝酸异山梨酯注射液60 mg微泵 q2h.(d9~11)。

【药师记录】

患者符合手术指征,在全身麻醉体外循环下行主动脉根部拓宽+主动脉瓣机械瓣置换+升主动脉成形术。

入院第10天:术后第1天,麻醉清醒,气管插管呼吸机辅助呼吸。T 36.8℃,P 89次/分,R 18次/分,BP 128/68 mmHg。查体:双肺呼吸音粗,未闻及干、湿啰音。四肢末梢温暖;心律齐,听诊机械瓣膜音清晰,未闻及病理性杂音。术后氟比洛芬酯注射液100 mg i.v. 镇痛;乳果糖口服液30 mL p.o. q.d. 通便,余继续原方案治疗。

入院第12~14天:生命体征平稳,血压正常,切口无红肿、渗出。开始抗凝治疗:华法林钠片5 mg p.o. q.n.,用药后第3天监测PT 15.6 s,INR 1.3。

入院第15~16天:生命体征平稳,HR 68次/分。超声心动图示主动脉瓣功能正常,心脏各房室腔大小正常,左心室收缩功能正常,EF 74%;胸腔及心包B超示双侧胸腔少量积液,左侧深1.5 cm,右侧深1.0 cm,心包腔无积液。患者为年轻女性,BMI指数过低,给予华法林钠片2.5 mg/d,继续监测INR为1.6。

入院第17天:恢复顺利,复查超声心动图未见异常,准予出院。

出院带药:华法林钠片2.5 mg p.o. q.n.;呋塞米片20 mg p.o. b.i.d.;螺内酯片20 mg p.o. b.i.d.;氯化钾缓释片1 g p.o. b.i.d.;吲哚美辛肠溶片25 mg p.o. b.i.d.。

(二)案例解析

【抗凝治疗】

心脏瓣膜置换术后,血液成分与人工瓣膜长期接触,造成血液在瓣口血流动力学发生改变,易于发生血小板聚集和血栓形成,从而显著增加了血栓栓塞的风险。

临床药师观点:根据《2013年华法林抗凝治疗的中国专家共识》推荐,主动脉瓣置换术后INR目标为2.0～3.0,而二尖瓣置换术后建议INR目标为2.5～3.5,置入两个瓣膜的患者,建议INR目标为2.5～3.5。我国学者针对中国抗凝患者的研究结果表明,当使用上述标准时,患者出血并发症的发生率很高,而略低于上述标准时,血栓的发生率并无上升。此外,中国人抗凝治疗的并发症中,出血多于血栓形成。日本和中国台湾医生也发现,按照美国心脏病协会的建议值进行抗凝治疗时,出血的发生率明显升高。因此,目前国内多数学者认为国人的抗凝标准要较欧美人为低。

据此,我们对心脏外科相关患者的华法林抗凝治疗建议如下:单纯主动脉瓣置换,INR应该保持在1.8～2.2;单纯二尖瓣或主动脉瓣加二尖瓣同期置换,INR应该保持在2.0～2.5;三尖瓣机械瓣置换,INR应该保持在2.0～2.5。患者为年轻女性,主动脉机械瓣置换术后,建议INR控制在1.5～2.0。目前华法林剂量

2.5 mg，INR值1.6处于目标范围内，出院后继续规律监测INR值。

（三）药学监护要点

（1）吲哚美辛肠溶片对胃肠道有刺激作用，宜于饭后服用或与食物或制酸药同服；对血小板聚集有抑制，可使出血时间延长，停药后此作用可持续1 d，用药期间血尿素氮及血肌酐含量也增高；也可能导致角膜沉着及视网膜改变（包括黄斑病变），遇有视力模糊时应立即作眼科检查。

（2）余同本章"案例一"。

案例四

（一）案例回顾

【主诉】

二尖瓣术后33年，反复胸闷痛3年余，加重伴呼吸困难6个月余。

【现病史】

患者，女，61岁，33年前患风湿性心脏病于沈阳军区总院行MVP，远期手术效果不佳。25年前至我院行机械瓣MVR，术后遵医嘱长期服用华法林钠片，定期复查超声心动图。7年前外院超声示三尖瓣中度关闭不全。3年前患者出现反复胸闷、胸痛，持续时间几分钟，休息后或自服保心丸、硝酸甘油后可缓解，无发热、咳嗽、咳痰，无腹胀、腹痛，无头晕、黑矇等。上述症状逐渐加重，近6个月来出现登1楼或平地行走50 m即出现胸闷、气喘、夜间不能平卧、胸痛症状频繁，外院门诊拟"心力衰竭"收入院，强心、利尿治疗，出院服用地高辛片、琥珀酸美托洛尔缓释片、呋塞米片、螺内酯片，无阵发性呼吸困难，无双下肢水肿，余同前。上述症状未见明显好转至我院门诊，超声心动图示三尖瓣重度关闭不全。自发病来，患者精神、食欲一般，体重无明显变化，体力较差，二便正常。

【既往史】

慢性阑尾炎病史10余年；2型糖尿病病史8年余，平日服用格列齐特片 160 mg q.d., 血糖控制在 8.0 左右; 脑梗死病史 2 年余, 外院查示双侧基底节区腔梗; 高血压病史 1 年余, 最高至 160/90 mmHg, 平日不规律服用降压药, 予饮食控制, 规律监测, 血压波动尚可; 入院前出现不明原因血小板减少, 服用氨肽素治疗; 自 MVR 术后一直间断服用利尿药呋塞米, 口服华法林钠片 2.5 mg q.n., INR 控制良好; 口服盐酸氟桂利嗪胶囊 10 mg q.n.。

【社会史、家族史、过敏史】

生于江苏省, 久居本地, 无疫源接触史, 无粉尘及有毒化学物品、放射性物质接触史, 无吸烟饮酒史, 无冶游史。已婚已育, 配偶及子女均体健。兄弟姐妹健在, 否认家族型遗传病及传染病史。否认过敏史。

【体格检查】

T 36.5℃, R 20 次/分, BP 138/73 mmHg。

胸廓未见异常, 胸骨无压痛。胸壁正中可见长约 20 cm 手术切口, 愈合良好。呼吸运动未见异常, 肋间隙未见异常。叩诊音清, 呼吸规整, 双肺未闻及干、湿啰音, 无胸膜摩擦音。心前区无隆起, 心尖搏动未见异常, 剑突下可触及搏动, 心浊音界扩大, HR 71 次/分, 心律绝对不齐, 二尖瓣瓣膜区机械瓣启闭良好, 胸骨左缘 4/5 肋间可及 II/6 级收缩期吹风样杂音, 余瓣膜听诊区未闻及病理性杂音, 无心包摩擦音, 双下肢无水肿。

【实验室检查及其他辅助检查】

1. 实验室检查 K^+ 3.3 mmol/L(↓), BUN 6.8 mmol/L, GGT 101 U/L(↑), CH 2.63 mmol/L(↓), HDL-C 0.97 mmol/L, ApoA 10.92 g/L, HCT 33.7%(↓), PLT 99×10^9/L(↓), PT 19.1 s, INR 1.6, GLU: 饭前 6.4 mmol/L(↑), 饭后 2 h 14.8 mmol/L(↑)。

2. 其他辅助检查

(1) 心电图: 心房颤动。

(2) 超声心动图: MVP 术后, 二尖瓣机械功能正常, 三尖瓣重度关闭不全(瞬时量 27.5 mL); 左房、右心增大(左房容积

149 mL、右房容积126 mL、右室容积74 mL）；左心室收缩功能正常（FS 26%，EF 56%）。

【诊断】

（1）风湿性心脏瓣膜病：二尖瓣机械瓣置换术后；三尖瓣重度关闭不全。

（2）心房颤动。

（3）心功能不全，NYHA Ⅲ级。

（4）冠心病。

（5）高血压2级。

（6）2型糖尿病。

（7）脑梗死后。

（8）慢性阑尾炎。

【用药记录】

1. 抗凝　华法林钠片5 mg p.o. q.n.（d12-21）。

2. 利尿　呋塞米片20 mg p.o. b.i.d.；螺内酯片20 mg p.o. b.i.d.；氯化钾缓释片1 g p.o. b.i.d.（d1-7,d9-21）。

3. 强心　地高辛片0.125 mg p.o. b.i.d.（d1-7）。

4. 控制血糖　格列齐特片160 mg p.o. q.d.（1-7,d9-21）。

5. 控制心率　5%葡萄糖注射液17 mL+胺碘酮注射液150 mg 微泵 q2h.（d8-9）。

6. 止吐　盐酸托烷司琼注射液5 mg i.v. q.d.（d8-10）。

【药师记录】

入院第2天：无特殊不适，T 36.7℃，P 80次/分，R 16次/分，BP 135/67 mmHg，继续原方案治疗。

入院第7天：未诉特殊不适，大便3 d未解，予开塞露20 mL对症处理，拟明日行三尖瓣生物瓣置换术（TVR）。T 36.8℃，P 78次/分，R 18次/分，BP 133/85 mmHg。术前24 h停服华法林钠片，加用维生素K₁注射剂20 mg i.v.+依诺肝素钠注射剂40 mg i.h.。

入院第9天：TVR术后第1天，T 36.8℃，SpO₂ 98% ～ 100%，

全天尿量3 270 mL，WBC 11.66×10^9/L（↑），HCT 33.1%（↓），NEUT% 89.2%，PLT 110×10^9/L，Hb 111 g/L（↓），cTn 1.740 ng/mL（↑），GGT 82 U/L，hFABP 10.51 ng/mL（↑）。加用促胃肠动力药莫沙必利并联合通便药乳果糖口服液以防术后便秘。

入院第10天：术后诉伤口处疼痛，疼痛评分为5分，夜间出现恶心，无呕吐，余未诉特殊不适。T 36.8℃，BP 143/71 mmHg，GLU 16.1 mmol/L。超声心动图示二尖瓣置换术后，二尖瓣机械功能良好；右心、左房增大；三尖瓣大量反流；左心室收缩功能正常。加用盐酸哌替啶注射液50 mg i.m.快速止痛及口服镇痛药曲马多缓释片100 mg q12h.维持镇痛效果；生物合成人胰岛素10 U i.h.控制血糖。

入院第12天，术后第4天：未诉疼痛，开始抗凝治疗，华法林钠片3.75 mg p.o. q.n.，同时二甲双胍片降糖治疗。

入院第13天：诉仍时有恶心感，食欲差，精神欠佳，排尿仍困难，大便未解。T 37℃，BP 107/68 mmHg，GLU 15.0 mmHg（↑），Hb 87 g/L（↓），PLT 52×10^9/L（↓），MONO% 10.4%（↑），HCT 25.7%（↓），RBC 2.76×10^{12}/L（↓）。腹部彩超示肝脏符合淤血肝声像图改变；双肾结石；脾脏未见明显异常。加用盐酸坦索罗辛缓释胶囊0.2 mg p.o. q.d.改善排尿，甲氧氯普胺注射液10 mg i.m. q.d.止吐，呋塞米注射液10 mg i.v.利尿及格列齐特片160 mg p.o. q.d.控制血糖，停用二甲双胍片。

入院第14天：查HCT 27.1%（↓），RBC 2.99×10^{12}/L（↓），PLT 65×10^9/L（↓），MCHC 11.9%（↓），K^+ 3.2 mmol/L（↓），P 14.4 s，INR 1.1。予柠檬酸钾溶液30 mL p.o. b.i.d.补钾，调整华法林钠片5 mg p.o. q.n.。

入院第16～19天：停止补钾，复查K^+ 4.4 mmol/L，PT 17.6 s，INR 1.5，未述恶心，伤口恢复可，停止口服补钾，准予出院，院外继续监测INR值。

出院带药：华法林钠片5 mg p.o. q.n.；呋塞米片20 mg p.o.

b.i.d.；螺内酯片 20 mg p.o. b.i.d.；氯化钾缓释片 1 g p.o. b.i.d.。

（二）案例解析

【抗凝治疗：围手术期抗凝处理】

根据《2013年版华法林抗凝治疗的中国专家共识》推荐，长期服用华法林的患者需要进行有创检查或者外科手术时，继续或中断抗凝治疗都有危险，应综合评估患者的血栓和出血危险。完全停止抗凝治疗将使血栓形成的风险增加，故正在接受华法林治疗的患者在外科手术前需暂时停药，并应用肝素进行桥接。桥接治疗是指在停用华法林期间短期应用普通肝素或低分子量肝素替代的抗凝治疗方法。具有高度血栓栓塞风险的患者，当INR下降时（术前2 d），开始全剂量普通肝素或低分子量肝素治疗。术前持续静脉内应用普通肝素，至术前6h停药。

临床药师观点：患者25年前行MVR机械瓣置换术后功能良好，平时规律服华法林，INR值控制良好，需终身服用。现全身麻醉体外循环下行TVR生物瓣置换术，暂时停用华法林，并给予维生素 K_1 迅速拮抗其作用；MVR术后患者为血栓高危人群，加用依诺肝素桥接抗凝并于术前24 h停用，以防维生素 K_1 促凝作用使血栓形成。另外，患者TVR生物瓣置换术后，需要服用抗凝药物华法林6个月，但有MVR机械瓣置换病史，故仍需终身抗凝。用药期间定时服药，定期监测INR，早期将INR控制在2.5～3.0，6个月后可降低标准控制在2.0～2.5。

【术后止吐治疗】

据《术后恶心呕吐防治专家共识》（2014）推荐，女性、术后使用阿片类镇痛药、非吸烟、有术后恶心呕吐（PONV）史或晕动病史是成人术后恶心呕吐（PONV）的4种主要危险因素。每个因素1分，患者评分为3分，有60%发生PONV的风险，因此，可预防使用止吐药物。5-HT受体拮抗剂托烷司琼是预防PONV有效且副作用小的药物，静脉止吐药应在手术结束前给予。对未预防用药或预防用药无效的患者，排除外物刺激或机械性因素后可在患者第

227

1次出现恶心呕吐时开始小剂量5-HT受体拮抗剂治疗,剂量为预防剂量的1/4。

临床药师观点:患者术后呕吐,主诉恶心,PONV评分为3分,术中使用糖皮质激素,有止吐作用,术后加用托烷司琼,加强止吐作用。

【控制血糖治疗】

2015《AACE/ACE糖尿病指南》指出,大多数非妊娠2型糖尿病患者合理的血糖控制目标为HbA1c≤6.5%,相应的空腹血糖应低于6.1 mmol/L,餐后2 h血糖应低于7.8 mmol/L;住院ICU患者血糖应控制于7.8～10.0 mmol/L,非ICU患者餐前血糖应低于7.8 mmol/L,随机血糖应低于10.0 mmol/L。患者血糖控制不佳,加用胰岛素降血糖。对于拟行较大型手术且术前血糖控制未达标的糖尿病患者,应通过多次(3～4次)胰岛素皮下注射来有效控制血糖。术中密切监测血糖变化,当GLU≥13.9 mmol/L时,则停止静滴葡萄糖和胰岛素,改用无葡萄糖的氯化钠胰岛素溶液。若血糖处于10.0～13.9 mmol/L时,则需适当增加胰岛素剂量,术中考虑到皮下注射胰岛素后可能吸收不稳定,故采用胰岛素泵治疗,从而减少术中血糖波动。对于术后需继续禁食的糖尿病患者,应持续予以基础胰岛素治疗,可选择中效、长效胰岛素或胰岛素泵治疗。若选择中效或长效胰岛素,则分别每12 h或24 h皮下注射1次。对于恢复进食的糖尿病患者,可于餐前皮下注射短效或速效胰岛素,根据餐后血糖水平调节餐前胰岛素剂量;对于早餐空腹血糖不低于7.0 mmol/L的患者,可在睡前给予中效或长效胰岛素,并根据空腹血糖水平调节睡前胰岛素剂量,也可选择胰岛素泵,并根据餐后血糖水平调节餐前胰岛素剂量。糖尿病是心血管疾病的独立危险因素,糖尿病患者是心血管疾病的高危人群。2型糖尿病患者合并高血压通常是多种心血管代谢危险因素并存的表现,《中国2型糖尿病防治指南(2013年版)》和《2015年ADA糖尿病医学诊疗标准》均指出糖尿病患者中高血压的诊断标准同其他人群,但在血压控制目标方面略有不同。其中《中国2型糖尿病防治指南(2013年版)》建议糖尿病合并高血压患者收缩压控制目标应低于140 mmHg,舒张压低于80 mmHg;部分患者(如年轻无并发症的患者)在未明显增加治疗负担的情况下可控制收缩压在130 mmHg以下;而《2015年ADA糖尿病医学诊疗标准》建议糖尿病合并高血压患者收缩压控制目标应低于140 mmHg,舒张压低于90 mmHg。药物选择应以ACEI或ARB为主,通常可能需要与钙拮抗剂、利尿剂、β受体阻滞剂多种降压药物联合应用。《2015年ADA糖尿病医学诊疗标准》还指出确诊伴有冠状动脉血管疾病的糖尿病患者,若无禁忌证,推荐使用阿司匹林和他汀类药物治疗,并考虑使用ACEI以降低心血管事件的发生风险;有心力衰竭症状患者,避免使用噻唑烷二酮类药物;对于病情稳定的充血性心力衰竭患者,如肾功能正常,可以应用二甲双胍;对病情不稳定或因充血性心力衰竭住院的糖尿病患者,应避免使用二甲双胍。

　　临床药师观点:① 患者61岁,术前空腹血糖6.4 mmol/L(↑),饭后2 h血糖14.8 mmol/L(↑),主诉平时服用磺酰脲类格列齐特片160 mg q.d.,餐后血糖控制在8.0 mmol/L左右,尚可。同时服用华法林,其与格列齐特蛋白结合率高,且经相同CYP 450酶(CYP 2C9和CYP 2C19)代谢,竞争相同蛋白结合位点,格列齐特影响华法林抗凝效果,需监测PT/INR值。围手术期给予0.9%氯化钠注射液20 mL+生物合成人胰岛素20 U 微泵 q2h.控制血糖,基本合理。② 糖尿病与高血压的并存使心血管疾病、脑卒中、肾病及视网膜病变的发生和进展风险明显增加,增加了糖尿病患者的致残率和病死率。反之,控制高血压可显著降低糖尿病并发症发生和发展的风险,该患者围手术期血压控制尚可。③ 患者心功能Ⅲ级,瓣膜置换术后第4天应用二甲双胍降糖治疗,考虑到患者为病情不稳定的住院患者,且二甲双胍禁用于严重感染和外伤、外科大手术、临床有低血压和缺氧等情况,故应避免使用二甲双胍。

　　(三)药学监护要点

　　(1)血栓高危患者,术前予大剂量维生素K_1拮抗华法林,应密切关注是否有血栓倾向。另外,患者皮下注射依诺肝素抗凝桥接,应关注出血风险。

(2)糖尿病患者至少应每年评估心血管病变的风险因素,包括心血管疾病现病史及既往史、年龄、有无心血管危险因素(吸烟、血脂紊乱、高血压和家族史、肥胖)、肾脏损害(白蛋白尿)等。

(3)心房颤动患者应及时治疗纠正,预防脑卒中发生。华法林等药物作为预防心房颤动患者血栓形成和栓塞的必要抗凝治疗手段,应密切关注抗凝治疗增加的出血危险。长期应用华法林须检测INR值,特别是用药初期,做好用药教育以提高患者依从性。

(4)关注术后疼痛、恶心呕吐及排尿情况,及时调整用药。

余同前"案例一"。

案例五

(一)案例回顾

【主诉】

活动后胸闷1年,加重伴反复咳嗽、咳痰1个月。

【现病史】

患者,女,66岁,于1年前无明显诱因出现活动后胸闷,伴咳嗽,咳血性痰,休息后缓解,无发热、胸痛,无腹胀、腹痛,无呼吸困难,无双下肢水肿,未予重视。1个月前受凉后出现反复咳嗽,伴咳痰,痰中带血,无发热、胸痛,无恶心、呕吐,无头晕、黑矇,无呼吸困难,无双下肢水肿至当地医院就诊,查超声心动图示二尖瓣后叶脱垂伴中重度反流。发病来患者精神状态好,体力情况良好,食欲良好,睡眠良好,体重无明显变化,二便正常。

【既往史】

自诉肺结核病史,曾行抗结核治疗,现已治愈。

【社会史、家族史、过敏史】

生于江苏省,久居本地,无疫源接触史,无粉尘及有毒化学物品、放射性物质接触史,无冶游史。适龄婚配,育有子女,爱人及子女均体健。兄弟姐妹健在，否认家族型遗传病及传染病史。否认过敏史。

【体格检查】

T 36.5℃，P 74次/分，BP 130/77 mmHg。

胸廓未见异常，胸骨无压痛，呼吸运动未见异常，肋间隙未见异常。叩诊音清，呼吸规整，双肺未闻及干、湿啰音，无胸膜摩擦音。心前区无隆起，心尖搏动未见异常，心浊音界未见异常，律齐，各瓣膜听诊区未闻及病理性杂音，无心包摩擦音。四肢搏动良好，左下肢静脉曲张，无破溃，无双下肢水肿。

【实验室检查及其他辅助检查】

1. **实验室检查**　血常规、尿常规、粪常规、肝肾功能、血脂、出凝血指标等均正常。

2. **其他辅助检查**

（1）胸片：正常。

（2）胸腔心包腔彩超：左侧胸腔、右侧胸腔、心包腔均无积液。

（3）超声心动图：院外检查提示二尖瓣后叶脱垂伴中重度反流；左房左室增大；主动脉瓣轻度反流；三尖瓣轻度反流；轻度肺动脉高压。院内检查提示二尖瓣脱垂：二尖瓣前、后叶脱垂伴重度关闭不全（瞬时量36 mL）；二尖瓣轻度关闭不全（瞬时量1 mL）；主动脉瓣轻度关闭不全（瞬时量1 mL）；左房、左室增大（左房容积117 mL、左室容积135 mL）；左心室收缩功能正常。

（4）腹部B超：轻度脂肪肝；胆囊壁略毛糙；胰头体、脾脏、肾脏未见明显异常。

（5）心电图：窦性心律；正常心电图。

（6）冠状动脉造影：未见明显异常。

【诊断】

（1）风湿性心脏瓣膜病：二尖瓣脱垂伴关闭不全；三尖瓣关闭不全。

（2）肺动脉高压。

（3）心功能不全，NYHA II 级。

（4）下肢静脉曲张。

【用药记录】

1. 抗凝　华法林钠片 2.5 mg p.o. q.n.（d10–16）。

2. 利尿　呋塞米片 20 mg p.o. b.i.d.；螺内酯片 20 mg p.o. b.i.d.；氯化钾缓释片 1 g p.o. b.i.d.（d1–3，d5–16）。

3. 抑制心肌重构　贝那普利片 10 mg p.o. b.i.d.（d1–3）。

4. 控制心率　5% 葡萄糖注射液 17 mL＋胺碘酮注射液 150 mg 微泵 q2h.（d4–8）。

【药师记录】

入院第 2 天：诉咳嗽、咳痰，偶有胸闷，余未诉特殊不适。T 36.8℃，BP 133/78 mmHg，HR 78 次/分，继续原方案治疗。

入院第 4 天：仍偶感胸闷，一般情况可，行全身麻醉体外循环下 MVR 机械瓣置换术。术后 UA 0.43 mmol/L（↑），GLU 12.3 mmol/L（↑），WBC 18.97×10^9/L（↑），HCT 32.2%（↓），Hb 102 g/L（↓），NEUT% 91.2%（↑），LMY% 5%（↓），EOS 0.1%（0.5～5）（↓）。

入院第 5 天：术后第 1 天，T 37.2℃，SpO_2 98%～100%，全天尿量 2 780 mL，Na^+ 156 mmol/L（↑），Cl^- 110 mmol/L（↑），K^+ 3.9 mmol/L，GLU 9.3 mmol/L（↑），BUN 7.23 mmol/L，UA 0.45 mmol/L（↑），ALP 39 U/L，WBC 12.15×10^9/L（↑），HCT 28.2%（↓），Hb 87 g/L（↓），NEUT% 89.4%（↑），LMY% 4.8%（↓），EOS 0（↓），hFABP 42.88 ng/mL（↑）；TT 16.12 ng/mL（↑），LDH 661 U/L（↑），予以莫沙必利合用通便药乳果糖口服液以防术后便秘。

入院第 6 天：无特殊不适，拔除胸管，甲状腺功能示 T_3 0.8 nmol/L（↓），T_4 104.2 nmol/L，TSH 0.23 mIU/L（↓）。对症予以左甲状腺素钠片 50 μg p.o. q.d.。

入院第 10 天：未述特殊不适，肝功能示 ALT 111 U/L（↑），AST 102 U/L（↑）。开始抗凝治疗：华法林钠片 5 mg p.o. q.n.，同

时多烯磷脂酰胆碱胶囊 456 mg p.o. b.i.d. 保肝治疗。

入院第 13 ～ 15 天：复查 PT 33.6 s，INR 3.3。暂停华法林钠片 2 d，复查 INR 1.4，PT 17.8 s，华法林钠片减量至 2.5 mg p.o. q.n.。停用左甲状腺素，患者病情稳定，一般情况可，准予出院休养。

出院带药：华法林钠片 2.5 mg p.o. q.n.；呋塞米片 20 mg p.o. b.i.d.；螺内酯片 20 mg p.o. b.i.d.；氯化钾缓释片 1 g p.o. b.i.d.。

（二）案例解析

【抗凝治疗】

美国胸科医师学会《抗栓治疗与血栓预防指南》（第 9 版）（ACCP9）建议，华法林初始剂量 10 mg，2 d 后根据 INR 值调整剂量。这个初始剂量主要针对西方人，而与西方人相比，亚洲人华法林肝脏代谢酶存在较大差异，中国人的平均华法林剂量低于西方人。这是因为华法林主要由肝微粒体酶代谢，细胞色素 $P4502C9$（$CYP\ 2C9$）基因多态性对华法林的代谢、剂量及抗凝作用影响显著，而 $CYP\ 2C9$ 基因的突变率在不同种族中存在显著差异，这也是华法林需要剂量存在较大种族差异的原因之一。另外，还应注意其他药物与华法林的相互作用。

临床药师观点：患者 MVR 术后，需终身服用抗凝药物华法林，定期监测 INR，控制在 1.8 ～ 2.2。患者术后第 4 天开始抗凝治疗，起始给予负荷剂量华法林 5 mg，未给予低分子量肝素或肝素抗凝桥接治疗。早期初始给予 5 mg，华法林血药浓度迅速增高，有出血风险，然而用药早期主要耗竭蛋白 C 及蛋白 S 的量，蛋白 C 和蛋白 S 作为抗凝物质被华法林大量耗竭后容易导致微血栓，发生皮肤坏死。因此不推荐心脏瓣膜术后早期给予负荷剂量，应给予常规剂量华法林起始，预防剂量低分子量肝素过度抗凝，最大程度降低术后早期的血栓及出血风险。

患者检查甲状腺功能低下且正在服左甲状腺素片，研究表明甲状腺素可以增加华法林与受体的亲和力，使凝血因子合成降低；而甲状腺功能低下患者因疾病本身影响，维生素 K 依赖的凝血因子分解代谢降低,对华法林不敏感,所以甲状腺功能低下时需增加华法林剂量达到抗凝效果。因此综合两方面应关注患者甲状腺功能并监测INR值以达到理想的抗凝效果。

(三)药学监护要点

(1)甲状腺功能与抗凝作用:甲状腺功能低下患者对华法林不敏感,而药物左甲状腺素片可增强华法林与受体的亲和力,因此为达到理想的抗凝效果应监测患者甲状腺功能及INR值。

(2)左甲状腺素钠片用药应从小剂量开始,过量可能出现甲状腺功能亢进的临床症状,如心动过速、心悸、心律不齐、心绞痛、头痛、肌肉无力和痉挛、潮红、发热、呕吐等。特别围手术期患者应注意甄别上述症状是术后反应还是药物不良作用,必要时应该减少患者的每日剂量或停药几天以鉴别原因。

(3)多烯磷脂酰胆碱胶囊需随餐服用,用足够量的液体整粒吞服,不要咀嚼。

(4)其他同本章"案例一"。

第三节 案例评述

一、临床药学监护要点

（一）抗凝治疗

瓣膜性心脏病的抗凝治疗主要涉及抗血小板药物和抗凝血药，后者主要以肝素、低分子量肝素（LMWH）及华法林为代表。瓣膜性心脏病术后抗凝治疗依据不同类型的人工瓣膜和相伴血栓栓塞的危险选择相对适宜的抗凝治疗方案，相应的药学监护可以从以下几个方面入手。

1. 疗效的监测

（1）华法林抗凝疗效监测：

1）瓣膜置换术后抗凝强度：华法林的有效性和安全性同其抗凝效应密切相关，通过监测PT和INR值监测抗凝强度。对于使用不同人工瓣膜的患者其血栓风险不同，华法林抗凝治疗建议也不同。

a. 机械瓣置换者：如果为单纯主动脉瓣置换，INR应保持在1.8～2.2；如果是单纯二尖瓣或主动脉瓣加二尖瓣同期置换，INR应保持在2.0～2.5；如果是三尖瓣机械瓣置换，INR应保持在2.5～3.0；若合并心房颤动，则INR值应在此基础上上调0.3～0.5；若合并冠心病、心肌梗死或脑梗死病史，则应在此基础上加用阿司匹林50～100 mg。

b. 生物瓣置换者：对于使用生物瓣或在二尖瓣、三尖瓣植入瓣膜成形环者，术后半年内需进行华法林抗凝治疗，INR值应在1.5～2.0内，若合并心房颤动则建议长期抗凝治疗，INR应保持在1.8～2.5。

2）华法林初始剂量：

a. 为避免过度抗凝，通常不建议给予负荷剂量。

b. 建议初始剂量为1～3 mg，在2～4周达到目标范围。

c. 对于老年人，以及肝功能受损、充血性心力衰竭和高出血风险者，初始剂量可适当降低。

d. 鉴于华法林个体差异大，对有条件者，基因检测将有助于选择适合的华法林剂量。

3）华法林剂量调整：若INR值仅一次升高或降低，不可急于调整剂量而应寻找原因。

4）凝血功能监测：监测频率应根据出血风险和医疗条件决定。INR值稳定至少2 d后，化验次数可适当延长至每周两次，每周一次，每月一次等；若出现INR大于3.0，则需停药1 d，同上步骤继续监测INR值。

（2）普通肝素及（LMWH）：通常Ⅹa因子活性是监测LMWH药效的指标，而APTT是普通肝素剂量调整的依据，但给药前应检测血常规、APTT、肝肾功能及电解质。

2. 不良反应监护和处理

（1）出血及出血时的处理：出血及其并发症是抗凝治疗主要的不良反应，因此治疗前及治疗过程中应对出血风险进行评估，确定相应治疗方案，对于高出血风险人群应谨慎；仔细观察可疑出血迹象如皮下淤点、淤斑、紫癜、鼻黏膜出血、呕血、尿意偏红、黑便等，定期监测凝血功能；若患者INR值异常，应积极寻找原因；若出现与华法林相关的严重出血，首先应立即停药，输注凝血酶原复合物逆转抗凝，同时静脉注射维生素K₁ 5～10 mg。

（2）除了出血之外，还应注意罕见的急性血栓形成等。

3. 药物相互作用

（1）与抗血小板药物联用会增加出血风险。

（2）与多种药物如广谱抗生素、胺碘酮、磺胺类、甲硝唑、咪康唑、保泰松、西咪替丁、甲状腺素等相互作用，效果增强；相反，维生素 K、利福平、巴比妥酸盐、口服避孕药等则减弱华法林的作用。

（3）富含维生素 K 的食物如菠菜、白菜、动物肝脏等减弱抗凝作用，而柚子等可增强抗凝效果。

4. 通过抗凝治疗宣讲以提高患者依从性　瓣膜心脏病患者术后需进行长期抗凝，抗凝药物的依从性、患者生活、饮食习惯等均影响抗凝效果。因此，临床药师应从以下几个方面进行抗凝治疗用药教育。

（1）充分了解患者用药情况。

（2）加强用药教育，使患者了解为何服药、如何服药及正确对待漏服情况、剂量调整及定期复查，定期随访了解患者凝血功能。

（3）家属配合及自我监测。

（4）面对出血或血栓栓塞如何紧急处理等。

（二）维持心功能

VHD 患者围手术期应密切监测生命体征，心率、血压、呼吸等重要指标，及时复查血气，保证酸碱及电解质平衡。药物有多巴胺、肾上腺素、去甲肾上腺素、米力农等强心急救药物与利多卡因、胰岛素、氯化钾、三磷酸腺苷二钠氯化镁、磷酸肌酸钠、核糖核酸Ⅱ、乌司他丁等抢救辅助用药。术后预防心功能衰竭药物主要有利尿药、地高辛等正性肌力药及卡托普利等。

（三）围手术期预防用药

VHD 围手术期预防用药主要有气道管理、抗感染、抑制胃酸、止痛镇静、术后呕吐、控制血糖、预防心律失常等。

（四）心脏瓣膜病合并其他疾病的特殊患者

VHD合并高血压、糖尿病、冠心病、甲状腺功能低下等疾病的患者，药物选择应综合考虑疗效、安全性、依从性和心、肾保护作用等因素；另外鉴于应用药物种类较多，应注意药物间相互作用及疾病本身间的相互影响或作用。

（五）对症治疗

主要包括咳痰患者的祛痰治疗，乳果糖治疗便秘患者，肝功能异常患者保肝治疗，术后排尿困难患者及血钾异常等的对症治疗。

二、常见用药错误归纳与要点

（一）抗凝早期治疗剂量不适宜

随华法林剂量不同，口服2～7 d后出现抗凝作用，为减少过度抗凝情况，通常不建议给予负荷剂量，建议中国人的初始剂量为1～3 mg，初始还可用低分子量肝素过度抗凝。

（二）配伍禁忌或相互作用未重视

激素、抗感染药物、免疫球蛋白、PPIs等药物静脉用药时需注意溶媒的合理选择、不同药液之间是否存在配伍禁忌等。抗凝药物华法林与胺碘酮、左甲状腺素、地西泮、格列齐特等存在相互作用，临床上应密切监测INR值，防止血栓或出血发生。

（三）给药疗程不合适

强心药物、免疫球蛋白、激素等药物给药疗程需根据病情严格控制。

（四）给药速度不合适

抗感染药物、抗心律失常等静脉滴注时应按要求控制给药速度,滴速不宜过快以免发生不良反应。

第四节 规范化药学监护路径

参照心脏瓣膜病临床路径中的临床治疗模式与程序,建立心脏瓣膜病治疗的药学监护路径(表7-1),以开展规范有序的药学监护工作。

表 7-1 心脏瓣膜病药学监护路径

患者姓名:_____ 性别:_____ 年龄:_____

门诊号:_____ 住院号:_____

住院日期:____年____月____日

出院日期:____年____月____日

时间	住院第1天	住院 第2~6天 (术前准备)	住院第7天 (术前日)	住院第8天 (手术日)	住院 第9~17天	出院日 (≤18天)
主要诊疗工作	□药学问诊 (附录1) □用药重整	□医嘱审核 □药学评估 (附录2) □药历书写 (附录3) □治疗方案分析 □制订监护计划 □用药宣教	□疗效评价 □不良反应监测 □用药注意事项	□医嘱审核 □疗效评价 □不良反应监测 □用药注意事项	□药学查房 □医嘱审核 □疗效评价 □不良反应监测 □用药注意事项 □制订抗凝监护计划	

时间	住院第1天	住院第2～6天（术前准备）	住院第7天（术前日）	住院第8天（手术日）	住院第9～17天	出院日（≤18天）
重点监护内容	□患者信息 □既往病史评估 □药物适应证、禁忌证评估 □药物相互作用审查 □其他药物治疗相关问题	□病情评估 □改善心功能药物治疗方案评估 □围手术期气道管理治疗方案评估 □围手术期血压控制治疗方案评估 □围手术期血糖控制治疗方案评估 □药物相互作用评估 □用药依从性评估 □药物不良反应监测治疗风险和矛盾 □心功能 □出、凝血风险 □肝肾功能 □过敏体质 □胃肠功能 □其他	围手术期气道管理治疗 □布地奈德 □氨溴索 □特布他林 □异丙托溴铵 血压管理 □利尿剂 □ACEI □ARB □钙离子通道阻断剂 改善心功能药物治疗 □ACEI □利尿剂 □ARB □醛固酮受体拮抗剂 □地高辛 □扩血管药物 其他对症治疗 □抗感染治疗 □抑酸治疗 □降糖治疗 □其他医嘱	病情观察 □参加医生查房,注意病情变化 □药学独立查房,观察患者药物反应,检查药物治疗相关问题 □查看检查、检验报告指标变化 □检查患者服药情况 □药师记录监测指标:症状 □监测体温、血压、心率等 □出入水量 □血、尿、粪常规、粪隐血 □CRP、血沉 □血气分析(必要时) □病毒抗体检测 □肝肾功能 □心肌标志物 □BNP或NT-proBNP □电解质 □心电图 □超声心动图 □胸片	止痛、镇静治疗 □氟比洛芬 □丙帕他莫 □曲马多 □哌替啶 □其他 术后止吐治疗 □5-HT受体拮抗 □甲氧氯普胺 □其他 抗凝治疗 □普通肝素 □LMWH □华法林 其他治疗 □保肝治疗 □抑酸治疗 □抗感染治疗 □改善心功能 □气道管理 □血压控制 □其他	
病情变异记录	□无 □有,原因: 1. 2.	□无 □有,原因: 1. 2.	□无 □有,原因: 1. 2.	□无 □有,原因: 1. 2.	□无 □有,原因: 1. 2.	
药师签名						

颜明明

第八章

肺动脉栓塞

第一节 疾病基础知识

【病因和发病机制】

肺动脉栓塞(pulmonary embolism, PE)是由内源或外源性栓子阻塞肺动脉引起肺循环和右心功能障碍的临床综合征,包括肺血栓栓塞、脂肪栓塞、羊水栓塞、空气栓塞、肿瘤栓塞等。肺血栓栓塞症(pulmonary thromboembolism, PTE)是来自深静脉或右心的血栓堵塞了肺动脉及其分支所致的疾病,以肺循环和呼吸功能障碍为其主要临床和病理生理特征。PTE占肺动脉栓塞的绝大部分,通常在临床上所说的肺动脉栓塞即指PTE。

1. 病因 引起PTE的血栓主要来源于深静脉血栓(deep venous thrombosis, DVT)形成, PTE常为DVT的并发症。DVT与PTE实质上为一种疾病过程在不同部位、不同阶段的表现,两者合称为静脉血栓栓塞症(venous thromboembolism, VTE)。

2. 发病机制 目前已知有多种因素均可引起PTE,包括原发性和继发性两类。原发性由遗传变异引起,包括凝血因子 V 基因 Leiden 突变、凝血酶原 20210A 基因突变、抗凝血酶Ⅲ缺乏、蛋白C缺乏、蛋白S缺乏、β_2 肾上腺素能受体、脂蛋白酯酶(LPL)基因多态性等。继发性是由后天获得的多种病理生理异常所引起的,包括高龄、肥胖、活动减少、肿瘤、化疗、手术、外伤、管状石膏固定患肢、急性内科疾病、妊娠和产褥期、口服避孕药或激素替代治疗、真性红细胞增多症、抗磷脂抗体综合征、中心静脉插管、阻塞性睡眠呼吸暂停综合征、起搏器植入等。

【诊断要点】

1. 临床表现　PTE无特异性临床表现，临床表现主要取决于栓子的大小、数量、栓塞部位及患者是否存在心、肺等器官的基础疾病。多数患者因呼吸困难、胸痛、先兆晕厥、晕厥和(或)咯血而疑诊为急性PTE。呼吸困难、胸痛和咯血是经典的PTE"三联征"，但临床上只有不到30%的患者出现。晕厥可以是PTE的唯一或首发症状，多表现为一过性意识丧失。

2. 实验室检查及其他辅助检查

(1) 实验室检查：动脉血气分析、血浆D-dimer、遗传性易栓症相关检查(如抗凝血酶、蛋白C和蛋白S活性、凝血因子V Leiden突变、PTG20210A等)。

(2) 影像学检查：心电图、超声心动图、胸部X线片、CT肺动脉造影、磁共振肺动脉造影、肺动脉造影、下肢深静脉检查等。

【治疗】

PTE主要以药物治疗，可分为抗凝、溶栓及病因治疗等。

1. 治疗原则

(1) 治疗方案应根据病情严重程度而定。必须迅速准确地对患者进行危险度分层，然后制订相应的治疗策略。

首先根据是否出现休克或持续性低血压对疑诊或确诊PTE的患者进行初始危险度分层，识别早期死亡高危患者。出现休克或持续性低血压的血流动力学不稳定为高危患者，立即进入紧急诊断流程，一旦确诊，应迅速启动再灌注治疗。

对不伴休克或持续性低血压的非高危患者，须进行有效临床预后风险评分，采用肺动脉栓塞严重指数(pulmonary embolism severity index, PESI)，或其简化版本(sPESI)，以区分中危和低危患者。中危患者，须进一步评估风险。超声心动图或CT血管造影证实右心室功能障碍，同时伴有肌钙蛋白升高者为中高危，应严密监测，以早期发现血流动力学失代偿，必要时启动补救性再灌注治疗。右心室功能和(或)血肌钙蛋白正常者为中低危。

（2）不推荐常规为PTE患者放置下腔静脉滤器，除非有抗凝药物绝对禁忌证及接受足够强度抗凝治疗后仍复发的急性PTE。

2. 治疗方法

（1）一般治疗：严密监测患者的生命体征，对有焦虑和（或）惊恐症状的患者应适当使用镇静剂、胸痛者予止痛药治疗。对合并下肢DVT的患者应绝对卧床至抗凝治疗达一定强度，保持INR在2.0～3.0方可。

（2）抗凝治疗：给予PTE患者抗凝治疗的目的在于预防早期死亡和VTE复发，包括肠道外抗凝和口服抗凝。

（3）溶栓治疗：可迅速溶解血栓，恢复肺组织灌注，逆转右心衰竭，增加肺毛细血管血容量及降低病死率和复发率。

（4）其他治疗：包括血流动力学和呼吸支持、外科血栓清除术、经皮导管介入治疗、静脉滤器等。

第二节 经典案例

案例一

（一）案例回顾

【主诉】

5 d前晕厥2次。

【现病史】

患者，女，74岁，患者5 d无明显诱因下突发晕厥2次，1～2 min后自行缓解，无双眼上翻，无抽搐及肢体运动障碍，左下肢疼痛肿胀，无咳嗽、咳痰，无胸痛、咯血，无心前区压榨感，无呼吸困难，无畏寒发热。急诊测得BP 98/57 mmHg，P 69次/分，SpO_2 99%。予那曲肝素钙注射液4 100 U i.h. q12h.，华法林钠片2.5 mg p.o. q.d.抗凝3 d，现为求进一步诊治入院。

【既往史】

高血压病史，口服氨氯地平降压治疗；2型糖尿病病史，口服伏格列波糖、瑞格列奈、二甲双胍降血糖；血压、血糖控制可。

【社会史、家族史、过敏史】

无。

【体格检查】

T 36.3℃，P 89次/分，R 12次/分，BP 146/85 mmHg。

神志清晰，精神尚可，呼吸平稳，查体合作。全身浅表淋巴结无肿大。双肺叩诊清音，听诊呼吸音清。心前区无隆起，心界不大，心率89次/分,律齐。左下肢轻度凹陷性水肿,神经系统检查(阴性)。

【实验室检查及其他辅助检查】

1. 实验室检查

(1) 血常规: WBC 11.52×10^9/L(↑), NEUT% 81.6%(↑), RBC 3.98×10^{12}/L, Hb 122 g/L, PLT 184×10^9/L。

(2) 生化检查: CK 185 U/L(↑), CK-MB 42 U/L(↑), cTnT 0.008/mL, NT-proBNP 268.8 pg/mL。

(3) 凝血功能: PT 10.6 s, APTT 27.9 s, INR 1.73, TT 18.0 s, FIB 370 mg/dL, D-dimer 36 030 μg/L(↑)。

2. 其他辅助检查

(1) 心电图: ① 窦性心律; ② 逆钟向转位; ③ T波改变(以R波为主导联T波均低平、浅倒置)。

(2) 下肢静脉B超: 左下肢深静脉血栓形成。

(3) 肺动脉CTA: 左上肺动脉部分分支可疑栓子形成,两肺散在炎症。

(4) 下肢动脉CTA: 双侧腘动脉斑块伴管腔稍窄(左侧明显),双侧胫前、后动脉及腓动脉远端显影浅淡(左侧为著),左下肢皮下软组织肿胀,建议随访。

(5) 头部CT: 双侧基底节区、侧脑室旁及额顶叶散在腔隙灶,老年脑改变。

【诊断】

(1) 肺栓塞(中危)。

(2) 左下肢深静脉血栓形成。

(3) 肺部感染。

(4) 高血压。

(5) 2型糖尿病。

【用药记录】

1. 抗凝 那曲肝素钙注射液4 100 IU i.h. q12h.(d1-2); 华法林钠片 2.5 mg p.o. q.d.(d1-2,d6-11)。

2. **抗感染**　注射用拉氧头孢 2 g+0.9%氯化钠注射液 100 mL iv.gtt q8h.(d1-2)；注射用美罗培南 1 g +0.9%氯化钠注射液 100 mL iv.gtt q8h.(d3-11)。

3. **降压**　氨氯地平片 5 mg p.o. q.d.(d1-11)。

4. **降糖**　伏格列波糖片 2 mg p.o. t.i.d.；瑞格列奈片 0.5 mg p.o. t.i.d.；二甲双胍片 0.5 g p.o. b.i.d.(d1-11)。

5. **化痰**　桉柠蒎肠溶软胶囊 0.3 g p.o. t.i.d.(d2-11)。

6. **补钾**　氯化钾缓释片 1 g p.o. t.i.d.(d4-11)。

【药师记录】

入院第2天：咳嗽、咳痰，少量白黏痰，无胸痛、咯血等其他不适主诉。凝血功能：PT 16.7 s，APTT 25.7 s，INR 2.33，TT 18.0 s，FIB 481 mg/dL，D–dimer 2 050 μg/L(↑)。停用那曲肝素钙注射液，予桉柠蒎肠溶软胶囊 0.3 g p.o. t.i.d.化痰。

入院第3天：咳嗽、咳痰，少量白黏痰，无牙龈出血、无皮瘀点瘀斑、无其他不适主诉。继续华法林钠片及注射用拉氧头孢；予注射用美罗培南 1 g iv.gtt q8h.抗感染。

入院第4天：咳嗽、咳痰较前减少，无牙龈出血、无皮下瘀点瘀斑、无其他不适主诉。血常规：WBC 3.86×10^9/L，NEUT% 62.4%，RBC 3.34×10^{12}/L(↓)，Hb 104 g/L(↓)，PLT 254×10^9/L；血电解质：Na^+ 143 mmol/L；K^+ 3.4 mmol/L(↓)；Cl^- 104 mmol/L。予氯化钾缓释片 1 g p.o. t.i.d.补钾。

入院第6天：无不适主诉。凝血功能：PT 26.3 s(↑)，APTT 45.5 s(↑)，INR 2.21(↑)，TT 16.5 s，FIB 421 mg/dL(↑)，D–dimer 1 330 μg/L(↑)。予华法林钠片 2.5 mg p.o. q.d.。

入院第8天：无不适主诉。凝血功能：PT 26.4 s(↑)，APTT 41.0 s(↑)，INR 2.49(↑)，TT 16.5 s，FIB 421 mg/dL(↑)。

入院第11天：无不适主诉，T 36.5℃；P 81次/分；R 18次/分，患者病情平稳，INR稳定在2.5左右，准予出院。

出院带药：华法林钠片 2.5 mg p.o. q.d.；氨氯地平片 5 mg p.o.

q.d.；伏格列波糖片 2 mg p.o. t.i.d.；瑞格列奈片 0.5 mg p.o. t.i.d.；二甲双胍片 0.5 mg p.o. b.i.d.。

（二）案例解析

【抗凝治疗】

患者为老年女性，肺栓塞诊断明确，不合并低血压，首选低分子量肝素（那曲肝素钙）或磺达肝癸钠为急性期注射抗凝治疗的方式，维生素 K 拮抗剂（VKA）与注射抗凝治疗同步进行，使 INR 达到目标值2.5(2.0 ～ 3.0)。INR 达标(2.0 ～ 3.0)后即可停用低分子量肝素，仅口服 VKA 抗凝。在抗凝疗程上，无明显诱因的肺栓塞患者至少抗凝 3 个月。该患者肺栓塞发生至今已 5 d，在急诊治疗期间已开始使用那曲肝素钙联合华法林治疗 3 d，由于患者 INR 尚未达标，故此时仍需同时使用那曲肝素钙和华法林。那屈肝素钙注射液推荐剂量为 171 U/kg q.d. 或 86 U/kg q12h.。根据患者体重 55 kg 计算，应使用 4 730 U i.h.q12h.；结合配药操作的可行性，给予该患者那屈肝素钙注射液 1 支（即 4 100 U i.h. q12h.）是合理的；华法林初始用量继续根据急诊就诊时的用量（华法林钠片 2.5 mg p.o. q.d.）。

临床药师观点：患者肺栓塞诊断明确，初始抗凝方案选择合理，用法用量适宜。华法林抗凝效果易受多种食物、药物影响，在制订用药方案时应避免联用可能影响凝血功能或华法林代谢的药物。调整用药方案初期应密切监测 INR 并及时调整华法林剂量。

【抗感染治疗】

患者咳嗽、咳痰等症状及 CT 支持肺部炎症，入院血常规 WBC、GRAN 升高，考虑可能合并肺部感染，给予抗菌药物抗感染合理。患者为老年女性、社区起病，可选方案：① 青霉素类/酶抑制剂复合物；② 三代头孢菌素或其酶抑制剂复合物、头霉素、氧头孢烯类、厄他培南等碳青霉烯类；③ 上述药物单用或联合大环内酯类；④ 呼吸喹诺酮类。本例选用拉氧头孢抗感染治疗。

临床药师观点：根据《中国成人社区获得性肺炎诊断和治疗

251

指南》(2016年)建议,患者初始治疗选择拉氧头孢符合指南推荐。用药2 d后患者INR出现异常升高,考虑与拉氧头孢的使用具有相关性,换用美罗培南抗感染并暂停华法林至INR下降至正常范围。拉氧头孢可通过影响维生素K的合成、影响谷氨酸γ-羧化反应、诱导血小板功能障碍等途径引起凝血异常。该患者在使用低分子量肝素和华法林抗凝的同时加用拉氧头孢抗凝,可导致INR异常升高、出血风险增加,不推荐联合使用。

(三)药学监护要点

(1)监测心电图、体温、血压、心率、血常规、凝血功能、肝肾功能、电解质、心肌标志物等。

(2)使用低分子量肝素期间应进行血小板计数监测,如果血小板计数下降显著(低于原值的30%～50%),应停用该药。

(3)住院期间应关注患者是否有牙龈、皮肤黏膜、黑便等情况的发生。

(4)嘱咐患者INR达标前制动卧床休息。

(5)嘱咐患者氯化钾缓释片应整粒吞服,不得研碎或掰开服用。

(6)嘱咐患者保持饮食结构平衡,切勿自行服用活血类药物或保健品。

案例二

(一)案例回顾

【主诉】

胸痛伴气促1周。

【现病史】

患者,男,27岁,患者两周前有左臀部疼痛,后服用中药(具体不详)数日后缓解,无外伤骨折史。1周前患者无明显诱因下出现胸痛、气促伴咳嗽,心前区为主,疼痛呈游走性、间歇性,伴出汗,与体位、呼吸无关,休息时可好转。无恶心、呕吐,无晕厥、头晕。1 d

前至我院急诊就诊,查D-dimer 3 856 μg/L,胸部增强CT提示肺栓塞,肺部感染。现为求进一步诊治收至入院。

【既往史】

否认高血压、糖尿病等慢性病史,否认肝炎、结核等传染病史。

【社会史、家族史、过敏史】

无。

【体格检查】

T 37℃,P 80次/分,R 20次/分,BP 139/80 mmHg。

神清,精神可,双肺呼吸音粗,未闻及干、湿啰音,心率80次/分,律齐,无病理性杂音。腹软无压痛,双下肢无水肿。

【实验室检查及其他辅助检查】

1. 实验室检查

(1) 血常规:WBC 20.48 × 10⁹/L(↑),NEUT 84.2%(↑),PLT 286 × 10⁹/L,Hb 147 g/L。

(2) 生化检查:BNP、心肌酶谱、肝肾功能、动脉血气、尿常规、血糖、电解质均正常。

(3) 凝血功能:D-dimer 2 482 μg/L(↑),INR 1.18,抗凝血酶AT-Ⅲ 98%,蛋白C 110.7%,蛋白S 30.2%(↓)。

2. 胸部CT平扫+增强 左右肺动脉及其分支多发充盈缺损,两肺炎症(左肺为著)。

【诊断】

(1) 肺动脉栓塞。

(2) 肺部感染。

(3) 遗传性蛋白S缺乏症。

【用药记录】

1. 抗凝 依诺肝素钠注射液 6 000 U i.h. q12h.(d1-6, d9-11);华法林钠片 3 mg p.o. q.n.(d1-6), 4.5 mg p.o. q.n.(d7-8), 6 mg p.o. q.n.(d9-14);达比加群酯胶囊 110 mg p.o. b.i.d.(d15-17)。

2. 抗感染　注射用头孢吡肟 2 g iv.gtt b.i.d. (d3-14)，头孢呋辛酯片 250 mg p.o. b.i.d. (d15-17)。

3. 止咳　复方甘草口服溶液 10 mL p.o. t.i.d. (d2-17)。

【药师记录】

入院第 2 天：患者有干咳气促，无胸闷胸痛等不适。CRP 178 mg/L (↑)；D-dimer 2 303 μg/L (↑)；血脂、风湿指标、免疫球蛋白、肿瘤标志物均正常。

入院第 3 天：患者有干咳，无胸闷、胸痛等不适。INR 1.14。

入院第 5 天：患者仍有干咳气促，无胸闷、胸痛等不适。INR 1.18 (↑)，痰培养示无细菌生长。予复方甘草口服溶液 10 mL p.o. t.i.d. 止咳。

入院第 7 天：有干咳，无胸闷、胸痛等不适。INR 1.35 (↑)；蛋白 C 80.6%；蛋白 S 20.2% (↓)；抗核小体抗体 (-)，anti-dsDNA (-)。核素肺通气/灌注扫描：右肺上叶后段及左肺上叶前段、舌段多发 V/Q 不匹配性显像剂分布异常，考虑肺栓塞引起。左肺下叶背段 V/Q 匹配性显像剂分布异常，考虑胸腔积液引起。停用依诺肝素钠注射液，华法林钠片剂量调整为 4.5 mg p.o. q.n.。

入院第 9 天：患者咳嗽较前好转，有少许咳痰，无胸闷、气促不适主诉。INR 1.60 (↑)。予依诺肝素钠注射液 6 000 U i.h. q12h.；华法林钠片剂量调整为 6 mg p.o. q.n.。

入院第 11 天：无不适主诉。血常规：WBC 7.56×10^9/L，NEUT% 56.6%，PLT 454×10^9/L (↑)，Hb 149 g/L。INR 2.01 (↑)。停用依诺肝素钠注射液。

入院第 15 天：无不适主诉。INR 2.17 (↑)；蛋白 C 74.6%；蛋白 S 18.2% (↓)；遗传学检查示：常染色体突变，遗传突变来源于父系 (遗传性蛋白 S 缺乏症)；静息状态下超声心动图未见明显异常；双下肢 B 超：双侧下肢动脉目前未见明显异常，双侧下肢深静脉管腔通畅。停用注射用头孢吡肟、华法林钠片；加用头孢呋辛酯片 250 mg p.o. b.i.d.、达比加群酯胶囊 110 mg p.o. b.i.d.。

入院第17天：T 37℃，P 68次/分，R 20次/分，BP 125/70 mmHg；SaO_2% 100%。患者病情平稳，准予出院。

出院带药：达比加群酯胶囊 110 mg p.o. b.i.d.；头孢呋辛酯片 250 mg p.o. b.i.d.；复方甘草口服溶液 10 mL p.o. t.i.d.。

（二）案例解析

【抗凝治疗】

对于疑诊或确诊肺栓塞的患者应首先根据是否出现休克或持续性低血压进行危险度分层。出现休克或持续性低血压的血流动力学不稳定为高危患者，一旦确诊，应迅速启动溶栓治疗。对于不伴休克或持续性低血压的非高危患者，治疗方案主要为抗凝治疗，可选择华法林或新型口服抗凝药物（NOAC），前者使用需要与肠外抗凝（普通肝素、低分子量肝素、磺达肝癸钠）进行桥接。该患者为青年男性，肺栓塞诊断明确，血流动力学稳定，简化PESE评分为0，分组为低危患者。首选低分子量肝素或磺达肝癸钠为急性期注射抗凝治疗的方式，维生素K拮抗剂（VKA）与注射抗凝治疗同步进行，使INR达到目标值2.5（2.0 ～ 3.0）。INR达标（2.0 ～ 3.0）后即可停用低分子量肝素，仅口服VKA抗凝。

临床药师观点：患者入院后即使用华法林与依诺肝素钠桥接抗凝，前者3 ～ 5 d起效，5 ～ 7 d抗凝作用达稳态，该患者应用华法林（3 mg）7 d后INR为1.35，未达到目标范围（2.0 ～ 3.0），说明3 mg剂量过小，此时应增加华法林剂量，故将华法林剂量调整为4.5 mg p.o. q.n.合理。但依诺肝素钠为低分子量肝素，其连续用药后清除半衰期为7 h，停用12 h后即没有办法达到有效的抗凝作用，故在INR未达标前停用依诺肝素可能增加患者短期再发VTE的风险，故应继续使用依诺肝素钠注射液，待INR达标后停用依诺肝素较为合理。

【遗传性蛋白S缺乏症治疗】

患者基因检测提示为遗传性蛋白S缺乏症，表现为蛋白S

255

活性及含量降低，是引起DVT的病因之一。蛋白C系统为体内抗凝血系统，在蛋白S、钙离子和磷脂共同作用下，蛋白C变为活化蛋白C，发挥灭活Ⅷa因子和Ⅴa因子的作用。体内蛋白C和蛋白S的合成需要维生素K的参与，而华法林可抑制肝脏维生素K氧化还原酶，使得无活性的氧化型维生素K无法转化为有活性的还原性维生素K，阻止维生素K的循环利用；故华法林可导致遗传性蛋白S缺乏症患者体内蛋白S水平进一步下降，增加血栓风险。对于遗传性蛋白S缺乏症患者的抗凝策略包括：① 启用华法林抗凝同时需要低分子量肝素桥接，同时监测蛋白C和蛋白S的变化；② 可考虑选择NOAC，如达比加群酯、利伐沙班等。

临床药师观点：遗传性蛋白S缺乏患者高凝状态长期存在，且华法林可降低蛋白C和蛋白S的水平，这可能增加患者的高凝倾向。此类患者可选择NOAC，包括达比加群酯、利伐沙班、阿哌沙班、依度沙班，抗凝疗程至少为3个月，该患者选择达比加群酯胶囊110 mg p.o. b.i.d.合理。

【抗感染治疗】

患者院外即出现咳嗽，并伴有胸痛，无发热，未闻及湿啰音，WBC > 10×10^9/L，胸部CT示肺部感染，故肺部感染诊断明确。患者为青壮年，无基础疾病，常见感染病原体包括肺炎链球菌、流感嗜血杆菌、肺炎支原体和肺炎衣原体等。根据《2016中国成人社区获得性肺炎诊断和治疗指南》推荐，初始治疗方案：① 青霉素类、青霉素/酶抑制剂复合物；② 二代、三代头孢菌素，头霉素类，氧头孢烯类；③ 上述药物联合多西环素/米诺环素或大环内酯类；④ 呼吸喹诺酮类；⑤ 大环内酯类。本例选用头孢吡肟抗感染。

临床药师观点：该患者院外未曾使用抗菌药物，本次入院后使用的注射用盐酸头孢吡肟属于第四代头孢菌素类，抗革兰氏阳性菌作用与二代头孢相似，抗革兰氏阴性菌作用较强，为广谱抗菌药物，不推荐作为社区获得性肺炎一线治疗使用，故选药不适宜。该患者肺部感染常见病原体为革兰氏阳性菌，可使用二代头孢中较优品种，如头孢呋辛、头孢替安等。入院第10天，血常规示WBC 7.56×10^9/L，NEUT% 56.6%，已于正常范围，说明感染控制良好。依据《抗菌药物临床应用指导原则2015》，抗菌药物治疗性应用，疗程一般宜用至体温正常、症状消退后72～96 h。该患者血常规恢复正常后5 d方停用头孢吡肟，且同时开具头孢呋辛酯继续抗感染治疗，属抗菌药物使用时间过长。

（三）药学监护要点

（1）监测心电图、体温、血压、心率、血常规、凝血功能、肝肾功能、电解质、心肌标志物等。

（2）使用低分子量肝素期间应进行血小板计数监测，如果血小板计数下降显著（低于原值的30%～50%），应停用该药。

（3）住院期间应关注患者是否有牙龈、皮肤黏膜、黑便等情况的发生。

（4）嘱咐患者INR达标前制动卧床休息。

（5）达比加群酯胶囊每天服用两次，每次一粒，不能掰开服用。餐时或餐后服用均可，无食物和药物禁忌。如有漏服，6 h以内可以补服，如超过6 h不能加倍。用药期间如出现牙龈出血、皮肤黏膜小出血等情况不用担心，但如出现胸闷气促、黑便、尿液变红等情况应及时来院就诊。不可擅自停药。如APTT超过正常值上限2倍，需遵医嘱调整剂量。

案例三

（一）案例回顾

【主诉】

突发胸闷气急伴晕厥1 d。

【现病史】

患者，男，31岁，患者入院前中午突发胸闷、气促伴头晕，晕厥

1次,全身乏力,伴恶心、呕吐,无腹痛、腹泻,无发热、咳嗽,症状持续不能缓解,外院给予补液支持治疗后,症状稍缓解(具体不详),后症状复发,遂至我院急诊就诊,查WBC 16.63×10⁹/L,NEUT% 88.3%,D-dimer 10 500 μg/L,TNI 1.42 ng/mL,CK-MB 6.5 ng/mL,心电图提示窦性心动过速,肺动脉CTA示双侧肺动脉栓塞,现患者拟进一步诊治收入CCU。

【既往史】

3个月前右足外伤骨折,活动量减少,近来无药物服用史、无长途旅行史。

【社会史、家族史、过敏史】

否认。

【体格检查】

T 36.8 ℃,P 125次/分,R 20次/分,BP 95/75 mmHg,SpO_2% 97%(鼻导管吸氧5 L/min)。

神萎,精神一般。双肺呼吸音粗,未及明显干、湿啰音。无杂音。腹软,无压痛,无反跳痛,肝脾肋下未触及,移动性浊音(-),双下肢无水肿。

【实验室检查及其他辅助检查】

1. 实验室检查

(1) 血常规:WBC 15.14×10⁹/L(↑),NEUT% 90.9%(↑),Hb 138 g/L,PLT 131×10⁹/L。

(2) 生化检查:CK 82 U/L,CK-MB 19.6 U/L,cTnI 1.5 ng/mL(↑),BNP 361 pg/mL(↑)。

(3) 凝血功能:PT 13.30 s,APTT 29.5 s,INR 1.16,TT 17.0 s,D-dimer(↑)7 280 μg/L。

2. 其他辅助检查

(1) 超声心动图:右房和右室内径增大,右室整体收缩活动明显减弱,EF 60%;轻度二尖瓣反流;轻度三尖瓣反流;少量心包积液。

（2）心电图：窦性心动过速；T波异常。

（3）胸部CT：右肺下叶小片渗出，右肺中叶及两肺左肺下叶胸膜下小斑片影；扫及颈部、锁骨水平胸壁皮下少许积气。

（4）胸部CTA：两侧肺动脉及其分支内血栓形成；右肺下叶小片渗出，右肺中叶及两肺左肺下叶胸膜下小斑片影，心影饱满，右心室增大。

【诊断】

（1）急性肺栓塞。

（2）右下肢浅静脉血栓形成

（3）肺部感染。

【用药记录】

1. 溶栓　注射用阿替普酶起始8 mg i.v. , 42 mg iv.gtt 90 min (d1)；0.9%氯化钠注射液500 mL+注射用阿替普酶25 mg stat. 90 mL/h 静脉泵入(d1)。

2. 抗凝　依诺肝素钠注射液4 000 U i.h. q12h.(d1-3)；达比加群酯胶囊 110 mg p.o. b.i.d.(d3-14)。

3. 祛痰　注射用盐酸氨溴索60 mg iv.gtt b.i.d.(d5-12)。

4. 抗感染　注射用头孢吡肟2 g+0.9%氯化钠注射液100 mL iv.gtt b.i.d.(d1-6)；盐酸莫西沙星氯化钠注射液 0.4 g iv.gtt q.d. (d7-13)。

5. 护胃　注射用泮托拉唑钠60 mg iv.gtt q.d.(d1-9)。

6. 补钾　氯化钾缓释片 0.5 g p.o. t.i.d.(d3-14)。

【药师记录】

入院第1天：胸闷、气促、神萎，精神一般。T 36.8℃, HR 125次/分, R 20次/分, BP 95/75 mmHg, 律齐, 无杂音。双肺呼吸音粗，未闻及明显干、湿啰音。腹软，无压痛，无反跳痛，肝脾肋下未触及，移动性浊音(-)，双下肢无水肿。予以8 mg注射用阿替普酶静脉注射，随后42 mg/90 min静脉滴注。后医师依据心电图和V-scan结果，判断溶栓效果不佳，增加注射用阿替普酶25 mg stat.

90 mL/h静脉泵入；同时依诺肝素钠注射液4 000 U i.h. q12h.抗凝，注射用头孢吡肟 2 g iv.gtt b.i.d.抗感染，注射用泮托拉唑钠60 mg iv.gtt q.d.护胃。

入院第2天：胸闷较前好转，神萎，精神一般。T 36.1℃，HR 76次/分，R 20次/分，BP 106/62 mmHg，律齐，无杂音。双肺呼吸音粗，未闻及明显干、湿啰音，双下肢无水肿。cTnI 21.64 ng/mL（+），蛋白S 14.2%（↓）。

入院第3天：无不适主诉，T 36.2℃，HR 74次/分，R 20次/分，BP 119/63 mmHg。超声：双侧下肢静脉、双侧下肢动脉、右侧股浅静脉局部血栓形成（不完全性栓塞）。停用依诺肝素钠注射液，加用达比加群酯胶囊110 mg p.o. b.i.d.；氯化钾缓释片 0.5 g p.o. t.i.d.。

入院第5天：无不适主诉，T 35.6℃，P 79次/分，R 18次/分，BP 104/62 mmHg。双肺呼吸音清，未闻及明显干、湿啰音，各瓣膜区未闻及明显杂音，双下肢无水肿。予以注射用盐酸氨溴索 60 mg+0.9%氯化钠注射液 100 mL iv.gtt b.i.d.祛痰。

入院第7天：无不适主诉，T 36.0℃，P 79次/分，R 18次/分，BP 104/62 mmHg。TT 43.2 s（↑），K^+ 4.1 mmol/L。胸部CT：两侧肺动脉及其分支内血栓形成，较前片明显改善。两肺下叶胸膜下小斑片影本次未见显示，两肺下叶渗出伴右侧叶间胸膜及两侧胸腔积液；心影饱满，右心室增大。停用头孢吡肟，加用盐酸莫西沙星氯化钠注射液 0.4 g iv.gtt q.d.。

入院第10天：无不适主诉。T 36.3℃，P 78次/分，R 18次/分，BP 94/57 mmHg，NEUT% 75.7%（↑），TT 64.7 s（↑），停用泮托拉唑。

入院 第13天：无 不适，T 36.3 ℃，P 71次/分，R 20次/分，BP 110/68 mmHg。停用注射用盐酸氨溴索、盐酸莫西沙星氯化钠注射液。

入院第14天：无不适，T 36.5℃，P 80次/分，R 18次/分，BP 121/72 mmHg。患者目前病情平稳，准予出院。

出院带药：达比加群酯胶囊 110 mg p.o. b.i.d.。

（二）案例解析

【抗栓治疗】

患者，男性，青年，存在近期骨折史、活动量明显减少、凝血因子蛋白S活性偏低、肺部感染等VTE危险因素。发病 < 24 h，存在血流动力学不稳定等溶栓指征，且该患者无溶栓禁忌证，临床可选用尿激酶、阿替普酶（rt-PA）或瑞替普酶进行溶栓。如使用rt-PA，溶栓开始后每30 min行心电图检查，复查动脉血气，严密观察生命体征。溶栓治疗结束后，每2～4 h测定APTT，水平低于基线值的2倍（或 < 80 s）时，开始规范的肝素抗凝治疗。该患者起始使用8 mg阿替普酶静脉注射，继之42 mg/90 min静脉滴注，随后再次增加阿替普酶25 mg stat. 90 mL/h静脉泵入。

临床药师观点：依据《肺血栓栓塞治疗与预防指南（2018版）》推荐，rt-PA用量为50 mg。我国VTE研究组发现，半量溶栓50 mg法与全量溶栓100 mg法比较，疗效相似且更安全。此外该患者肺栓塞诊断明确，用法用量适宜，因此初始抗凝方案选择合理。

【抗凝治疗】

该患者为高危肺栓塞患者，应立即肠道外抗凝治疗，首选低分子量肝素或磺达肝癸钠为急性期肠注射抗凝治疗的方式，同时服用口服抗凝药。如服用维生素K拮抗剂，需使INR达到目标范围2.0～3.0，INR达标后即可停用低分子量肝素，仅口服VKA抗凝。如服用NOACs则无须监测INR。在抗凝疗程上，无明显诱因的肺栓塞患者至少抗凝3个月。本案例中使用依诺肝素钠注射液4 000 U i.h. q12h.及达比加群酯胶囊110 mg p.o. b.i.d.联合抗凝。

临床药师观点：① 依诺肝素钠用量偏低，该患者体重80 kg，肝肾功能正常，根据依诺肝素钠说明书应给予8 000 U q12h.或12 000 U q.d.。② 根据《肺血栓栓塞治疗与预防指南（2018版）》推荐，达比加群需联合肠外抗凝剂治疗5～10 d。该患者入院第3天停用依诺肝素，停药时间过早。

【双肺抗感染治疗】

患者CT支持肺部炎症，入院血常规WBC、NEUT%升高，考虑可能合并肺部感染，给予抗菌药物抗感染合理。患者为青年男性、社区起病，根据《2016中国成人社区获得性肺炎诊断和治疗指南》推荐，初始治疗方案：① 青霉素类、青霉素/酶抑制剂复合物；② 二代、三代头孢菌素，头霉素类，氧头孢烯类；③ 上述药物联合多西环素/米诺环素或大环内酯类；④ 呼吸喹诺酮类；⑤ 大环内酯类。本例选用头孢吡肟抗感染。

临床药师观点：该患者院外未曾使用抗菌药物，本次入院后使用的注射用盐酸头孢吡肟属于第四代头孢菌素类，抗革兰氏阳性菌作用与二代头孢相似，抗革兰氏阴性菌作用较强，为广谱抗菌药物，不推荐作为社区获得性肺炎一线治疗使用，故选药不适宜。使用头孢吡肟治疗一周后咳嗽、咳痰等症状好转、心肺听诊无殊、血象正常逐渐平稳，此时换用莫西沙星抗感染无换药指征。

【应激性溃疡的预防】

患者入住CCU时处于休克状态，根据《质子泵抑制剂使用指南》建议，应使用药物预防应激性溃疡。该患者具备应激源但不具备高危因素，可选择H_2-RA类，如法莫替丁20 mg q.d.，雷尼替丁150 mg q.d.，西咪替丁400 mg q.d.。

临床药师观点：药动学研究显示，泮托拉唑可使达比加群血药浓度AUC下降30%。雷尼替丁与达比加群联合使用未对达比加群的吸收程度产生临床相关性影响。所以，该患者可使用药物预防应激性溃疡，但使用PPI抑制剂级别过高。结合患者同时使用的药物，临床药师建议使用H_2-RA类药物更适宜。

（三）药学监护要点

（1）监测心电图、体温、血压、心率、血常规、凝血功能、肝肾功能、电解质、心肌标志物等。

（2）达比加群酯胶囊每天服用两次，每次一粒，不能掰开服用。餐时或餐后服用均可，无食物和药物禁忌。如有漏服，6 h以内可以补服，如超过6 h不能加倍。用药期间如出现牙龈出血、皮肤黏膜轻微出血等情况不用担心，但如出现胸闷气促、黑便、尿液变红等情况应及时来院就诊。不可擅自停药。如APTT超过正常值上限2倍，需遵医嘱调整剂量。

（3）观察有无出血不良反应，如出现小便呈红色或深褐色，大便呈红色或黑色柏油状，呕血或咯血，严重头痛或胃痛等情况，及时就医。

（4）嘱咐患者使用泮托拉唑期间不宜同时使用其他抗酸剂和抑酸剂。

（5）嘱咐患者氯化钾缓释片应整粒吞服，不得研碎或掰开服用。

案例四

（一）案例回顾

【主诉】

双下肢水肿5个月，胸闷、气促7 d，晕厥2次。

【现病史】

患者，女，41岁，患者于5个月前乘长途飞机（约10 h）后，出现双下肢水肿，伴干咳，无胸闷、气促，无头晕、心悸，无腹痛。7 d前，患者上楼后晕倒伴活动后气促。晕厥2次，2 min自行缓解，伴胸闷、气促，伴咳嗽，无胸痛，无腹痛，无双下肢水肿。急诊拟"肺栓塞"收住CCU。

【既往史】

子宫肌瘤病史，否认高血压、糖尿病史。

【社会史、家族史、过敏史】

无。

【体格检查】

T 36.3℃，P 101次/分，R 22次/分，BP 102/67 mmHg。

神清，精神可，呼吸急促。双肺呼吸音粗，未闻及湿啰音，心界叩诊向右扩大,心率101次/分,节律齐,无杂音,双下肢凹陷性水肿。

【实验室检查及其他辅助检查】

1. 实验室检查

（1）血常规：WBC 7.98×10^9/L，NEUT% 67.5%，PLT 218×10^9/L，Hb 99 g/L（↓）。

（2）生化检查：pH 7.48（↑），PCO_2 31.7 mmHg（↓），PO_2 97.5 mmHg，SO_2% 99%，HCO_3^- 22.8 mmol/L。肝肾功能、血糖、电解质均正常。

（3）凝血功能：D-dimer 1 915 μg/L（↑），INR 1.19（↑）。

2. 其他辅助检查　超声心动图示：右房室增大，右室壁增厚；肺动脉增宽；重度肺动脉高压伴中度三尖瓣反流（肺动脉压力78 mmHg）；EF=79%。

【诊断】

（1）肺栓塞。

（2）肺动脉高压。

【用药记录】

1. 抗凝　依诺肝素钠注射液 4 000 U i.h. q12h.（d1-14）；华法林钠片 2.5 mg p.o. q.n.（d1-3），3.125 mg p.o. q.n.（d4-5），3.75 mg p.o. q.n.（d6-15），5 mg p.o. q.n.（d16-27），6.25 mg p.o. q.n.（d28-29）。

2. 降肺动脉压　波生坦片 62.5 mg p.o. q.d.（d1-17），62.5 mg p.o. b.i.d.（d23-29）；伊洛前列素溶液 10 μg 雾化吸入（7 am，9 am，12 am，3 pm，6 pm，8 pm）（d18-24）。

3. 强心利尿　地高辛片 0.125 mg p.o. q.d.（d1-29）；呋塞米片 10 mg p.o. q.d.（d1-3），10 mg p.o. b.i.d.（d4-29）；螺内酯片 10 mg p.o. b.i.d.（d1-29）。

【药师记录】

入院第2天：患者诉干咳胸闷。P 90次/分，R 24次/分，BP 112/66 mmHg。INR 1.04，蛋白C 84.9%，蛋白S 51.8%，抗凝血酶

AT−Ⅲ 88.5%。

入院第4天：患者状态平稳，无胸闷、气促、干咳等不适，BP 110/60 mmHg，P 85次/分，R 20次/分。下肢B超：右下肢深静脉栓子形成，左下肢腘静脉栓子形成。CT：右侧髂外静脉及远端广泛血栓形成，右肺中下叶及左肺斑片状影。华法林钠片剂量调整为3.125 mg p.o. q.d.；呋塞米剂量调整为10 mg p.o. b.i.d.。

入院第6天：患者状态平稳，无胸闷、气促、干咳等不适。INR 1.19(↑)，血常规、尿常规，肝肾功能，电解质正常。华法林钠片剂量调整为3.75 mg p.o. q.d.。

入院第10天：患者一般情况可，无胸闷、气促、干咳等不适。INR 1.58(↑)。超声心动图：右房室增大，右室壁增厚；肺动脉增宽；重度肺动脉高压伴中度三尖瓣反流(肺动脉压力85 mmHg)；EF=70%。

入院第16天：患者局部麻醉下行右心导管+肺动脉造影术。右心导管结论：肺动脉高压79/32(48)mmHg；急性血管扩张试验(−)；慢性血栓性栓塞急性加重期(右中肺小动脉及右下肺小动脉充盈缺损，肺动脉总干充盈稀疏，左下肺动脉无显影)；成功PTPA至左下肺动脉。右心声学造影：未见心内异常分流存在。INR 1.15。停用依诺肝素钠注射液；华法林钠片剂量调整为5 mg p.o. q.n.。

入院第18天：无不适主诉。INR 1.21(↑)。超声心动图：右房室增大，右室壁增厚；肺动脉增宽；重度肺动脉高压伴中度三尖瓣反流(肺动脉压力86 mmHg)；EF=65%。停用波生坦片；加用伊洛前列素溶液10 μg 雾化吸入(7 am，9 am，12 am，3 pm，6 pm，8 pm)。

入院第23天：患者雾化吸入伊洛前列素后感觉不适，咳嗽伴白色泡沫样痰。INR 2.30(↑)。胸部CT：两肺动脉主干及其分支肺动脉栓塞，两肺下叶轻度间质性改变伴多发渗出。停用伊洛前列素溶液；加用波生坦片62.5 mg p.o. b.i.d.。

入院第25天：患者咳嗽、咳痰好转，状态平稳。INR 1.69（↑）。

入院第27天：患者无不适主诉。INR 1.22（↑）。华法林钠片剂量调整为6.25 mg p.o. q.n.。

入院第29天：T 36.8℃，P 85次/分，R 18次/分，BP 120/70 mmHg，SaO$_2$% 98%。INR 1.52（↑）。患者病情平稳，准予出院。

出院带药：华法林钠片6.25 mg p.o. q.n.；地高辛片0.125 mg p.o. q.d.；螺内酯片10 mg p.o. b.i.d.；呋塞米片10 mg p.o. b.i.d.；波生坦片62.5 mg p.o. b.i.d.。

（二）案例解析

【肺高压治疗】

慢性血栓栓塞性肺高压（CTEPH）是以呼吸困难、乏力、活动耐力减低为主要表现的一组综合征，是急性肺栓塞的远期并发症。CTEPH的内科治疗可分为肺血管扩张剂靶向治疗和抗凝利尿强心等支持治疗。目前已上市的肺血管扩张剂包括CCBs、前列环素及其结构类似物、内皮素受体拮抗剂、5-磷酸二酯酶抑制剂和Rho激酶抑制剂等。

临床药师观点：该患者因活动后气急胸闷伴晕厥入院，心彩超和右心导管检查均提示重度肺高压。右心导管检查时确诊肺动脉高压的金标准，结合既往史及胸部CT、下肢B超等检查结果，该患者诊断为CTEPH，符合使用肺血管扩张剂靶向治疗的适应证。波生坦是一种双重内皮素受体拮抗剂，与内皮素受体A（ET$_A$）和内皮素受体B（ET$_B$）有着较强的亲和力，通过与内皮素受体竞争性结合，降低内皮素引起血管收缩、促进纤维化、细胞增生和组织重构等不良生物学效应。伊洛前列素是前列环素类似物，具有选择性扩张肺血管作用。吸入伊洛前列素可快速降低肺血管阻力，增加心排血量，是肺动脉高压导致右心力衰竭患者首选抢救药物，也是WHO心功能Ⅲ～Ⅳ级患者的一线用药。

【抗凝治疗】

由于CTEPH患者易在肺动脉形成原位血栓并反复发生血栓栓塞事件,因此建议终身抗凝治疗。该患者5个月前乘长途飞机后,出现双下肢水肿,伴干咳,可能为急性肺栓塞的表现,但未经抗凝治疗,因此导致慢性血栓栓塞性肺高压的发生。目前尚无新型口服抗凝剂治疗CTEPH有效性和安全性的数据,故此类患者推荐选择华法林抗凝治疗。华法林治疗初期需要与肠外抗凝(普通肝素、低分子量肝素、磺达肝癸钠)进行桥接。INR达标(2.0 ~ 3.0)后即可停用低分子量肝素,仅口服VKA抗凝。

临床药师观点:华法林是2种光学同分异构体R-型和S-型的消旋体混合物,其中S-华法林主要由CYP 2C9代谢,R-华法林由CYP 3A4、CYP 1A2和CYP 2C19代谢。华法林与CYP诱导剂联用时可引起华法林代谢加快,血药浓度降低,抗凝作用减弱,INR下降。该病例中,患者使用波生坦期间INR始终未达2.0目标值。停用波生坦,换用伊洛前列素后INR达标并稳定在2.3左右。后因不能耐受伊洛前列素再次启用波生坦后INR又出现持续下降。波生坦为CYP 3A4和CYP 2C9的中度诱导剂,而伊洛前列素非CYP抑制剂或诱导剂。考虑波生坦的使用是导致INR下降的主要原因。目前,波生坦与华法林药物相互作用间的研究较少,一项回顾性分析显示,99例接受华法林联合波生坦长期治疗的慢性血栓栓塞性肺高压患者,用药期间导致华法林剂量改变的患者比例为44.4%。因此,对于此类患者可考虑换用对CYP无抑制或诱导作用的内皮素受体拮抗剂如安贝生坦、马西替坦或其他肺血管靶向药物如5-磷酸二酯酶抑制剂等。

【支持治疗】

CTEPH常合并右心功能不全,导致体液潴留,出现颈静脉怒张、肝及胃肠道淤血、胸腹水和下肢水肿。对于存在明显容量超负荷的CTEPH患者应给予利尿剂治疗。心排血量低于4 L/min或心指数低于2.5 L/(min · m²)是应用地高辛的首选指征;另外,右心室扩张、基础心率大于100次/分、心室率偏快的心房颤动也均是应用地高辛指征。

　　临床药师观点：该患者入院双下肢水肿、基础心率大于100次/分，超声心动图提示右房室增大，有使用利尿剂（呋塞米、螺内酯）和强心剂（地高辛）的指征。治疗期间应严密监测电解质和肾功能，必要时监测地高辛浓度，防止电解质紊乱、肾前性肾衰竭及地高辛中毒的发生。

　　（三）药学监护要点

　　（1）使用低分子量肝素期间应进行血小板计数监测，如果血小板计数下降显著（低于原值的30%～50%），应停用该药。

　　（2）使用波生坦期间应监测患者肝功能，如出现肝酶异常升高需减少波生坦剂量或停药至肝酶恢复正常后重新使用。

　　（3）嘱咐患者出院后仍需密切随访INR，根据INR水平调整华法林剂量。

　　（4）嘱咐患者定期随访电解质和肾功能，如出现心悸不适应监测地高辛药物浓度。

第三节 案例评述

一、临床药学监护要点

(一) 抗栓治疗

对 PTE 患者及时进行溶栓治疗能够在短时间内溶解血栓,改善肺灌注量和通气血流比例,逆转右心衰竭,降低病死率、复发率及发展为 CTEPH 的风险。溶栓治疗过程中的药学监护工作包括适应证和禁忌证的审核、溶栓药物和剂量的选择及溶栓与抗凝的序贯治疗等。

1. 适应证和禁忌证的审核 PTE 患者溶栓适应证包括:① 出现休克或持续性低血压的血流动力学不稳定的高危患者;② PESI 分级 Ⅲ~Ⅳ 或 sPESI ≥ 1 分,伴有右心室功能障碍、心肌损伤生物标志物如肌钙蛋白升高的中高危患者。溶栓治疗禁忌证可分为绝对禁忌证和相对禁忌证。绝对禁忌证:① 出血性卒中;② 6 个月内缺血性卒中;③ 中枢神经系统损伤或肿瘤;④ 近 3 周内重大外伤、手术或头部损伤;⑤ 1 个月内消化道出血;⑥ 已知的出血高风险患者。相对禁忌证包括 6 个月内短暂性脑缺血发作(TIA);应用口服抗凝药;妊娠或分娩后 1 周;不能压迫止血部位的血管穿刺;近期曾行心肺复苏;难以控制的高血压(收缩压 > 180 mmHg);严重肝功能不全;感染性心内膜炎;活动性溃疡。对于危及生命的高危肺栓塞患者大多数禁忌证应视为相对禁忌证。

2. 溶栓药物和剂量的选择 临床常用溶栓药物有链激酶、尿激酶、rt-PA和瑞替普酶(r-PA)。目前国内采用较多的方案是rt-PA 50～100 mg持续静脉滴注,无须负荷量。相关研究认为rt-PA半量(50 mg)和全量(100 mg)溶栓疗效相似且安全性更高,对于体重＜65 kg的患者使用半量溶栓出血时间发生率明显降低。

3. 溶栓与抗凝的序贯治疗 溶栓结束后每2～4 h测定APTT,当APTT水平低于基线值2倍或＜80 s时应开始规范化抗凝治疗。可使用普通肝素或低分子量肝素。如患者在溶栓前已接受低分子量肝素或磺达肝癸钠治疗,则普通肝素输注应推迟至最近一剂低分子量肝素注射后12 h(q12h.给药),或最近一剂低分子量肝素或磺达肝癸钠注射后24 h(q.d.给药)。

(二) 抗凝治疗

抗凝治疗是PTE治疗中的重要部分,通过充分抗凝治疗能够有效防止血栓进展并依靠患者机体自身纤溶系统发挥溶解已形成的血栓,从而减少PTE的复发率和死亡率。

1. 适应证和禁忌证的审核 抗凝治疗适用于: ① 肺栓塞面积较小、右心功能正常; ② 溶栓失败、不适于溶栓或溶栓后序贯抗凝治疗者; ③ 慢性血栓栓塞性肺高压者; ④ DVT形成者; ⑤ 腔静脉滤器植入的患者。抗凝禁忌证包括近期有活动性出血、凝血机制障碍、难以控制的严重高血压、严重的肝肾功能不全及近期手术史或严重创伤、感染性心内膜炎、心包积液、动脉瘤及活动性消化道溃疡者。妊娠头3个月和产前6周不可使用华法林(可选用普通肝素和低分子量肝素)。当确诊有急性PTE时,上述情况大多数为相对禁忌证。

2. 抗凝药物和剂量的选择 临床常用抗凝药物有普通肝素、低分子量肝素、磺达肝癸钠、华法林及新型口服抗凝药(达比加群、利伐沙班、阿哌沙班和依度沙班)。肠道外抗凝剂(普通肝素、低分子量肝素和磺达肝癸钠)均具有即刻抗凝作用,其中低分子量肝素和磺达肝癸钠发生出血和肝素诱导血小板减少症（HIT）的风险较普通肝素低。普通肝素具有半衰期短、易于监测，可迅速被鱼精蛋白中和等优点，适用于严重肾功能不全（Ccr < 30 mL/min）或重度肥胖患者。

3. 抗凝疗程　目前证据表明PTE患者应接受至少3个月抗凝治疗，长时程抗凝治疗应视患者情况而定：① 有明确诱发危险因素（如手术、创伤、制动、妊娠、口服避孕药或激素替代治疗等暂时性或可逆性情况）者，如已去除危险因素，推荐口服抗凝治疗3个月；② 无明确诱发危险因素者，应口服抗凝治疗至少3个月，此后根据复发和出血风险决定疗程；③ 肿瘤合并急性肺栓塞患者，应使用低分子量肝素抗凝至少3～6个月，6个月后只要肿瘤仍处于活动期，即应长期予低分子量肝素或华法林抗凝治疗。

（三）并发症的对因及对症治疗

1. 感染　PTE患者可能合并肺部感染，应依据《中国成人社区获得性肺炎诊断和治疗指南（2016年版）》对患者进行评估和分组，根据不同人群常见的病原体，选择能够有效覆盖病原体的抗感染药物。

2. 出血　PTE患者接受溶栓治疗和抗凝治疗期间可能发生出血。在用药前应充分评估患者出血风险，用药期间定期监测患者凝血功能包括PT、APTT、凝血酶时间等，使用华法林的患者应监测INR。一旦出现出血，可用鱼精蛋白拮抗肝素（1 mg鱼精蛋白可拮抗肝素100 U）和低分子量肝素（0.6 mg鱼精蛋白可拮抗低分子量肝素0.1 mL）、维生素K_1拮抗华法林。

3. 肝素相关性血小板减少症（HIT）　普通肝素可引起HIT，发生率约为5%，其机制包括肝素直接引起血小板聚集和肝素依赖性抗血小板IgG抗体引起血小板聚集。HIT一般出现在用药两周内，使用普通肝素的第3～5天须复查血小板计数；若用药时间较长则应在7～10 d和14 d复查血小板计数。发现患者血小板计数

迅速或持续降低 > 50%，或血小板计数 < 100×10^9/L，应立即停用肝素，一般停用 10 d 内血小板数量开始恢复。

4. 慢性血栓栓塞性肺高压　CTEPH是PTE的远期并发症，首选治疗方法为肺动脉血栓内膜剥脱术，无法行手术者可选择肺动脉球囊扩张作为替代。CTEPH的内科治疗包括抗凝、利尿、吸氧及肺高血压靶向药物治疗。

二、常见用药错误归纳与要点

（一）抗凝药物剂量选择不合理

普通肝素、低分子量肝素均应根据患者体重给药，华法林因个体差异较大需根据INR调整药物剂量。抗凝药物剂量不足可导致再栓塞风险上升。

（二）肠道外与口服抗凝药桥接时间不适宜

华法林通过抑制维生素K依赖的凝血因子合成发挥抗凝作用，因此起效较慢，且用药初期可抑制PC、PS，引起高凝，故需与肝素或低分子量肝素桥接使用3～5 d，待INR达到目标范围后停用肠道外抗凝药物。

（三）药物、食物相互作用未重视

华法林与多种食物、药物均有相互作用，影响华法林抗凝作用。用药期间应注意保持饮食结构稳定，联用药物需注意尽量避免使用对华法林血药浓度造成影响的药物品种，必须同用时应注意监测INR，及时调整华法林剂量。

第四节 规范化药学监护路径

PTE病理生理研究明确,治疗策略需根据患者危险度分层制订。因此,为了使PTE患者的溶栓、抗凝治疗达到最佳效果,并确保患者用药安全,临床药师要按照个体化治疗的原则,并参照PTE临床路径中的临床治疗模式与程序,建立PTE治疗的药学监护路径,开展规范有序的药学监护工作(表8-1)。

表8-1 肺动脉栓塞药学监护路径

患者姓名:_____ 性别:_____ 年龄:_____

门诊号:_____ 住院号:_____

住院日期:___年___月___日

出院日期:___年___月___日

标准住院日:10 ～ 14 d

时 间	住院第1天	住院第2天	住院第3天	住院第4 ～ 天	出院日
主要诊疗工作	□药学问诊(附录1) □用药重整	□药学评估(附录2) □药历书写(附录3)	□治疗方案分析 □完善药学评估 □制订监护计划 □用药宣教	□医嘱审核 □疗效评价 □不良反应监测 □用药注意事项	□药学查房 □完成药历书写 □出院用药教育

（续表）

时　间	住院第1天	住院第2天	住院第3天	住院第4～___天	出院日
重点监护内容	□患者信息 □既往病史评估 □药物适应证、禁忌证评估 □药物相互作用审查 □其他药物治疗相关问题	□病情评估 □溶栓药物治疗方案评估 □抗凝药物治疗方案评估 □其他治疗方案评估 □药物相互作用评估 □用药依从性评估 □药物不良反应治疗风险和矛盾 □出、凝血风险 □肝肾功能 □血小板计数 □过敏体质 □胃肠功能 □其他	溶栓治疗 □rt-PA □其他药物 抗凝治疗 □普通肝素/低分子量肝素 □华法林 □新型口服抗凝药 □其他 其他对症治疗 □抗感染治疗 □抑酸治疗 □其他医嘱	病情观察 □参加医生查房,注意病情变化 □药学独立查房,观察患者药物反应,检查药物治疗相关问题 □查看检查、检验报告指标变化 □检查患者服药情况 □药师记录监测指标 □症状 □监测体温、血压、心率等 □出入水量 □血、尿、粪常规,粪隐血 □D-dimer、PT、APTT、INR □动脉血气 □肝肾功能 □心肌标志物 □BNP或NT-proBNP □心电图 □超声心动图 □CT肺动脉造影 □下肢动脉超声	治疗评估 □不良反应 □支持治疗 □并发症 □既往病务院 出院教育 □正确用药 □患者自我管理 □定期门诊随访 □监测血、尿、粪常规和粪隐血、凝血功能、肝肾功能、血压、心率、ECG、CTPA等
病情变异记录	□无　□有, 原因: 1. 2.	□无　□有, 原因: 1. 2.	□无　□有, 原因: 1. 2.	□无　□有, 原因: 1. 2.	□无　□有, 原因: 1. 2.
药师签名					

乐可佳

第九章

肺动脉高压

第一节　疾病基础知识

【病因和发病机制】

肺动脉高压（pulmonary arterial hypertension，PAH）是指孤立的肺动脉血压增高，而肺静脉压力正常，主要原因是小肺动脉原发病变或其他的相关疾病导致肺动脉阻力增加。根据最新的2015年《肺动脉高压诊断和治疗指南》（简称《ESC/ERS指南》）肺动脉高压属于肺高血压（pulmonary hypertension，PH）的第一大类。其血流动力学诊断标准为海平面静息状态下，右心导管检测肺动脉平均压≥25 mmHg；肺毛细血管楔压≤15 mmHg；肺血管阻力大于3 Wood单位及心排血量正常或降低三个条件。

1. 病因　肺动脉高压按照病因可以分为特发性肺动脉高压、遗传性肺动脉高压、药物或毒物诱导的肺动脉高压、相关性肺动脉高压（结缔组织病、HIV感染、门脉高压、先天性心脏病、血吸虫病）、肺静脉闭塞性疾病和（或）肺毛细血管及新生儿持续性肺动脉高压。

2. 发病机制　PAH包括特发性肺动脉高压（IPAH）、遗传性肺动脉高压（HPAH）、药物或毒素诱导的肺动脉高压、疾病相关性肺动脉高压4个亚类。有研究认为，肺血管收缩、肺血管重构、炎症反应、遗传机制和肺血管原位血栓形成是肺动脉高压发生发展的几个重要病理生理基础。

【诊断要点】

1. 临床表现

（1）症状：非特异性，主要与进展型右心室功能障碍有关。最初的症状通常是由劳累或剧烈运动引起的,包括气短、疲劳、虚弱、心绞痛和晕厥,偶见干咳和运动引发的恶心、呕吐。疾病晚期时静息也会出现上述症状。随着心力衰竭的加重,还会出现腹胀和脚踝水肿。

(2)体征:胸骨左缘上举,剑突下抬举性搏动,P_2亢进(肺动脉瓣区第二心音亢进),收缩期早期喷射性喀喇音(肺动脉瓣开放突然受阻),三尖瓣区收缩期吹风样杂音(三尖瓣关闭不全)。晚期颈静脉压升高、肝大、腹水、外周水肿和四肢冷症、发绀(低氧血症)。哮鸣音和湿啰音通常不存在。

2. 实验室检查及其他辅助检查

(1)实验室检查:血常规、血液生化检查、自身抗体、HIV抗体、肝炎病毒、甲状腺功能、凝血指标、NT–proBNP等。

(2)辅助检查:彩色超声多普勒心动图检查(最重要的筛查手段)、胸片、心电图、动脉血气分析、肺功能(包括一氧化碳弥散功能)、肺通气/灌注扫描(V/Q显像)、胸部CT、心导管检查(PAH确诊的金标准,制订治疗方案不可或缺的检查手段)及急性肺血管扩张试验、6 min步行测试(6MWT)、基因检测等。

(3)心导管检查术:主要测量参数包括上下腔静脉压、右房压、右室压、肺动脉压(PAP)、混合静脉血氧饱和度(SvO_2)、肺毛细血管楔压(PCWP)、心排血量(CO)、心指数(CI)、肺血管阻力(PVR)等。

(4)急性肺血管扩张试验:有些特发性、遗传性或减肥药相关性PAH可能与肺血管痉挛有关,这类患者通过肺血管扩张试验可以筛选出来,并可以依据阳性结果考虑使用钙通道阻滞剂治疗。激发药物较为常用的有伊洛前列素,阳性标准同时满足3条:① 平均肺动脉压力(mPAP)下降幅度超过10 mmHg;② mPAP绝对值≤40 mmHg;③ 心排血量增加或不变。

【治疗】

1. 治疗原则

(1)提高患者生活质量,以缓解症状为主。

（2）给予必要的支持治疗和心理疏导。

2. 治疗方法

（1）一般治疗：PAH是一种慢性致死性疾病，一般治疗包括运动和康复训练、避孕、绝经期激素替代治疗、旅行、心理治疗、预防感染及择期手术指导等多个方面。

（2）支持治疗：

1）抗凝治疗：IPAH易合并远端小肺动脉原位血栓形成，建议对无抗凝禁忌的IPAH患者给予华法林抗凝治疗，抗凝强度建议INR维持在2.0～3.0。

2）利尿剂：右心功能不全可导致体液潴留，出现颈静脉充盈、肝及胃肠道淤血、胸腹水和下肢水肿，尽管尚无利尿剂在PAH患者中的RCT研究，但临床经验表明对存在明显容量超负荷的PAH患者给予利尿剂可明显获益。

3）氧疗：尽管夜间吸氧并不能改善艾森门格综合征患者的病程，仍建议对动脉血氧分压（PaO_2）持续低于60 mmHg（SaO_2 < 91%）的患者给予吸氧治疗，使PaO_2高于60 mmHg。

4）地高辛：虽然在治疗IPAH方面有效改善心排血量，但是长期给予的有效性尚不明确。对于房性心律失常的患者可考虑给予地高辛以降低心室率。《2010年中国肺高血压诊治指南》建议心排血量 < 4 L/min或心指数 < 2.5 L/（min·m^2）是应用地高辛的首选指征；另外，右心室扩张、基础心率大于100次/分、心室率偏快的心房颤动等也均是应用地高辛的指征。

5）改善贫血与铁状态：初步证据表明缺铁与运动能力降低和高死亡率相关。建议PAH患者定期监测铁含量，由于部分证据表明PAH的口服吸收铁的能力下降，因此建议静脉补铁。

（3）肺血管扩张剂（靶向治疗）：

1）CCBs：小部分急性血管扩张试验反应阳性的IPAH患者可考虑使用钙离子拮抗剂治疗。可依据患者的基线心率水平选择药物：相对心动过缓可选择硝苯地平、氨氯地平；相对心动过速可选择地尔硫䓬。这些药物的每日剂量相对较高。

2）内皮素受体拮抗剂（ERA）：PAH患者的内皮细胞系统的活化，内皮素-1（ET-1）水平增高。ET-1有A和B两种受体，激活ETA受体使血管收缩，血管平滑肌细胞增殖；激活ETB受体则能促进血管扩张和一氧化氮释放。安立生坦是选择性ERA，波生坦（bosentan）、马替生坦是非选择性ERA。

3）5型磷酸二酯酶抑制剂（PDE-5i）：肺血管中含有大量的磷酸二酯酶5，该类药物通过抑制环磷酸鸟苷（cGMP）降解酶——磷酸二酯酶5，从而通过NO/cGMP通路引起血管舒张。西地那非是具有口服活性的选择性PDE-5i。伐地那非（vardenafil）半衰期更长，其作用是西地那非的10倍。利奥西呱（riociguat）是可溶性鸟苷酸环化酶（soluble guanylate cyclase，sGC）的激活剂。sGC是重要的信号传导酶，可以被一氧化氮（NO）激活来催化三磷酸鸟苷转化为第二信使环磷酸鸟苷（cGMP），主要针对慢性血栓栓塞性肺动脉高压。

4）前列环素及其结构类似物：花生四烯酸的代谢产物前列环素主要是由血管内皮细胞产生的强效肺血管扩张剂，可同时发挥抗血栓、抗增生和免疫调节作用。这类药物包括贝前列素、依前列醇、伊洛前列素、曲前列环素、Selexipag。依前列醇的半衰期仅为3～5 min，室温下仅能保存8 h；需要通过输液泵给药。伊洛前列素是一种化学性质稳定，可用于静脉注射、口服或气雾剂给药，其中雾化吸入伊洛前列素是PAH致右心衰竭患者的首选抢救药物。

（4）联合药物治疗：对于WHO分级Ⅲ、Ⅳ的患者可以考虑早期或序贯联合治疗，序贯联合治疗是目前临床上最广泛使用的策略。联合治疗的长期安全性和有效性虽然尚无研究证实，但已成为许多PAH诊疗中心的一项常规治疗。

第二节 经典案例

案例一

（一）案例回顾

【主诉】

活动后气促6月余。

【现病史】

患者，女，30岁，于2017年1月产后出现活动后气促的症状，自觉活动耐量较前明显下降，登楼2～3层或慢跑400 m左右即感气促不适，伴喘憋感，休息数分钟后可缓解，无头晕、头痛，无黑矇、晕厥，无咳嗽、咳痰，无恶心、呕吐，无腹痛、腹泻，无皮疹、关节痛，无夜间阵发性呼吸困难、端坐呼吸等，初起未予重视，未行特殊治疗。后上述症状反复出现，活动耐量无明显恢复，后于2017年7月25日就诊于地段医院，查心脏标志物示CM-MB 0.7 ng/mL，肌红蛋白13.4 ng/mL，心电图示心电轴右偏，顺钟向转位，Ⅱ、Ⅲ、aVF导联ST段呈水平型压低0.05～0.10 mV，超声心动图示右房右室增大、中度肺动脉高压，考虑肺动脉高压，遂入院进一步诊治。

【既往史】

否认高血压、糖尿病、冠心病等慢性病史。否认传染病史。

2013年及2017年1月分别于当地医院行2次剖宫产术。

【社会史、家族史、过敏史】

无。

【体格检查】

T 36.8℃,P 100次/分,R 20次/分,BP 125/90 mmHg。

神清、颈软、甲状腺未触及肿大,胸廓无畸形,双肺叩诊清音,双肺呼吸音清;未闻及干、湿啰音;心前区无隆起,心界不大,胸骨左缘可闻及收缩期杂音。双下肢无水肿。

【实验室检查及其他辅助检查】

1. 实验室检查

(1)血常规:WBC 5.43×10^9/L,RBC 5.12×10^{12}/L(↑),Hb 148 g/L,PLT 207×10^9/L;

(2)生化检查:TBIL 11.0 μmol/L,DBIL 3.4 μmol/L,TP 70 g/L,ALB 46 g/L,GLO 24 g/L,A/G 1.9,ALT 12 U/L,AST 23 U/L,Cr 63 μmol/L,UA 390 μmol/L(↑),Na^+ 143 mmol/L,K^+ 3.7 mmol/L,CK 51 U/L,CK—MB 9 U/L,CK—MM 42 U/L,CRP 0.9 mg/L。

(3)凝血功能:PT 12.3 s,TT 16.8 s,INR 1.12,FIB 322 mg/mL,D—dimer 230 μg/L。

(4)尿常规:正常。

(5)心脏标志物:NT—proBNP 1 620 pg/mL(↑);cTnT 0.004 ng/mL。

(6)自身抗体:抗核抗体(ANA)颗粒1∶320;抗SS—A抗体(+)阳性;其余阴性。

2. 其他辅助检查　心电图:① 窦性心动过速;② 心电轴右偏;③ 顺钟向转位;④ ST-T改变(Ⅱ、Ⅲ、aVF导联ST段呈水平型压低0.05~0.10 mV)。超声心动图:① 右房、右室增大;② 中重度肺动脉高压伴中度三尖瓣反流。胸部CT:心包少量积液。肺动脉CTA:肺动脉高压,两肺动脉CTA未见栓塞征象。

【诊断】

(1)中度肺动脉高压。

(2)未分化结缔组织病?

(3)干燥综合征?

【用药记录】

1. 改善脂质代谢　左卡尼汀注射液4.0 g+0.9%氯化钠注射液100 mL iv.gtt q.d.(d1-4);

2. 抗菌　注射用拉氧头孢钠2 g+0.9%氯化钠注射液100 mL iv.gtt q.d.(d2)。

3. 抗凝　肝素钠注射液2 500 U i.h.(术中用药)。

4. 调脂　瑞舒伐他汀钙片5 mg p.o. q.n.。

5. 改善干眼症　玻璃酸钠滴眼液每支5 mg p.r.n.。

【药师记录】

入院第1天：RBC 5.12×10^{12}/L(↑),NT-proBNP 1 620 pg/mL(↑);自身抗体：抗核抗体(ANA)颗粒1 : 320;抗SS-A抗体(+)阳性。怀疑结缔组织相关PAH,予左卡尼汀4.0 g iv.gtt,监护患者有无恶心、呕吐甚至癫痫的不良反应。

入院第2天：术前0.5 h使用注射用拉氧头孢钠2 g+0.9%氯化钠注射液100 mL iv.gtt q.d.预防术中感染,随后行右心导管检查,并于术中进行急性肺血管扩张试验,所选药物：吸入用伊洛前列素溶液2 mL q.d.。右心导管检查结果：测得肺动脉压力55/30/41 mmHg,PCWP 4/3/4 mmHg,CO为2.6 L/min,计算得PVR为14.2 Wood。吸入伊洛前列素溶液后,测肺动脉压力为52/31/40 mmHg,提示急性肺血管反应试验阴性,建议予以肺血管扩张剂治疗。

入院第4天：患者查自身抗体提示ANA 1 : 320、抗SS-A抗体阳性,考虑肺动脉高压与自身免疫性疾病相关的可能性不能除外。开始PAH靶向药物治疗：柠檬酸西地那非片25 mg p.o. t.i.d.,嘱患者服药后可能会出现面部潮红、头痛等不适。

入院第5天：患者病情稳定,停用左卡尼汀注射液。眼科会诊：干眼症,予以玻璃酸钠滴眼液治疗,嘱眼液使用方法。

出院带药：瑞舒伐他汀钙片5 mg p.o. q.n.;玻璃酸钠滴眼液每支5 mg p.r.n.;柠檬酸西地那非片25 mg p.o. t.i.d.。

（二）案例解析

【肺动脉高压治疗】

患者为30岁青年女性，以产后出现活动后气促、活动耐量下降为主要症状，外院心电图提示电轴右偏，超声心动图提示右房右室增大、中度肺高压。自身抗体检查提示 ANA 颗粒1：320、抗SS-A抗体(+)。随于我院行右心导管检查，结果示肺动脉压力55/30/41 mmHg，PCWP 4/3/4 mmHg，CO 为 2.6 L/min，计算得 PVR 为 14.2 Wood，确诊肺动脉高压。吸入肺血管扩张药物后，测得肺动脉压为52/31/40 mmHg，提示急性肺血管反应试验阴性，因此建议应用肺血管扩张剂治疗。风湿科会诊意见考虑未分化结缔组织病可能、干燥综合征可能。

临床药师观点：该患者经右心导管检查术确诊PAH，病因疑似与结缔组织病相关。依据2015年《ESC/ERS指南》建议，对于中度肺动脉高压患者，WHO心功能分级Ⅱ、Ⅲ的患者可以选择的治疗药物有内皮素受体拮抗剂和5磷酸二酯酶抑制剂。西地那非片25 mg t.i.d.符合肺动脉高压治疗药物选择。需注意的是，西地那非由细胞色素P450同工酶CYP 3A4（主要途径）和CYP 2C9（次要途径）代谢。新鲜的葡萄柚汁（弱的CYP 3A4抑制剂）会适度增加西地那非浓度。卡马西平、苯妥英钠、苯巴比妥、利福平等CYP 3A4诱导剂会降低西地那非作用。当患者同时使用抗高血压药物如β受体阻滞剂、血管紧张素转换酶抑制剂等，需要严密监测低血压。

【改善能量代谢和调脂治疗】

患者入院后给予左卡尼汀注射液治疗，用于改善能量代谢。左卡尼汀是肌肉细胞尤其是心肌细胞的主要能量来源，脑、肾等许多组织器官亦主要靠脂肪酸氧化供能。对于各种组织缺血缺氧，左卡尼汀通过增加能量产生而提高组织器官的供能。患者出院后给予他汀类继续口服。

临床药师观点：左卡尼汀在改善组织缺血缺氧中有一定作用，改善右心功能障碍引起的心肌及骨骼肌细胞代谢，与PDE-5抑制剂有协同作用。也有多项中国的研究表明左卡尼汀可以改善PAH导致的右心衰竭的患者的短期运动能力和WHO心功能分级，不过从患者依从性的角度，不推荐长期使用。他汀类对PAH患者的改善虽然未在2015年《ESC/ERS指南》和《2010年中国肺高血压诊治指南》中列出，可是有META分析显示他汀类在改善6MWD、肺动脉压、心指数和肺血管阻力方面都有明显作用。瑞舒伐他汀是细胞色素P450酶的弱底物，与CYP 3A4和CYP 2C9的抑制剂不会有相互作用，可以与西地那非合用，建议患者坚持服用，定期复查肝功能、肌酶等指标。

【预防感染治疗】

患者入院后拟接受右心导管检查术，术前常规使用抗生素拉氧头孢预防感染。

临床药师观点：根据《抗菌药物临床应用指导原则》(2015年版)和《热病——桑福德抗微生物治疗指南》(第46版)，右心导管检查术属于Ⅰ类切口，不推荐常规使用预防抗生素。拉氧头孢烯属于氧头孢烯类，为广谱抗生素，其抗菌谱及抗菌活性与第三代头孢菌素相近，对肠杆菌科细菌、流感嗜血杆菌、脑膜炎奈瑟菌、链球菌属、甲氧西林敏感葡萄球菌和拟杆菌属等厌氧菌有良好抗菌活性。此处为不合理用药，需与医生沟通停止其在检查术前的预防应用。

（三）药学监护要点

（1）疗效：用药后运动耐力、呼吸困难指数等变化情况。

（2）药物相互作用：询问患者有无其他合用的药物，评估其对目前治疗药物的影响。由于西地那非可增强硝酸酯的降压作用，故服用任何剂型的一氧化氮供体和硝酸酯的患者，禁服西地那非。此外，西地那非有增强 α 受体阻滞剂和其他抗高血压药物降压作用的潜在可能，可能会引起低血压症状；瑞舒伐他汀钙与多种药物存在相互作用，如环孢素、维生素K拮抗剂、蛋白酶抑制剂等，还需嘱咐患者合用其他药物前咨询医生、药师。

（3）不良反应：监测用药期间有无视物模糊、视物色淡的情况，有无出现单眼、双眼突然失明的现象，一旦出现立即停止服用西地那非并向医生、药师咨询；监护有无头孢菌素类过敏反应和肝素诱导的血小板减少的发生。

（4）医嘱执行情况：监护口服药物用药时间，静脉用药的溶媒、浓度、滴速、配伍禁忌等。

（5）用药教育：瑞舒伐他汀钙片每次半片，建议固定时间，如晚饭后 2 h 左右服用，建议定期随访肝功能、肌酶指标。玻璃酸钠滴眼液一天 5～6 次，根据自身症状适当增减。柠檬酸西地那非片一次 25 mg t.i.d.。嘱咐患者避免剧烈运动，康复治疗需要在专业医护人员指导下进行。

案例二

（一）案例回顾

【主诉】

活动后气急 6 年余。

【现病史】

患者，女，22 岁，于 6 年前开始出现活动后气急、胸闷，无胸痛，无黑矇，无晕厥，休息后可以缓解，未进一步检查及治疗。4 个月前因感冒后出现活动后气急加重，可步行 100 m，爬楼梯明显受限，为进一步治疗来我院门诊查超声心动图示肺动脉明显增宽为 38 mm，肺动脉收缩压为 123 mmHg。为进一步治疗门诊以"动脉导管未闭，重度肺动脉高压"收住入院。

【既往史】

无。

【社会史、家族史、过敏史】

无。

【体格检查】

T 36.5℃，P 85 次 / 分，R 14 次 / 分，BP 128/100 mmHg。

神志清晰,精神尚可,颈软,甲状腺未及肿大,胸廓无畸形,双肺叩诊清音,听诊呼吸音清。心前区无隆起,心界大,律齐。胸骨右缘第3～4肋间可闻及2/6级连续性机器样杂音,无明显震颤。可见杵状趾及差异性发绀。

【实验室检查及其他辅助检查】

1. 实验室检查

(1)血常规:RBC 8.41×10^{12}/L(↑),Hb 173 g/L(↑),PLT 69×10^9/L(↓),WBC 6.97×10^9/L。

(2)生化检查:LDH 389 U/L(↑),PAB 0.22 g/L(↓),UA 518 μmol/L(↑),GLU 3.8 mmol/L(↓)。

(3)尿常规:无殊。

(4)心脏标志物:cTnT 0.052 ng/mL,NT-proBNP 1 350.0 pg/mL(↑)。

2. 其他辅助检查

1)超声心动图:① 左房内径较小,左室壁不增厚,静息状态下各节段收缩活动未见异常。② 二尖瓣不增厚,开放不受限,可测及轻微二尖瓣反流。③ 主动脉不增宽,开放不受限,未测及反流。④ 右房室明显增大,右室壁肥厚约12 mm,肺动脉明显增宽为38 mm,肺动脉收缩压为123 mmHg。⑤ 心包腔内见少量心包积液。

2)超声造影:右房室显影后,左房室内未见造影气泡显现,降主动脉内见大量造影气泡显现。粗大动脉导管未闭(双向分流,右向左分流为主)。

【诊断】

(1)先天性心脏病:动脉导管未闭。

(2)重度肺动脉高压,WHO Ⅲ级。

【用药记录】

1. 利尿药 托拉塞米片20 mg p.o. q.d.(d2-7);螺内酯片20 mg p.o. b.i.d.(d2-7)。

2. 抗菌药物 注射用头孢西酮钠3 g+0.9% 氯化钠注射液

100 mL iv.gtt stat.（d5）。

3. 抗凝　肝素钠注射液 2 500 U i.h.（术中用药）。

4. 碱化尿液　碳酸氢钠片 0.5 g p.o. t.i.d.（d3—7）。

5. 营养支持　5% 葡萄糖注射液 250 mL iv.gtt q.d.（d3—5）。

【药师记录】

入院第 2 天：查体，心界大，HR 80 次 /min，律齐，胸骨右缘第 3～4 肋间可闻及 2/6 级连续性机器样杂音，无明显震颤，可见杵状趾及差异性发绀，双下肢无水肿。辅助检查：乙肝病毒表面抗原（−）；cTnT 0.052 ng/mL；NT–proBNP 1 350.0 pg/mL（↑）；T_3 2.03 nmol/L；T_4 84.8 mol/L；TSH 7.430 μIU/mL（↑）。加用托拉塞米片 20 mg p.o. q.d. 及螺内酯片 20 mg p.o. b.i.d. 利尿治疗。

入院第 3 天：辅助检查示 Cr 66 μmol/L；UA 718 μmol/L（↑）；Na^+ 137 mmol/L；K^+ 4.0 mmol/L；NT–proBNP 1 143.0 pg/mL（↑）。现患者病情暂稳定，血钾正常，继续利尿治疗；患者尿酸高，加用碳酸氢钠降尿酸治疗；患者食欲不振加用葡萄糖补充能量，继续观察病情变化。

入院第 5 天：术前 0.5 h 予注射用头孢西酮钠 3 g+0.9% 氯化钠注射液 100 mL iv.gtt，行右心导管检查及先天性心脏病 PDA 试封堵术，测得 PAP 135/63/85 mmHg。主动脉弓峡部造影见粗大长管状 PDA，直径约 10 mm，双向分流、右向左为主。选择 16/18 mm PDA 封堵器封堵后复测肺动脉为 145/71/100 mmHg，肺毛细血管楔压 7/4/5 mmHg，测得 CO 为 2.9 L/min，CI 为 1.9 L/（min·m^2），PVR 为 2 456 dyn·s·cm^{-5}，SaO_2：97%（吸氧 4 L/min）。撤出封堵器后复测 CO 为 3.1 L/min，肺动脉压力为 104/69/85 mmHg，PVR 为 2 040 dyn·s·cm^{-5}。告知患者及家属患者重度肺动脉高压，封堵后肺动脉压力进一步升高，患者不适宜行封堵术，建议先行治疗肺动脉高压。

入院第 7 天：现患者病情较稳定，生命体征平稳，准予出院，出院后继续降肺动脉压治疗。

出院带药：他达拉非片 5 mg p.o. b.i.d.；波生坦片 62.5 mg p.o. b.i.d.；托拉塞米片 20 mg p.o. q.d.；螺内酯片 20 mg p.o. b.i.d.；碳酸氢钠片 0.5 g p.o. t.i.d.。

（二）案例解析

【肺动脉高压治疗】

22 岁女性患者于 6 年前开始出现活动后气急、胸闷。4 个月前出现活动后气急加重，爬楼梯明显受限，查体发现胸骨右缘第 3～4 肋间可闻及 2/6 级连续性机器样杂音，存在杵状趾及差异性发绀。UA 718 μmol/L（↑），NT-proBNP 1 350.0 pg/mL（↑）；超声心动图示轻微二尖瓣反流。右房室明显增大，右室壁肥厚约 12 mm，肺动脉明显增宽为 38 mm，肺动脉收缩压为 123 mmHg。诊断动脉导管未闭，重度肺动脉高压，WHO Ⅲ级。属于先天性心脏病相关肺动脉高压。入院第 5 天拟行封堵术，然而试封堵后肺动脉的平均压力从 85 mmHg 升至 100 mmHg，因此告知家属患者不适宜行封堵术，建议先行治疗肺动脉高压。予以他达拉非片 5 mg p.o. b.i.d.，波生坦片 62.5 mg p.o. b.i.d.。

临床药师观点：依据 2015 年《ESC/ERS 指南》，对于 WHO 心功能分级 Ⅲ 的重度肺动脉高压患者推荐的证据级别 A 级治疗药物有内皮素受体拮抗剂（安立生坦、波生坦）和 5 磷酸二酯酶抑制剂（西地那非）及前列环素类似物（静脉用依前列醇）。由于这三类药物参与疾病的三个独立的信号通路：前列环素途径、内皮素途径和 NO 途径。目前指南首先推荐 WHO 心功能分级 Ⅲ 级的患者首次联合治疗可选择安立生坦+伐地那非合用（证据 B 级），其次为其他内皮素受体拮抗剂+5 磷酸二酯酶抑制剂（证据 C 级）或者三药连用（证据 C 级）。该例患者从诊断方面来看，药物选择较为合理。

不过联合治疗还存在很多问题，包括药物的选择、合用时机、何时更换药物、何时合并用药等，指南中并未给出对初诊患者采用首次合用或序贯合用治疗的推荐,不过目前序贯联合治疗是RCT和临床实践中最广泛使用的策略。该患者选用的这两种药物分别为细胞色素P450CYP 3A4诱导剂和抑制剂,虽然关于波生坦和西地那非的药物动力相互作用已有研究(同时服用这两个药物导致西地那非血浆水平下降和波生坦血浆水平升高),但还无法证明这些相互作用与安全性下降有关。就目前的证据来看,随机对照试验显示内皮素受体拮抗剂合并5-型磷酸二酯酶抑制剂的联合治疗是有效的。

【预防感染治疗】

患者入院后拟接受右心导管检查术+PDA封堵器封堵术,术前常规使用抗生素头注射用孢西酮钠3 g预防感染。

临床药师观点:根据《抗菌药物临床应用指导原则(2015年版)》,该手术属于Ⅰ类切口,但是试封堵术涉及异物植入,可能的污染菌为金黄色葡萄球菌、凝固酶阴性葡萄球菌,可酌情使用第一、二代头孢菌素,给药时机大多控制在手术前0.5~2 h或者麻醉开始时首次给药,以保证手术部位暴露时局部组织中抗菌药物已达足以杀灭手术过程中沾染细菌的药物浓度。Ⅰ类切口总预防时间一般不超24 h,个别情况可延长至48 h,该病历中预防用药时间合理,而且头孢西酮钠属于第一代头孢菌素类抗生素,适用于外科手术前的预防用药。它对金黄色葡萄球菌、凝固酶阴性葡萄球菌、肺炎链球菌、β溶血链球菌等革兰氏阳性菌具有良好抗菌活性,对革兰氏阴性菌的作用与头孢唑林相似。成人一天1~4g,滴注时间最少持续30 min。

【利尿治疗】

患者超声心动图检查显示右房室明显增大,右室壁肥厚约12 mm,肺动脉明显增宽为38 mm,心包腔内见少量心包积液。入院第2天加用托拉塞米片20 mg p.o. q.d.、螺内酯片20 mg p.o. b.i.d.利尿治疗。

临床药师观点:右心衰竭失代偿将导致液体滞留、中心静脉压升高、肝充血、腹水和周围水肿。2015年《ESC/ERS指南》推荐伴有右心衰竭体征和液体潴留的PAH患者进行利尿治疗（证据C级）。该患者虽然未出现下肢水肿的临床表现，但超声心动图结果表明患者有右房室明显增大，积极的利尿治疗有助于减缓心力衰竭的加重，虽然没有在PAH中使用利尿剂的RCT研究，但临床经验显示利尿剂对液体负荷的患者有明显的症状改善。在选择利尿剂时，还需要系统评估患者体内电解质水平，这很重要。监测患者的肾功能和血液生化，避免低钾血症和血管内容积减少导致的肾衰竭。

【降尿酸治疗】

患者两次测得的尿酸均偏高，给予碱化尿液的方式防止尿酸结晶生成：入院第3天口服碳酸氢钠片 0.5 g/片 每次1片 t.i.d.。

临床药师观点：目前对于PAH或肺血管重塑病理变化仍缺乏特异性的诊断标志物，目前临床上常用的标志物主要有血管功能障碍性标志物（ADMA、ET-1）、炎症标志物（CRP、IL-6等）、心肌应激标志物（BNP/NT-proBNP，cTnT等）、组织缺氧（pCO_2，UA等），可见尿酸有可能成为衡量PAH诊断和预后的一项指标。《2010年中国肺高血压诊疗指南》及2015年《ESC/ERS指南》均未提及PAH患者尿酸的干预措施，不过尿酸高容易引起尿酸结石，用碳酸氢钠片有利于碱化尿液，减少尿酸结晶析出，可以保护肾脏不受损害。不过长期服用碳酸氢钠，会导致体内钠负荷过量，从而影响心脏功能，还会使血管变脆。建议用药期间定期随访肾功能，尿酸水平达标后考虑停药。

（三）药学监护要点

（1）疗效：观察胸闷、气促症状的转归，同时监测血压、心率、心电图等。

（2）不良反应：监测肝功能、电解质水平（尤其是血钾）。波生坦的不良反应多为头疼、潮红、肝功能异常；他达拉非最常见的不良反应是头痛和消化不良，多为轻中度、一过性的。

（3）医嘱执行情况：监护口服药物用药时间、剂量，波生坦的初始剂量为每次 62.5 mg b.i.d.，持续 4 周，随后增加至推荐的维持剂量 125 mg b.i.d.。监测住院期间静脉用药的溶媒、浓度、滴速、配伍禁忌等。

（4）药物相互作用：他达拉非和硝酸盐类药物共同作用于 NO/cGMP 通路，因此不可与任何形式的硝酸盐类药物合用。

（5）用药教育：他达拉非片（20 mg）每次 1/4 片 b.i.d.；波生坦片每次 1/2 片 b.i.d.，4 周后需增加剂量为早、晚各 1 片；托拉塞米片、螺内酯片一天各 1 片，建议早晨服用；碳酸氢钠片每次 1/2 片 t.i.d. p.o.。嘱患者于用药后 1 个月、3 个月随访，考察症状改善、运动耐力、血生化检查和超声心动图检查等。随访期间如果出现转氨酶持续升高，就必须改变治疗方案。平时避免剧烈运动、不可拎重物，适度的运动有助于患者运动能力的改善，不过建议在专业医护人员指导下进行。先天性心脏病合并 PAH 的患者怀孕有高风险，波生坦会降低口服避孕药的疗效，需做好避孕措施。

案例三

（一）案例回顾

【主诉】

室缺修补术后 30 余年，活动后气短 5 年余。

【现病史】

患者，女，44 岁，患者于 30 年前因室间隔缺损于当地医院行室缺修补术，术后否认胸闷、胸痛、心悸等不适。5 年前，患者出现活动后胸闷、喘息，多于平地快走或上 3 层楼后出现胸骨疼痛、背部疼痛，否认黑矇、晕厥等不适，休息 3～5 min 可自行好转。后患者出现持续性咳嗽，不剧，伴咳少至中等量黄痰，黏稠，不易咳出，否认发热、咯血等不适，于 2013 年 7 月查超声心动图示室缺修补术后，未见明显残余分流，重度肺动脉高压（88 mmHg），LVEF 68%，诊断为"室缺修补术后、肺动脉高压"，嘱他达拉非 5 mg q.d. 治疗，服用 10 d 后患者自觉腹部不适、头痛，自行停药。

2014年再次入院行漂浮导管检查术+急性血管反应试验,测得肺动脉、PCWP压力分别为84/36/55 mmHg、17/10/14 mmHg,急性血管反应试验阴性。继续予"西地那非片12.5 mg q.d."降肺动脉压力治疗,服用1年后,2017年4月改为他达拉非片2.5 mg p.o. b.i.d.,托拉塞米片利尿治疗,目前仍活动后胸闷、气短、双下肢水肿,病程中夜间喜高枕卧位,饮食睡眠差。今为进一步检查及治疗,再次收治入院。

【既往史】

2014年5月行漂浮导管检查术。

【社会史、家族史、过敏史】

有头孢类过敏史。

【体格检查】

T 36.8℃,P 74次/分,R 20次/分,BP 113/62 mmHg。

神志清晰,精神尚可,呼吸平稳。颈静脉怒张,胸廓无畸形,双肺叩诊清音,听诊呼吸音清。心前区无隆起,心界不大,律齐,肺动脉听诊区可闻及收缩期杂音,P_2亢进。双下肢水肿。

【实验室检查及其他辅助检查】

1. 实验室检查

(1)血常规:RBC 3.54×10^{12}/L(↓),Hb 61 g/L(↓),PLT 294×10^9/L,WBC 2.92×10^9/L(↓)。

(2)生化检查:ALT 10 U/L,AST 13 U/L,Na^+ 138 mmol/L,K^+ 4.1 mmol/L,Cr 70 μmol/L,UA 276 μmol/L,CRP 0.5 mg/L,TC 2.64 mmol/L,TG 0.86 mmol/L,LDL-C 1.46 mmol/L,HDL-C 0.79 mmol/L(↓)。

(3)尿常规:U-Pro(+)。

(4)凝血功能:PT 13.0 s,INR 1.12,TT 16.2 s,APTT 23.5 s(↓),FIB 238 mg/dL,D-dimer 190 μg/L。

(5)心脏标志物:cTnT 0.012 ng/mL,NT-proBNP 736.1 pg/mL(↑)。

2. 其他辅助检查 胸部CT:两肺少许散在慢性炎症陈旧灶,

左下肺支气管扩张；肺动脉干增宽，请结合临床。超声心动图：室间隔缺损修补术后，未见明显残余分流；重度肺动脉高压伴轻中度三尖瓣反流；右室增大，右室流出道收缩活动减弱。

【诊断】

（1）重度肺动脉高压。

（2）室间隔缺损（修补术后）。

（3）心功能不全，WHO Ⅲ级。

（4）贫血。

（5）支气管扩张。

【用药记录】

1. 抗PAH　他达拉非片2.5 mg p.o. b.i.d.（d1–6）。

2. 利尿　托拉塞米片10 mg p.o. q.d.（d1–6）；螺内酯片20 mg p.o. q.d.（d1–6）。

3. 补铁　琥珀酸亚铁片0.1 g p.o. t.i.d.（d1–6）。

4. 保护胃黏膜　艾司奥美拉唑镁肠溶片20 mg p.o. b.i.d.（d3–6）。

【药师记录】

入院第1天：继续他达拉非降低肺动脉压力，托拉塞米片联合保钾利尿剂螺内酯片缓解水肿。急查血常规示RBC 3.54×10^{12}/L（↓）；Hb 61 g/L（↓）；患者血色素低，追问病史患者近10年来月经量偏多，近1年来出现贫血，加琥珀酸亚铁片治疗，并请血液科会诊。嘱患者由于该药物会刺激胃部，建议饭后服用，可能会出现便秘或黑便的情况，属于正常现象。

入院第2天：Fe 1.3 μmol/L（↓）；UIBC 75 μmol/L（↑）；TS 2%；TF 3.54 g/L；EPO > 750 mIU/mL；TfR 4.85 mg/L；RET 0.8%；SF 6.0 ng/mL（↓）；血液科诊断为缺铁性贫血，建议继续予琥珀酸亚铁片0.1 g p.o. t.i.d.或者静脉补铁300 mg/d qod（共5 d）。患者体征平稳，一般情况可，未诉特殊不适，无药物不良反应发生。

入院第3天：患者诉胃部不适，予艾司奥美拉唑镁肠溶片20 mg b.i.d.保护胃黏膜。

出院带药：他达拉非片2.5 mg p.o. b.i.d.；托拉塞米片10 mg p.o. q.d.；螺内酯片20 mg p.o. q.d.；琥珀酸亚铁片0.1 g p.o. t.i.d.；艾司奥美拉唑镁肠溶片20 mg p.o. b.i.d.。

（二）案例解析

【肺动脉高压治疗】

患者，女，44岁，于30年前行室间隔缺损修补术。5年前，患者出现活动后胸闷、喘息，休息3～5 min可自行好转。此次入院前患者曾间断服用过肺血管扩张药物他达拉非片（5 mg q.d.）和西地那非片（12.5 mg q.d.）治疗，气喘症状仍未明显改善。2017年4月改为他达拉非2.5 mg b.i.d.口服。

临床药师观点：他达拉非属于5-磷酸二酯酶抑制剂，被推荐用于WHO心功能分级Ⅱ、Ⅲ级的肺动脉高压患者使用。患者2013年7曾服用他达拉非片5 mg q.d. 10 d，出现腹部不适、头痛后自行停用，后来调整为2.5 mg p.o. b.i.d.未出现上述不适，他达拉非的多数不良事件的发生率呈现剂量依赖性，嘱患者仍需要定期复查，避免剧烈活动和拎重物。

【利尿治疗】

患者超声心动图检查显示右室增大，右室流出道收缩活动减弱。查体双下肢水肿，且病程中夜间喜高枕卧位。入院前规律服用托拉塞米片10 mg q.d.，此次入院加用螺内酯片20 mg q.d.。

临床药师观点：2015年《ESC/ERS指南》推荐，伴有右心力衰竭的PAH患者应进行利尿治疗（证据C级）。用药期间需监测患者的肾功能和血液生化，避免低钾血症和血管内容积减少导致的肾衰竭。

【补铁治疗】

患者血色素低，追问病史患者近10年来月经量偏多，近1年来出现贫血，入院第1天即加琥珀酸亚铁片0.1 g t.i.d.治疗，血液科会诊为缺铁性贫血。

　　临床药师观点：该患者本身存在严重的贫血症状，2015年《ESC/ERS指南》也建议，PAH患者需纠正贫血和(或)改善缺铁状态(ⅡC)。血液科确诊为缺铁性贫血后，应立即按治疗剂量补充铁剂，成人推荐一天0.2～0.4g，分次服用，但治疗剂量不得长期使用，服药期间应定期检查血常规和血清铁水平。铁剂宜在饭后或者饭时服用，并分次服用以减轻胃部刺激，服药期间需注意可能会出现胃肠道不适和便秘。

　　（三）药学监护要点

　　（1）疗效：观察患者用药后的症状改善情况，如呼吸困难指数、6 min步行距离等。

　　（2）不良反应：该患者有过他达拉非用药后不良反应，因此需严密监护，嘱患者服用他达拉非可能会出现面部潮红、背痛、肌痛等不适，通常会在48 h内缓解。铁剂服用后往往容易出现胃部不适和便秘，一旦出现，可通过调整用药时间来改善。

　　（3）药物相互作用：他达拉非与部分药物存在相互作用，严禁与任何形式的硝酸盐类药物合用(无论是间歇性给药抑或每天给药)。其他与之存在相互作用的药物还有酮康唑、利福平等。服用铁剂时，应避免与牛奶、茶、咖啡同时服用，特别是茶叶，因茶叶中的鞣酸与铁结合成不易吸收的物质，而牛奶含磷高，会与铁竞争，影响铁的吸收。患者的合并用药中有艾司奥美拉唑镁，可抑制胃酸分泌，影响铁剂吸收，建议随餐服用铁剂，餐后0.5～1 h再服用艾司奥美拉唑，这是因为进食虽然会影响艾司奥美拉唑镁的吸收，但对其降低胃内酸度的效应无显著影响。

　　（4）医嘱执行情况：监护口服药物用药时间、先后顺序、剂量等。

　　（5）用药教育：嘱患者于用药后3个月随访。避免剧烈运动、不可拎重物，适度的运动有助于改善患者的运动能力，但应在专业医护人员指导下进行。

案例四

（一）案例回顾

【主诉】

活动后胸闷气急10个月。

【现病史】

患者，女，39岁，2009年5月开始出现爬楼梯或者轻微活动后胸闷、气促，休息后可缓解，伴有心悸，口唇发绀，无发热畏寒，无咳嗽、咳痰，无咯血，无四肢关节肿痛等；当时查胸片提示"肺动脉段突出"，未重视。12月当地医院查超声心动图提示右心增大，中、重度肺动脉高压，心包少量积液。肺动脉CT未见明显异常。患者2010年3月查超声心动图：重度肺动脉高压，右心室增大伴中度三尖瓣反流，肺动脉内径24 mm，估测肺动脉收缩压为96 mmHg，左房室内径较小，LVEF 78%。发病前平时活动可，无发绀。怀孕时无放射性毒物药物接触史；现为进一步治疗收住入院。

【既往史】

有系统性红斑狼疮病史18年，曾口服泼尼松、雷公藤和环磷酰胺治疗，最近6年口服泼尼松片10 mg q.d.治疗。否认先天性心脏病病史，否认毒物接触史。

【社会史、家族史、过敏史】

无。

【体格检查】

T 36.8 ℃，P 100次/分，R 21次/分，BP 90/55 mmHg。

神志清晰，精神尚可，发育正常。颈静脉无怒张，胸廓无畸形，双肺叩诊清音，听诊呼吸音清。心前区无隆起，心界不大，心率100次/分，律齐，第二心音分裂，$P_2 > A_2$，未闻及病理性杂音。双下肢不肿。

【实验室检查及其他辅助检查】

1. 实验室检查

（1）血常规：无殊。

（2）生化检查：TP 55 g/L（↓）；ALB 33 g/L（↓）；GLO 22 g/L；GGT 128 U/L；LDH 273 U/L（↑）；UA 631 μmol/L（↑）；TG 2.07 mmol/L；Na⁺ 148 mmol/L。

（3）尿常规：无殊。

（4）凝血功能：PT 9.6 s（↓）；APTT 18.2 s（↓）；FIB 172 mg/dL（↓）。

（5）心脏标志物：NT-proBNP 3 751.0 pg/mL（↑）。

（6）血沉：正常。

（7）自身抗体：抗核抗体（ANA）（+）。

2. 其他辅助检查

（1）心电图：窦性心律，提示右房右室肥大。

（2）胸片（2010年3月1日）：提示肺动脉高压。

（3）超声心动图（2010年3月1日）：重度肺动脉高压，右房室增大伴中度三尖瓣反流，肺动脉内径24 mm，估测肺动脉收缩压为96 mmHg，左房室内径较小，LVEF 78%。

【诊断】

（1）系统性红斑狼疮。

（2）继发性肺动脉高压。

（3）心功能不全，WHO Ⅱ级。

【用药记录】

1. 免疫抑制　泼尼松片 10 mg p.o. q.d.（d1-5）。

2. 强心　地高辛片 0.125 mg p.o. q.d.（d1-5）。

3. 抗血小板　阿司匹林肠溶片 0.1 g p.o. q.d.（d1-5）。

4. 抗凝　肝素 2 500 U i.h.（术中用药）。

5. 抗PAH　波生坦片 31.25 mg p.o. b.i.d.（d4-5）。

【药师记录】

入院第1天：加用地高辛片强心治疗，每天 0.125 mg p.o.，监护用药后有无视物模糊、"色视"等不良反应，由于泼尼松影响地高辛的作用，警惕药物浓度过量或毒性反应。

入院第2天：继续使用泼尼松片治疗系统性红斑狼疮，10 mg p.o. q.d.，加用抗血小板药物拜阿司匹林肠溶片100 mg p.o. q.d.。

入院第3天：行右心导管术测得无创血压为103/78/88 mmHg，氧饱和度为100%（吸氧）。肺动脉压力、PCWP分别为73/30/47、11/0/4 mmHg，SvO2分别为68%、86%，CO为2.6 L/min，PVR为1 318 dyn·s·cm^{-5}。予吸入用伊洛前列素溶液20 μg吸入，吸完即刻肺动脉压力66/38/52 mmHg，BP 107/79/89 mmHg，测CO为3.5 L/min，吸完后10 min，肺动脉压59/35/46 mmHg，血压113/65/89 mmHg。患者无药物不良反应发生。

入院第4天：术后建议波生坦治疗肺动脉高压，起始剂量为31.25 mg p.o. q.d.。

出院带药：阿司匹林肠溶片0.1 g p.o. q.d.；泼尼松片10 mg p.o. q.d.；地高辛片0.125 mg p.o. q.d.；波生坦片31.25 mg p.o. b.i.d.，4周后62.5 mg p.o. b.i.d.。

（二）案例解析

【肺动脉高压治疗】

患者于1年前开始出现爬楼梯或者轻微活动后胸闷、气促，休息后可缓解，伴有心悸，口唇发绀，WHO心功能分级Ⅱ级。无放射性毒物药物接触史排除药物或毒物所致的PAH；患者无慢性阻塞型肺病、肺间质纤维化、慢性血栓性肺动脉栓塞等导致慢性肺动脉高压的病史，排除肺部疾病导致的肺高压可能；患者HIV抗体阴性，故不考虑HIV感染。本次超声心动图示重度肺动脉高压，右房室增大伴中度三尖瓣反流，估测肺动脉收缩压为96 mmHg，LVEF 78%。除外了先天性心脏病所致的PAH；考虑患者有系统性红斑狼疮病史18年，考虑病因为结缔组织病相关性PAH。

临床药师观点：依据2015年《ESC/ERS指南》，对于WHO心功能分级Ⅱ的肺动脉高压患者可以选择的治疗药物有内皮素受体拮抗剂和5磷酸二酯酶抑制剂。波生坦是最早合成的、具有口服活性的内皮素-1受体拮抗剂,同时阻滞ETA和ETB两个受体,常用的初始剂量为62.5 mg p.o. b.i.d.,四周后增量至125 mg p.o. b.i.d.,至少服药16周。波生坦的量–效关系不明显,但其肝功能损害却和剂量成正比,除肝功能损害外,其不良反应包括贫血、致畸、男性不育和下肢水肿等。医生建议该患者从1/4片 b.i.d.开始服用,此剂量不建议用于成人。体重低于40 kg且年龄大于12岁的患者推荐的初始剂量和维持剂量均为62.5 mg b.i.d.。临床上对于体重10～20 kg的儿童,可以适当减量为31.25 mg q.d.或b.i.d.。

【系统性红斑狼疮治疗】

入院第1天,在继续使用泼尼松片(10 mg/片 q.d.,每次1片)治疗系统性红斑狼疮(SLE)的基础上,另外给予阿司匹林肠溶片0.1 g/片 q.d.,每次1片抗血小板,从而辅助治疗SLE。

临床药师观点:SLE是一类累及全身多个系统的自身免疫性疾病,约10%累及心肌及肺,血栓形成和心血管疾病风险增加。SLE患者中,低剂量阿司匹林是一种安全的治疗药物,在心血管事件的初级预防中具有获益。此外,Muangchan及其研究团队的相关性研究推荐SLE合并PAH的患者一线治疗选择糖皮质激素+吗替麦考酚酯或环磷酰胺+内皮素受体拮抗剂;后续治疗是磷酸二酯酶–5抑制剂,然后是前列腺素和利妥昔单抗。虽然该患者口服激素的用量相对偏低,但是该患者SLE病史已经18年余,最近6年口服泼尼松片10 mg q.d.治疗。平时动可,无明显发绀,SLE控制尚可,可以维持该剂量继续治疗,并注意监测随访。

【强心治疗】

超声心动图示该患者重度肺动脉高压,右房室增大伴中度三尖瓣反流,肺动脉内径24 mm,估测肺动脉收缩压为96 mmHg,左房室内径较小,LVEF 78%。入院第1天给予地高辛片(每片0.25 mg),每次0.5片 p.o. q.d.。

临床药师观点:地高辛已被证明可改善IPAH的CO,但其长期效果尚不明确。不过《2010年中国肺高血压诊疗指南》建议CO低于4 L/min或心指数低于2.5 L/(min·m²)是应用地高辛的首选指征。该患者CO为2.6 L/min，可以加用地高辛作为PAH辅助治疗药物。由于患者此次合并使用泼尼松片，会影响地高辛浓度，增加其毒性和心律失衡的发生，住院期间需严密监护，有条件者可以监护地高辛血药浓度。

（三）药学监护要点

（1）疗效：观察患者用药后的症状改善情况，如呼吸困难指数、6 min步行距离等。

（2）不良反应：监护患者用药后有无视力模糊、绿视、黄视等；有无皮肤瘀斑、眼底出血、黑便、牙龈出血等症状。

（3）药物相互作用：阿司匹林会增加地高辛的血浆浓度，并加强泼尼松的致溃疡作用。另外泼尼松与多种药物存在相互作用，与地高辛合用可增加洋地黄毒性及心律失衡的发生，并且地高辛切勿与钙注射剂合用，疑有洋地黄中毒时，应作地高辛血药浓度监测。

（4）医嘱执行情况：监护口服药物用药时间、剂量。监测住院期间静脉用药的溶媒、浓度、滴速、配伍禁忌等。

（5）用药教育：每天晨起空腹服用阿司匹林肠溶片1片、地高辛片0.5片；泼尼松片不建议与阿司匹林合用，建议中午1片 q.d.；波生坦片，早晚各1次，每次1/4片；4周后增加剂量至每次1/2片。嘱患者于用药期间注意随访检查：心率、血压、心电图、电解质、肝肾功能等。随访期间如果出现转氨酶持续升高，就必须改变治疗方案。如果肝脏转氨酶升高并伴有肝损害临床症状（如贫血、恶心、呕吐、发热、腹痛、黄疸、嗜睡和乏力）或胆红素升高≥2倍正常值上限时，必须停药且不得重新应用本品。避免剧烈运动、不可拎重物，建议在专业医护人员指导下进行适度的运动，有助于运动能力的改善。秋冬季节，推荐PAH患者使用流感和肺炎链球菌疫苗。

案例五

（一）案例回顾

【主诉】

反复胸闷气促伴发绀34年。

【现病史】

患者，女，35岁，于34年前因全身皮肤发绀就诊于当地医院，查超声心动图示法洛四联症，未予治疗。后上述症状反复出现，伴蹲踞现象，上呼吸道感染发作较同龄人频繁，随年龄增长活动后胸闷、气促症状逐渐加重，遂于2010年12月就诊当地医院，行法洛四联症矫治术，术程顺利。此后活动后气促、胸闷症状仍时有发生，2016年10月28日查超声心动图示"室水平双向分流、房水平右向左分流、重度三尖瓣关闭不全、重度肺动脉高压"，门诊拟"法洛四联症术后、重度肺动脉高压"收治。

【既往史】

2010年12月26行法洛四联症矫治术。

【社会史、家族史、过敏史】

青霉素过敏史。

【体格检查】

T 36.8 ℃，P 99次/分，R 20次/分，BP 123/77 mmHg。

神志清晰，精神尚可。全身皮肤无黄染，可见杵状指，唇发绀，颈静脉充盈，胸廓无畸形，双肺叩诊清音，听诊呼吸音清。心前区无隆起，心界不大，律齐，胸骨左缘闻及收缩期3/6级杂音。双下肢中度凹陷性水肿，足背动脉搏动可。

【实验室检查及其他辅助检查】

1. 实验室检查

（1）血常规：RBC 6.26×10^{12}/L（↑）；Hb 129 g/L；PLT 176×10^9/L；WBC 5.00×10^9/L。

（2）生化检查：TBIL 42.1 μmol/L（↑）；DBIL 16.5 μmol/L（↑）；

TP 56 g/L(↓); ALB 34 g/L(↓); GLO 22 g/L; A/G 1.5; ALT 6 U/L; AST 15 U/L; Na$^+$ 141 mmol/L; K$^+$ 4.3 mmol/L; Cr 60 μmol/L; UA 419 μmol/L(↑); CRP 1.8 mg/L; TC 2.50 mmol/L; TG 0.71 mmol/L; LDL−C 1.54 mmol/L; HDL−C 0.64 mmol/L(↓)。

（3）尿常规: pH 5.50; U−Pro(++)。

（4）凝血功能: PT 19.4 s(↑); INR 1.80(↑); TT 18.4 s; APTT 30.6 s; FIB 177 mg/dL(↓); D−dimer 1 400 μg/L(↑)。

（5）心脏标志物: cTnT 0.011 ng/mL; NT−proBNP 2 443.0 pg/mL(↑)。

2. 其他辅助检查　超声心动图: 先天性心脏病、法洛四联症术后, 室水平见残余分流, 房水平见细束分流, 重度肺动脉高压伴重度三尖瓣反流。

【诊断】

（1）法洛四联症(矫治术后)。

（2）重度肺动脉高压法洛四联症(矫治术后)。

【用药记录】

1. 改善能量代谢　左卡尼汀注射液4.0 g+0.9%氯化钠注射液100 mL iv.gtt q.d.(d2−3, d6−9)。

2. 抗菌　注射用头孢西酮钠3 g+0.9%氯化钠注射液100 mL iv.gtt q.d.(d7)。

3. 强心　地高辛片0.125 mg p.o. q.d.(d4−10)。

4. 升压　盐酸多巴胺注射液60 mg+盐酸多巴酚丁胺注射液60 mg+0.9%氯化钠注射液38 mL 静脉注射微泵(d4−6)速度3 mL/h。

5. 利尿　呋塞米片20 mg p.o. q.d.(d4−10); 螺内酯片20 mg p.o. q.d.(d4−10)。

6. 抗凝　肝素钠注射液3 300 U i.h.(术中用药)。

7. 降肺高压　贝前列素钠片20 μg q.d.(d7−8)。

【药师记录】

入院第2天: UA 419 μmol/L(↑); 尿常规示 pH 5.50; 蛋

白(++); 凝血功能示PT 19.4 s(↑); INR 1.80(↑); TT 18.4 s; APTT 30.6 s; FIB 177 mg/dL(↓); D-dimer1 400 μg/L(↑); 心脏标志物示cTnT 0.011 ng/mL; NT-proBNP2 443.0 pg/mL(↑)。加用左卡尼汀注射液4.0 g+0.9%氯化钠注射液100 mL iv.gtt q.d., 监护用药后的不良反应发生。患者目前凝血功能异常, 不能排除肺栓塞可能, 推迟原计划手术安排。

入院第4天: 患者法洛四联症术后、重度肺动脉高压诊断明确, 心功能较差, 昨日行肺动脉CTA示心影增大, 两肺少许慢性炎症, 今停用左卡尼汀注射液, 予盐酸多巴胺注射液60 mg+盐酸多巴酚丁胺注射液60 mg+0.9%氯化钠注射液38 mL静脉注射微泵, 速度3 mL/h升压治疗; 地高辛片0.125 mg p.o. q.d.强心治疗, 呋塞米片20 mg p.o. q.d. +螺内酯片20 mg p.o. q.d.利尿, 监护静脉微泵过程患者情况, 监护血压、心排血量、心电图和尿量, 注意有无药液外溢, 一旦出现, 提醒医护人员予以5 ~ 10 mg酚妥拉明稀释液局部浸润。

入院第6天: 复查血常规、肝功能及出凝血功能示RBC 6.18×10^{12}/L(↑), Hb 126 g/L, PLT 115×10^9/L(↓), WBC 4.81×10^9/L, TBIL 31.2 μmol/L(↑), DBIL 16.3 μmol/L(↑), TP 52 g/L(↓), ALB 32 g/L(↓), UA 391 μmol/L(↑), PT 18.4 s(↑), INR 1.71(↑), TT 19.1 s, APTT 31.4 s, FIB 152 mg/dL(↓), 维持前治疗方案, 并加用左卡尼汀注射液4.0 g+0.9%氯化钠注射液100 mL iv.gtt q.d., 拟明日进行右心导管检查术。

入院第7天: 术前0.5 h应用注射用头孢西酮钠3 g+0.9%氯化钠注射液100 mL iv.gtt q.d.。测得肺动脉压力、PCWP分别为145/58/87 mmHg、12/1/8 mmHg, CO为2.1 L/min。超声心动图测得室间隔膜周部示补片回声, 测及细束双向残余分流。术后加用贝前列素钠片20 μg p.o. q.d.治疗肺动脉高压。抗生素使用时间大于30 min, 未见过敏、恶心、头痛等不良反应。

入院第9天: 术后第2天, 患者精神、睡眠、饮食可, 生命体征平稳,未发生药物不良反应。予明日出院,嘱定期随访。

出院带药:枸橼酸西地那非片25 mg p.o. t.i.d.;贝前列素钠片20 μg p.o. q.d.;地高辛片0.125 mg p.o. q.d.;呋塞米片20 mg p.o. q.d.;螺内酯片20 mg p.o. q.d.。

(二)案例解析

【肺动脉高压治疗】

该女性患者于34年前发现法洛四联症,于2010年12月行矫治术,术程顺利,术后活动后胸闷、气促的症状仍时有发生,体重较同龄人偏低,查体发现胸骨左缘收缩期3/6级杂音,存在杵状指及唇发绀,双下肢凹陷性水肿。UA 419 μmol/L(↑);NT-proBNP 2 443.0 pg/mL(↑);超声心动图示术后室水平残余分流、房水平细束分流、重度肺动脉高压伴重度三尖瓣反流;右室明显增大,右室壁肥厚约12 mm。入院第7天行右心导管检查术,肺动脉压力为145/58/87 mmHg,术后需特异性药物降低肺动脉压力,予以柠檬酸西地那非片25 mg t.i.d.+贝前列素钠片20 μg p.o. q.d.。

临床药师观点:法洛四联症(TOF)是一种常见的先天性心脏畸形。其基本病理为室间隔缺损、肺动脉狭窄、主动脉骑跨和右心室肥厚。其中前两种畸形为基本病变,本病是最常见的紫绀型先天性心脏血管病。由于慢性缺氧引起红细胞增多症,晚期继发性心肌肥大和心力衰竭而死亡。虽然7年前行矫治术,且术程顺利,本次查超声心动图仍存在室水平残余分流,平均肺动脉压力仍为87 mmHg。依据2015年《ESC/ERS指南》,对于WHO心功能分级Ⅲ的重度肺动脉高压患者推荐的证据级别A级治疗药物有内皮素受体拮抗剂(安立生坦片、波生坦片)和5磷酸二酯酶抑制剂(西地那非片)及前列环素类似物(静脉用依前列醇)。而心功能Ⅳ级的患者建议静脉用依前列醇(ⅠA)。考虑到该患者的经济能力和用药依从性,选择口服西地那非片 t.i.d.,并在此基础上合用贝前列素钠片 q.d.,由于贝前列素是通过口服给药,避免了像其他前列环素类药品(静脉注射/皮下注射/雾化吸入)等用药不便。贝前列素已在日本和韩国被批准为治疗肺动脉高压。但目前对贝前列素钠的临床研究很少,其长期疗效和安全性还未在PAH上广泛验证,治疗剂量不统一,目前常规推荐贝前列素钠片的使用剂量为40 μg p.o. t.i.d.,本患者使用剂量过小,建议如无症状改善和用药不适,随访过程应加大剂量。

【抗感染治疗】

患者入院后第7天行右心导管检查术,术前0.5 h使用抗生素预防感染。

临床药师观点:根据《抗菌药物临床应用指导原则(2015年版)》建议,该手术属于Ⅰ类切口,但涉及重要脏器,考虑到感染对该患者的严重危害,酌情使用第一、二代头孢菌素,给药时机大多控制在手术前0.5～2 h或者麻醉开始时首次给药。该病历中预防用药时间合理,而且头孢西酮钠属于第一代头孢菌素类抗生素,适用于外科手术前的预防用药。它对金黄色葡萄球菌、凝固酶阴性葡萄球菌、肺炎链球菌、β溶血链球菌等革兰氏阳性菌具有良好抗菌活性,对革兰氏阴性菌的作用与头孢唑林相似,滴注时间最少持续30 min。

【心力衰竭治疗】

该患者临床表现为呼吸困难和乏力(活动耐量受限),液体潴留;超声心动图示右房室增大,右室壁肥厚,左心射血分数58%。入院第4天加呋塞米片20 mg p.o. q.d.+螺内酯片20 mg p.o. q.d.利尿治疗;地高辛片0.125 mg p.o. q.d.强心治疗;盐酸多巴胺注射液60 mg+盐酸多巴酚丁胺注射液60 mg+0.9%氯化钠注射液38 mL静脉推注微泵,速度3 mL/h升压治疗3 d。

临床药师观点:

(1)对于同时存在PAH和右心力衰竭竭的患者,基本原则是治疗诱发因素(如贫血、心律失常、感染或其他疾病),优化体液平衡(可以选择静脉利尿剂),降低右心负荷(可选择静脉前列环素类似物或合用其他PAH特异性药物),使用正性肌力药物提高CO(多巴酚丁胺是首选)。

（2）2015年《ESC/ERS指南》推荐，伴有右心衰竭体征和液体潴留的PAH患者进行利尿治疗（证据 I C级）。在使用利尿剂时，还需要系统评估患者体内电解质水平，监测患者的肾功能和血液生化，避免低钾血症和血管内容积减少导致的肾衰竭。

（3）依据《2010年中国肺高血压诊治指南》推荐，多巴胺和多巴酚丁胺是治疗重度右心衰竭（血流动力学不稳定的WHO心功能III级或心功能IV级患者）首选的正性肌力药物，患者血压偏低首选多巴胺，血压较高首选多巴酚丁胺。两种药物的推荐起始剂量为2 μg/(kg·min)，可逐渐加量至8 μg/(kg·min)。根据患者具体情况可选择一种或联合使用。该患者给予多巴胺和多巴酚丁胺剂量均为60 mg，加入至38 mL 0.9%氯化钠注射液中，滴速为3 mL/h，经计算起始剂量相当于2 μg/(kg·min)。

（4）洋地黄类药物通过抑制衰竭心肌细胞膜Na^+/K^+-ATP酶，使细胞内Na^+水平升高，促进Na^+-Ca^{2+}交换，提高细胞内Ca^{2+}水平，发挥正性肌力作用。根据指南建议，CO低于4 L/min或心指数低于2.5 L/(min·m²)是应用地高辛的首选指征；另外，右心室扩张、基础心率大于100次/分、心室率偏快的心房颤动等也均是应用地高辛指征。维持剂量为0.125 ～ 0.25 mg q.d.，用药期间严密监测地高辛中毒等不良反应及药物浓度。

（三）药学监护要点

（1）疗效：观察患者用药后的症状改善情况，如呼吸困难指数、6 min步行距离、WHO心功能等级等。

（2）不良反应：利尿剂服用期间严密监测高钾血症，注意监护患者是否进食高钾饮食、与钾剂或含钾药物如青霉素钾等，由于高钾血症常以心律失常为首发表现，故用药期间必须密切随访血钾和心电图；使用地高辛过程中出现频发室性心律失常需考虑电解质紊乱及地高辛中毒可能；贝前列素钠及西地那非常见的不良反应有头痛、头晕、低血压、恶心、心慌、皮疹、肝功能损害等，但发生率均较低。

（3）药物相互作用：螺内酯会延长地高辛的半衰期，需要调整给药剂量或给药间隔，地高辛切勿与钙注射剂合用，疑有洋地黄中毒时，应作地高辛血药浓度监测；使用西地那非期间，禁止与硝酸酯类药物合用，贝前列素钠与抗凝药物合用会增加出血倾向，谨慎使用。

（4）医嘱执行情况：监护口服药物用药时间、剂量。监测静脉用药的溶媒、浓度、滴速、配伍禁忌等。

（5）用药教育：呋塞米片、螺内酯片晨起各服用1片 q.d.；地高辛片一次1/2片 q.d.，建议与利尿剂错开时间服用；西地那非一次1/2片 t.i.d.，会有面部潮红等症状；贝前列素钠片一次1片 q.d.。嘱患者于用药期间注意随访检查心率、血压、心电图、电解质、肝肾功能等。避免剧烈运动、不可拎重物，有条件的话可采用吸氧辅助治疗。在专业医护人员指导下进行适度的运动。PAH患者易发生感染，推荐使用流感和肺炎链球菌疫苗。PAH的患者怀孕有高风险，需做好避孕措施。

第三节　案例评述

一、临床药学监护要点

(一) 肺动脉高压的治疗

对于肺动脉高压的确诊和判断病因及临床分型只是第一步,治疗方案的选择和制订药学监护计划才是重点,也直接关系患者预后改善情况。这主要包括特异性药物的选择、剂量问题、随访与评估疗效、不良反应的监测、出院用药教育等多个方面。

1. **肺血管扩张剂的选择**　有些特发性、遗传性或减肥药相关性PAH可能与肺血管痉挛有关,这类患者通过肺血管扩张试验可以筛选出来,并可以依据阳性结果考虑使用钙通道阻滞剂治疗。激发药物有4种:静脉泵入依前列醇或腺苷、吸入氧化亚氮或伊洛前列素,较为常用的是伊洛前列素溶液,试验阳性标准需同时满足3条:① 平均肺动脉压力(mPAP)下降幅度超过10 mmHg;② mPAP绝对值≤ 40 mmHg;③ CO增加或不变。对于急性肺血管扩张试验阴性的患者则需要选用其他特异性治疗药物,如内皮素受体拮抗剂(安立生坦、波生坦、马替生坦)、5型磷酸二酯酶抑制剂(西地那非、伐地那非、他达拉非、利奥西呱)、前列环素及其结构类似物(贝前列素、依前列醇、伊洛前列素、曲前列环素、Selexipag)。这3类药物分别作用于PAH的发病机制的3个途径:内皮素、NO和前列环素的途径。也有研究表明,对于WHO分级Ⅲ、Ⅳ的患者可以考虑早期联合或序贯治疗,序贯治疗是目前临床上最广泛使用的策略。虽然尚无研究证实联合治疗的长期安全性和有效性,但它已成为许多PAH诊疗中心的一项常规治疗。

2. 剂量问题 治疗过程中需根据患者症状的改善情况适当调整用药剂量。有些药物存在特定的用药方法,如波生坦初始剂量为每次62.5 mg b.i.d.持续4周,随后增加至维持剂量125 mg b.i.d.。体重低于40 kg且年龄大于12岁的患者推荐的初始剂量和维持剂量均为62.5 mg b.i.d.。临床上通常对于体重10~20 kg的儿童,可以适当减量至31.25 mg q.d.或b.i.d.(国外有32 mg剂量包装)。同为5磷酸二酯酶抑制剂,西地那非剂量为25 mg t.i.d.,伐地那非和他达拉非半衰期长,分别推荐剂量5 mg q.d.和5 mg q.d.或b.i.d.。贝前列素钠的临床研究很少,其长期疗效和安全性还未在PAH上广泛验证,目前常规推荐贝前列素钠的使用剂量为40 μg t.i.d.,建议视患者随访情况再予以调整剂量。

3. 随访与评估疗效 PAH患者的总体治疗目标就是达到低风险状态(表9-1),良好的运动耐力、良好的生活质量和低死亡率。PAH患者随访的建议评估和时间安排见表9-2。

表9-1 PAH患者风险评估

转归的决定因素(预测1年死亡率)	低风险 < 5%	中等风险 5%~10%	高风险 > 10%
临床右心力衰竭症状	无	无	有
症状进展	无	慢	快
晕厥	无	偶尔出现	反复出现
WHO心功能分级	I、II	III	IV

第九章 肺动脉高压

6 MWD	> 440 m	165～440 m	< 165 m
心肺运动测试	VO_2峰值 > 15 mL/(min·kg)（> 65%）VE/VCO_2 < 36	VO_2峰值 11～15 mL/(min·kg)（35%～65%）VE/VCO_2 36～44.9	VO_2峰值 < 11 mL/(min·kg)（< 35%）VE/VCO_2 ≥ 45
NT-proBNP水平	BNP < 50 ng/L NT-proBNP < 300 ng/L	BNP 50～300 ng/L NT-proBNP 300～1 400 ng/L	BNP > 300 ng/L NT-proBNP > 1 400 ng/L
影像（超声心动图、CMR 成像）	RA面积 < 18 m² 无心包积液	RA面积 18～26 cm² 无/少量心包积液	RA 面积 > 26 cm² 存在心包积液
血流动力学	RAP < 8mmHg CI ≥ 2.5 L/(min·m²) SvO_2 > 65%	RAP 8～14 mmHg CI 2.0～2.4 L/(min·m²) SvO_2 60%～65%	RAP > 14 mmHg CI < 2.0 L/(min·m²) SvO_2 < 60%

注：CMR，心脏磁共振；RA，右心房；RAP，右房压；CI，心指数；SvO_2，混合静脉氧饱和度；VE/VCO_2，通气当量二氧化碳；VO_2，耗氧；NT-proBNP，氨基末端脑钠肽前体；BNP，脑钠肽；6 MWD，6分钟步行距离。

表 9-2　PAH 患者随访的建议评估和时间安排

	基线	每3～6个月	每6～12个月	治疗方案改变后3～6个月	出现临床恶化
医疗评估和功能分级	+	+	+	+	+
心电图	+	+	+	+	+

（续表）

	基线	每3～6个月	每6～12个月	治疗方案改变后3～6个月	出现临床恶化
6 MWT/Borg呼吸困难指数	+	+	+	+	+
心肺运动测试	+		+		+
超声心动图	+		+	+	+
基础实验室检查	+	+	+		
其他实验室检查	+		+		+
血气分析	+			+	+
右心导管检查术	+		+	+	+

注：基础实验室检查包括血细胞计数、INR（服用维生素K拮抗剂）、血清肌酐、钠、钾、AST/ALT（服用内皮素受体拮抗剂）、胆红素、BNP/NT-proBNP；其他实验室检查包括TSH、肌钙蛋白、尿酸、铁含量和其他变量。

4. **不良反应的监测** 结合患者所选的药物及合并的药物情况，监护其住院期间的不良反应，如头孢菌素类过敏反应、肝素诱导的血小板减少等。注意血生化,重点监测血红蛋白、肾功能、肝功能、血钾等,如果出现不明原因的发热,还需考虑药物热的可能。患者出院后需嘱咐所用药物的注意事项,随访频率,以监护患者长期用药的安全性。如服用波生坦期间可能存在血红蛋白浓度降低、体液潴留、肝脏转氨酶升高等不良反应。建议在开始治疗前、治疗后第1个月和第3个月检测血红蛋白浓度,随后每3个月检查1次,如果出现血红蛋白显著降低,须进一步评估来决定原因及是否需要特殊治疗;存在体液潴留的症状(如体重增加),建议开始用利尿剂或者增加正在使用利尿剂的剂量;至少每2周监测一次转氨酶水平,如果ALT/AST水平 > 8 ULN或伴随有肝脏损伤的临床症状(如恶心、呕吐、发热、腹痛、黄疸,或者罕见嗜睡或疲劳)或者胆红素升高超过正常值上限水平2倍时,必须停止治疗,不考虑再使用波生坦。西地那非服用期间需提醒患者注意有无视物模糊、视物色淡的情况,有无出现单眼、双眼突然失明的现象,一旦出现立即停止服用。

5. **出院用药教育**　用药教育除了涵盖药物的服用方法、时间、注意事项,另外还需交代用药后随访的事宜和食物/药物相互作用等情况。如贝前列素钠有抗血小板的作用,建议该患者月经期间停用该药物,月经结束后第2天再继续使用;由于PAH患者妊娠期死亡率高达30% ~ 50%,因此生育期女性患者应采取安全有效的避孕措施等。

(二)支持治疗

支持治疗在肺动脉高压的治疗中也不可或缺。

(1)心力衰竭的治疗:血压仍不稳定的WHO心功能Ⅲ级或Ⅳ级患者首选正性肌力药物多巴胺、多巴酚丁胺,两者起始剂量为 2 μg/(kg·min),可逐渐加量至 8 μg/(kg·min)。需在血流动力学监测下调整补液量和药物剂量。地高辛用于CO低于4 L/min 或CI低于2.5 L/(min·m²)的患者。另外,右心室明显扩张,基础心率>100次/分也是地高辛的使用指征。对于合并右心功能不全的患者，初始治疗应包括利尿剂，期间严密监测血钾。

（2）氧疗：肺动脉高压吸氧的指征是血氧饱和度低于90%，而存在体肺分流的情况则无限制。

（3）并发症的对因及对症治疗：确诊结缔组织病相关的PAH患者需首先使用激素和免疫抑制剂；药物和毒物所致的PAH应立即停止接触药物和毒物。为了对抗肺原位血栓的形成，无抗凝禁忌的IPAH患者需要坚持华法林并使INR值控制在1.6～2.5（2010年《中国肺高血压诊治指南》推荐INR值2.0～3.0）。

二、常见用药错误归纳与要点

（一）抗菌药物使用不规范

右心导管检查术属于 I 类切口，不推荐常规预防用药，除非涉及异物植入，可酌情使用第一代头孢菌素，给药时机大多控制在手术前0.5～2 h或者麻醉开始时首次给药，并注意滴注持续时间和速度。

（二）药物剂量不足

无论是肺血管扩张剂（波生坦、西地那非、贝前列素钠、伊洛前列素等），还是支持治疗药物（如利尿剂），都存在剂量使用不足的情况。一部分归因于对疾病的研究仍不深入，药物剂量与长期有效性、安全性的探讨不足，有些药物尚未在中国批准用于肺动脉高压的适应证，仅国外说明书或小型非RCT研究作为参考，针对存在剂量不足的患者，建议长期随访，根据临床症状的改善情况调整药物剂量。

（三）抗凝治疗缺乏证据

所列的5个案例中均未涉及抗凝治疗，虽然中国指南建议对于无抗凝禁忌的IPAH患者需要坚持华法林并使INR值控制在2.0～3.0。但就目前的证据来看，口服抗凝治疗的研究多为回顾性、基于单中心的临床研究，而且患者局限于IPAH、HPAH和减肥药相关的PAH。而新型口服抗凝剂在PAH患者中的作用也尚不清楚。

(四) 药物相互作用未重视

不同药物如果代谢途径相同，可能会影响彼此的血药浓度，最终使药效增加或降低。案例中也有不宜合用的例子，如螺内酯会延长地高辛的半衰期，需要调整给药剂量或给药间隔，地高辛切勿与钙注射剂合用，疑有洋地黄中毒时，应行地高辛血药浓度监测；使用西地那非期间，禁止与硝酸酯类药物合用。贝前列素钠与抗凝药物合用会增加出血倾向，谨慎使用。然而并不意味着所有的相互作用都是不利的。例如，西地那非与波生坦均由细胞色素P450同工酶CYP 3A4和CYP 2C9代谢，但是两者可以合用，无须剂量调整；瑞舒伐他汀是细胞色素P450酶的弱底物，与CYP 3A4和CYP 2C9的抑制剂不会有相互作用，可以与西地那非合用。

第四节 规范化药学监护路径

不同类型PAH治疗原则不尽相同，正确认识引起PAH的相关疾病，并对相关疾病进行积极治疗是疾病相关PAH治疗的首要措施。例如，结缔组织相关PAH应首先使用激素和免疫抑制剂；药物和毒物所致的PAH应首先停止接触药物和毒物。为了保证患者用药合理、有效、安全，临床药师要依据规范化药学监护路径，开展具体的药学监护工作。

现参照2016年肺动脉高压临床路径（clinical pathway，CP）中的临床治疗模式与程序，建立PAH治疗的药学监护路径（pharmaceutical care pathway，PCP）（表9-3）。意义在于规范临床药师对肺动脉高压患者开展有序的、适当的临床药学服务工作，并以其为导向为PAH患者提供个体化的药学服务。

表9-3 肺动脉高压药学监护路径

适用对象：第一诊断为肺动脉高压（ICD-10：I27.0;I27.2）进入路径标准。

1. 第一诊断必须符合肺动脉高压疾病编码（ICD-10：I27.0;I27.2）

2. 当患者同时具有其他疾病诊断，但在住院期间不需要特殊处理，也不影响第一诊断的临床路径流程实施时，可以进入路径

患者姓名：＿＿＿＿ 性别：＿＿＿＿ 年龄：＿＿＿＿

门诊号：＿＿＿＿ 住院号：＿＿＿＿

住院日期：＿＿＿年＿＿＿月＿＿＿日

出院日期：＿＿＿年＿＿＿月＿＿＿日

标准住院日：15～30 d

时　间	住院第1天	住院第2天	住院第3天	住院第4～14/29天	出院日
主要诊疗工作	□ 药学问诊（附录1） □ 用药重整	□ 药学评估（附录2） □ 药历书写（附录3）	□ 治疗方案分析 □ 完善药学评估 □ 制订监护计划 □ 用药宣教	□ 医嘱审核 □ 疗效评价 □ 不良反应监测 □ 用药注意事项	□ 药学查房 □ 完成药历书写 □ 出院用药教育
重点监护内容	□ 一般患者信息 □ 药物相互作用审查 □ 其他药物治疗相关问题	□ 体力状况评估 □ PAH诊疗评估 □ 相关疾病诊疗评估 □ 既往病史评估 □ 用药依从性评估 治疗风险和矛盾 □ 肝、肾功能 □ 出、凝血风险 □ 过敏体质 □ 胃肠功能 □ 其他	治疗方案 □ 1. 治疗原发病 □ 2. 一般治疗 □ 1）活动和旅行 □ 2）预防感染 □ 3）避孕、绝经期后激素替代治疗 □ 4）降低血液黏度 □ 5）抗凝治疗 □ 6）氧疗 □ 7）纠正心力衰竭治疗 □ 8）心理治疗 □ 3. 肺血管扩张药 □ 1）钙通道阻滞剂 □ 2）前列环素类药物 □ 3）内皮素-1受体拮抗剂 □ 4）磷酸二酯酶抑制剂-5 □ 5）可溶性鸟苷酸环化酶激动剂 □ 6）Rho-激酶抑制剂 □ 7）联合用药 □ 4. 介入及手术治疗	病情观察 □ 参加医生查房,注意病情变化 □ 药学独立查房,观察患者药物反应,检查药物治疗相关问题 □ 查看检查、检验报告指标变化 □ 检查患者服药情况 □ 药师记录监测指标 □ 症状改善 □ 注意观察体温、血压、体重等 □ 血常规 □ 肝肾功能	治疗评估 □ 不良反应 □ 相互作用 □ 支持治疗 □ 相关疾病 □ 既往疾病 出院教育 □ 正确用药 □ 患者自我管理 □ 定期门诊随访 □ 监测血常规、肝肾功能、电解质

时　间	住院第1天	住院第2天	住院第3天	住院第4～14/29天	出院日
病情变异记录	□无　□有，原因： 1. 2.	□无　□有，原因： 1. 2.	□无　□有，原因： 1. 2.	□无　□有，原因： 1. 2.	□无　□有，原因： 1. 2.
药师签名					

田　丹

第十章

感染性心内膜炎

第十章

第一节　疾病基础知识

【病因和发病机制】

感染性心内膜炎（infective endocarditis，IE）指因细菌、真菌和其他病原微生物（如病毒、支原体、衣原体等）直接感染而产生心瓣膜或心室壁内膜的炎症。

1. 病因　风湿性心脏瓣膜病所占比例下降，退行性瓣膜病变及静脉药物滥用已成为感染性心内膜炎最常见的致病因素。前三位致病菌为葡萄球菌、草绿色链球菌、肠球菌。

2. 发病机制　本病多见于器质性心脏病患者。血流动力学因素、机械因素造成心内膜原始损伤、非细菌性血栓性心内膜炎、暂时性菌血症及血液中致病微生物的数量、毒力、侵袭性和黏附于黏膜的能力均与感染性心内膜炎的发病相关。

【诊断要点】

1. 临床表现

（1）症状：发热最常见，热型以不规则者为最多，可为间歇型或弛张型，伴有畏寒和出汗。70%～90%的患者有进行性贫血。关节痛、低位背痛和肌痛初期时较常见，病程较长者常伴有全身疼痛。

（2）体征：心脏杂音，皮肤黏膜损害。

2. 实验室检查及其他辅助检查

（1）实验室检查：血培养、血常规、血沉、C反应蛋白、降钙素原、循环免疫复合物（CIC）等。

（2）影像学检查：心电图、超声心动图、X线检查、多层CT、磁共振显像、正电子发射断层显像PET/CT等。

3. 感染性心内膜炎的改良Duke诊断标准　见表10-1。

表10-1　感染性心内膜炎的改良Duke诊断标准

确定为感染性心内膜炎
　病理学标准：
　　A. 微生物：由赘生物、栓塞性赘生物或心内脓肿进行培养或组织学证实有细菌或。
　　B. 病理改变：组织病理证实赘生物或心内脓肿有活动性心内膜炎改变。
　临床标准：有2项主要标准，或1项主要标准+3项次要标准，或5项次要标准

可能为感染性心内膜炎
1项主要标准+1项次要标准或3项次要标准

排除感染性心内膜炎
　心内膜炎的表现符合其他疾病的诊断，或抗生素治疗≤4 d而"心内膜炎"症状完全消失者，或抗生素治疗≤4 d，手术或活检没有发现感染性心内膜炎证据。

4. 改良Duke标准的术语定义　见表10-2。

表10-2　改良Duke标准的术语定义

主要标准
　1. 感染性心内膜炎的血培养阳性
　　A. 2套血培养标本均培养出符合IE的典型病原微生物：
　　　① 草绿色链球菌、牛链球菌、HACEK属，金黄色葡萄球菌。
　　　② 社区获得性肠球菌而无原发病灶。
　　B. 与IE一致的病原微生物血培养持续阳性，包括
　　　① 2次至少间隔 > 12 h的血培养阳性。
　　　② 3次血培养均为阳性或4次以上血培养中大多数为阳性（首次和最后一次血培养时间间隔≥1 h）。
　　C. 贝纳特氏立克次体单次血培养阳性或1项IgG抗体滴度≥1：800。
　2. IE的影像学阳性标准

A. IE的超声心动图阳性标准：
① 赘生物。
② 脓肿，假性动脉瘤，心脏内瘘。
③ 瓣膜穿孔或动脉瘤。
④ 新发生的人工瓣膜部分破裂。
B. 通过^{18}F-FDG PET/CT（仅适用于人工瓣膜已置入3个月以上）或放射标记的白细胞SPECT/CT检测出的人工瓣膜置入部位周围的异常活性。
C. 由心脏CT确定的瓣周病灶。

次要标准
（1）易发因素：易于患病的心脏状况、静脉药瘾者。
（2）发热：体温＞38℃。
（3）血管表现（包括仅通过影像学发现的）：大动脉栓塞、脓毒性肺梗死、真菌性动脉瘤、颅内出血、结膜出血、Janeway结节。
（4）免疫系统表现：肾小球肾炎、Osler结节、Roth斑、类风湿因子阳性。
（5）微生物学证据：血培养阳性但不符合上述主要标准或缺乏IE病原体感染的血清学证据。

【治疗】

1. 治疗原则　及早抗感染治疗，降低死亡率。

2. 治疗方法

（1）一般治疗：休息，进食易消化和富含维生素及蛋白质的食物。

（2）抗感染治疗：是治疗本病的最主要手段。抗感染治疗4～6周可以使本病的死亡率减少30%～50%。抗感染药物要选择杀菌剂，治疗的疗程要足够长，剂量要足够大，选择的抗感染药物要考虑对病原体敏感性、感染瓣膜的类型及患者的个体特征等因素。

第二节 经典案例

案例一

（一）案例回顾

【主诉】

发现心脏杂音6年，反复发热3周。

【现病史】

患者，女，21岁，患者6年前发现心脏杂音，当时无不适，外院曾建议手术（具体不详），患者及其家属拒绝。3周前无明显诱因下出现发热，最高体温39.4℃，无畏寒、寒战，伴干咳，无咽痛，无腹痛、腹泻等不适，外院查血常规：WBC 20.78×10⁹/L，NEUT% 83.4%，予左氧氟沙星静脉输注1 d后改为口服，体温较前明显下降，出院后无不适。2周前再次出现发热，伴干咳，查血常规：WBC 16.57×10⁹/L，NEUT% 80.5%，予以左氧氟沙星口服4 d，但仍反复发热。1周前查血常规：WBC 18.25×10⁹/L，NEUT% 72.4%；CRP 74.03 mg/L；心脏标志物：cTnT 0.338 μg/L，CK-MB 0.4 μg/L；超声心动图：二尖瓣病变，二尖瓣反流，左室、左房扩大；未见明显赘生物纳；胸部CT：心脏增大，左房左室增大为著。外院先后予以注射用阿莫西林钠2.4 g iv.gtt b.i.d.×1 d，注射用青霉素钠400万U iv.gtt q.d.×1 d，利奈唑胺注射液0.6 g iv.gtt q.d.×1 d，体温无明显下降。至我院急诊查血常规：Hb 86 g/L，WBC 14.15×10⁹/L，NEUT% 71%；PCT 0.19 ng/mL，CRP > 90 mg/L；予以注射用盐酸头孢吡肟2 g iv.gtt q12h.＋注射用盐酸万古霉素1 g iv.gtt q12h.抗感染治疗，体温较前下降。超声心动图：① 二尖瓣前叶脱垂伴重度反流，二尖瓣赘生物形成；② 继发性左房室增大；③ 轻度肺动脉高压；④ 少量心包积液。考虑为感染性心内膜炎，为进一步诊治入院。

【既往史】

无殊。

【社会史、家族史、过敏史】

无殊。

【体格检查】

T 37.2℃，P 98次/分，R 20次/分，BP 101/67 mmHg。

神志清晰，精神可，呼吸平稳，营养中等。颈静脉无怒张。胸廓无畸形，双肺呼吸音清，未闻及干、湿啰音。心前区无隆起，心界向左下扩大，心率98次/分，律齐，心尖区可闻及4/6级收缩期杂音。腹部平软，无压痛及反跳痛，肝脾肋下未触及，肝肾区无叩击痛，肠鸣音4次/分，双下肢不肿。

【实验室检查及其他辅助检查】

1. 实验室检查

（1）血常规：WBC 14.15×10^9/L，NEUT% 71%，RBC 3.27×10^{12}/L，Hb 86 g/L，PLT 376×10^9/L。

（2）生化检查：cTnT 0.095 ng/mL，NT-proBNP 726 pg/mL。肝肾功能、电解质、凝血功能正常。

（3）炎症标志物：CRP > 90 mg/L，PCT 0.19 ng/mL。

（4）血培养+药敏：血链球菌对氯霉素、青霉素、克林霉素、利奈唑胺、头孢吡肟、头孢曲松、左氧氟沙星、万古霉素、红霉素敏感。

2. 其他辅助检查

（1）胸部CT：两肺未见活动性病变；心脏增大，心包少量积液。

（2）腹盆CT：盆腔少量积液，脾脏增大伴低密度影。

（3）超声心动图：① 二尖瓣前叶脱垂伴重度反流，二尖瓣赘生物形成；② 继发性左房室增大；③ 轻度肺动脉高压；④ 少量心包积液。

（4）腹部彩超：脾梗死灶可能。

（5）心电图：窦性心律，左心室高电压（$RV_5+SV_1=45$ mm）。

【诊断】

（1）心脏瓣膜病，二尖瓣脱垂。

（2）感染性心内膜炎。

（3）脾梗死。

（4）NYHA Ⅰ级。

【用药记录】

抗感染　0.9%氯化钠注射液250 mL+注射用青霉素钠480万 U iv.gtt q6h.；0.9%氯化钠注射液500 mL+硫酸阿米卡星注射液0.6 g iv.gtt q.d.。

【药师记录】

入院第3天：T 36.6℃，P 92次/分，R 20次/分，BP 110/70 mmHg。律齐，心尖区可及4/6级收缩期、舒张期杂音。RBC 3.51×10^{12}/L，Hb 95 g/L，WBC 15.20×10^9/L，NEUT% 73.1%，PLT 415×10^9/L，CRP 15.6 mg/L，ESR 18 mm/H，PCT 0.08 ng/mL；尿常规阴性。继续原方案治疗。

入院第7天：体温平，未诉特殊不适。RBC 3.38×10^{12}/L，Hb 92 g/L，PLT 414×10^9/L，WBC 11.96×10^9/L，NEUT% 68.6%；CRP 7.7 mg/L，ESR 24 mm/H，PCT 0.08 ng/mL；cTnT 0.038 ng/mL，BNP 345.4 pg/mL；肝、肾功能正常，血培养阴性。维持原方案治疗。

入院第10天：无不适，T 36.6℃，P 75次/分，R20次/分，BP110/70 mmHg。患者目前病情平稳，准予出院。

出院药嘱：回当地医院继续注射用青霉素+硫酸阿米卡星注射液抗感染治疗。

（二）案例解析

【抗感染治疗】

患者血培养：血链球菌，可首选大剂量青霉素进行治疗。

临床药师观点：患者诊断为感染性心内膜炎，血培养示血链球菌(青霉素、头孢菌素均敏感),为自体瓣膜心内膜炎常见病原体。根据药敏,可选择大剂量青霉素(1 200～1 800万U/d)进行治疗或阿莫西林[100～200 mg/(kg·d)],分4～6次给药。氨基糖苷类与β-内酰胺类联用,具有协同杀菌作用,可缩短口腔链球菌属引起的心内膜炎的疗程。青霉素为时间依赖性抗生素,推荐将每日剂量分多次给药;氨基糖苷类药物为浓度依赖性抗生素,推荐每日一次给药。青霉素过敏的患者,可考虑选用头孢曲松2 g q.d.。β-内酰胺类过敏的患者,可选用万古霉素15 mg/kg q12h.。疗程2～6周。

(三)药学监护要点

(1)青霉素使用前需进行皮肤试验,阴性方可使用。

(2)监测患者体温、血压、心率、血常规、肝肾功能、电解质、炎症标志物、心肌标志物等。

(3)青霉素可发生严重的过敏反应,如过敏性休克。在输注过程中如发生过敏性休克,应迅速终止输注青霉素;建立静脉通路给予补液;肌内或皮下注射肾上腺素(1：1 000肾上腺素,成人0.3～0.5 mL;儿童0.01 mg/kg,最大0.3 mL,每15～20 min可重复);吸氧及糖皮质激素等其他药物治疗。

(4)青霉素不良反应尚有药疹、药物热、嗜酸粒细胞增多、间质性肾炎等。应用大剂量青霉素时可因脑脊液药物浓度过高引起青霉素脑病(表现为肌肉阵挛、抽搐、昏迷等)。

(5)阿米卡星有一定的肾毒性,患者可出现血尿、排尿次数减少或尿量减少等,需每日询问患者排尿情况,每周查一次肾功能;该药可导致第8对脑神经损害,造成患者听力减退、耳鸣或耳部饱满感,要定期检查患者的听力。

案例二

(一)案例回顾

【主诉】

二尖瓣置换术后、三尖瓣成形术后3年余;反复发热10余天。

【现病史】

患者,女,55岁,患者3年前因"风湿性心脏病"行"二尖瓣置换+三尖瓣成形+心房内取栓术",术后无不适。13 d前发热畏寒,体温39.6℃,不伴咳嗽、咳痰、心悸胸闷、腹痛腹泻、尿路刺激征,皮疹关节痛等,当地医院予以(头孢他啶2.0 g q12h.+阿奇霉素0.5 g q.d.)×3 d抗感染治疗,患者仍反复发热,最高体温39.7℃。两次血培养提示为金黄色葡萄球菌,青霉素耐药,苯唑西林敏感。10 d前改用注射用盐酸万古霉素1.0 g q12h.+盐酸莫西沙星注射液0.4 g q.d.抗感染治疗,患者体温及CRP均呈下降趋势,血肌酐从用药前的93 μmol/L上升至136 μmol/L,予注射用盐酸万古霉素减量使用,继续随访肌酐呈上升趋势,当地医院建议停用注射用盐酸万古霉素换用利奈唑胺注射液。患者为进一步诊治入院。病程中,患者胃纳稍差,二便可,体重无明显变化。

【既往史】

8年前曾行胆囊切除术。

【社会史、家族史、过敏史】

无殊。

【体格检查】

T 36.5 ℃,P 72 次/分,R 36.5 次/分,BP 118 /64 mmHg。

神志清晰,精神尚可,心前区无隆起,心界不大,HR 84次/分,律不齐,闻及机械瓣音,第一心音强弱不等。余无殊。

【实验室检查及其他辅助检查】

1. 实验室检查

(1)血常规:WBC 9.99 × 10⁹/L,NEUT% 78.1%,RBC 2.87 × 10¹²/L,Hb 86 g/L,PLT 291 × 10⁹/L。

(2)生化检查:CRP 50.9 mg/L,Cr 140 μmol/L,INR 2.12,D-dimer 1 710 μg/L,BNP 1 015 pg/mL,肝功能、电解质正常。

2. 其他辅助检查

(1)心电图:心房颤动。

（2）超声心动图：二尖瓣换瓣术后示① 人工机械二尖瓣未见明显异常(体表超声未见明显赘生物生成，建议必要时食管超声检查)；②左房增大；③轻度肺动脉高压，左室射血分数（LVEF）62%。

【诊断】

（1）风湿性心脏病，二尖瓣置换术后，三尖瓣成形术后，心房颤动。

（2）急性感染性心内膜炎(疑似)，金黄色葡萄球菌败血症。

（3）贫血。

（4）肾功能不全。

【用药记录】

1. 抗感染　0.9%氯化钠注射液100 mL+注射用五水头孢唑林钠1.5 g iv.gtt q8h.；利福平片0.45 g p.o. q12h.。

2. 抗凝　华法林钠片2 mg p.o. q.d.。

【药师记录】

入院第3天：一般情况可，体温平。WBC $9.26 \times 10^9/L$，NEUT% 78.9%，CRP 43.3 mg/L，PCT 0.13 ng/mL，Cr 130 μmol/L，INR 1.67，D-dimer 2 340 μg/L。继续原方案治疗。

入院第6天：一般情况可，体温平，无明显不适。WBC $7.31 \times 10^9/L$，NEUT% 74.1%，ESR 105 mm/H，INR 1.65，D-dimer 1 860 μg/L。继续原方案治疗。

入院第9天：一般情况可，体温平。WBC $5.97 \times 10^9/L$，NEUT% 64.5%，CRP 17 mg/L，ESR 72 mm/H，Cr 65 μmol/L，INR 1.27，D-dimer 1 290 μg/L。经食管超声心动图示人工机械二尖瓣后内侧瓣环内小条絮样回声。将注射用五水头孢唑林钠剂量改为2 g iv.gtt q8h.，华法林钠片剂量改为3 mg p.o. q.d.。

入院第12天：一般情况可，体温平。WBC $6.00 \times 10^9/L$，NEUT% 63.8%，CRP 12.8 mg/L，PCT 0.04 ng/mL，INR 1.19，D-dimer 1 080 μg/L。将华法林钠片剂量改为6 mg p.o. q.d.，加低分子量肝素4 100 U i.h. q.d.。

入院第17天：一般情况可，体温平。WBC 5.93×10^9/L，NEUT% 56.3%，CRP 7.7 mg/L，ESR 57 mm/H，INR 1.33，D-dimer 580 µg/L。低分子量肝素4 100 U i.h. q12h.。

入院第21天：一般情况可，体温平。WBC 5.50×10^9/L，NEUT% 55.9%，CRP 6.9 mg/L，ESR 49 mm/H，PCT 0.06 ng/mL，INR 1.22。患者目前病情平稳，准予出院。

出院带药：利福平片每片150 mg，每12 h一次，每次三片；华法林钠片：每片3 mg q.d.，每次两粒，用药期间随访INR，并据此调整华法林用量。当地医院继续注射用五水头孢唑林钠、低分子量肝素治疗。

（二）案例解析

【抗感染治疗】

患者两次血培养为金黄色葡萄球菌，青霉素耐药，苯唑西林敏感，选用头孢唑林联合利福平进行治疗。

临床药师观点：患者为中年女性，有风湿性心脏病，二尖瓣置换、三尖瓣成形术史，诊断为感染性心内膜炎，血培养：金黄色葡萄球菌（青霉素耐药，苯唑西林敏感），为甲氧西林敏感的葡萄球菌。患者为人工瓣膜引起的甲氧西林敏感金黄色葡萄球菌心内膜炎，可选择苯唑西林/氟氯西林 12 g/d，分4～6次给药，或头孢唑林2 g q8h.。联合利福平900～1 200 mg/d，分2～3次给药，以及庆大霉素3 mg/(kg·d)，分1～2次给药。氨基糖苷类药物可一天单次给药，减少肾脏损害。β-内酰胺类药物过敏的患者，可选择万古霉素联合利福平及庆大霉素，万古霉素的血清浓度需维持在15～20 mg/L。该患者在院外用万古霉素治疗时，体温及CRP呈进行性下降，说明治疗有效，但血清肌酐呈进行性上升，因此在入院后，选择头孢唑林联合利福平治疗。总疗程6周以上。

【抗凝治疗】

二尖瓣置换、三尖瓣成形术后，有抗凝治疗的指征。

临床药师观点：人工心脏瓣膜置换术后常规要求抗凝治疗。

一般生物瓣膜需6个月左右的短期抗凝,而机械瓣必须终生抗凝。华法林为维生素K拮抗剂,妨碍维生素K参与Ⅱ、Ⅶ、Ⅸ、Ⅹ四种凝血因子的形成,产生抗凝作用,是人工瓣膜置换术后首选的抗凝药物。

（三）药学监护要点

（1）监测患者体温、血压、心率、血常规、肝肾功能、电解质、炎症标志物、心肌标志物等。

（2）头孢唑林滴注时需观察是否出现血栓性静脉炎,该药有一定的肾毒性,使用过程中需注意观察患者的尿量,监测肾功能。

（3）利福平的主要不良反应包括肝毒性、发热、皮疹等。利福平肝毒性一般发生在用药的6周内,用药初期需监测肝功能。

（4）华法林主要经CYP 2C9、CYP 1A2和CYP 3A4代谢,利福平是肝药酶诱导剂,两者合用时,可能会导致华法林代谢增加,使INR达不到目标值,两药合用期间,需密切监测INR,根据INR调整华法林的给药剂量。

（5）使用华法林期间应观察患者皮肤是否出现紫癜,牙龈、黏膜有出血,痰中是否带血,是否发生呕血,提醒患者注意大便的颜色,如出现黑又亮大便,应及时联系医务人员。

（6）华法林的疗效会受到许多食物的影响。富含维生素K的食物,如菠菜、芦笋、花椰菜等,以及过量的猪肝都会减弱华法林的疗效。因此,为了维持华法林抗凝疗效的稳定,应教育患者有必要保持饮食结构的相对平衡。

案例三

（一）案例回顾

【主诉】

二尖瓣、主动脉瓣置换后14年,反复发热3月余。

【现病史】

患者,男,48岁,体重62 kg,患者14年前因"风湿性心脏病"行"二尖瓣、主动脉瓣机械瓣置换术",术后恢复良好,无不适。3

个多月前出现发热,体温最高42℃,外院血培养阴性,先后予以左氧氟沙星、头孢呋辛、青霉素、头孢西丁、头孢哌酮钠舒巴坦、亚胺培南西司他丁、万古霉素等抗感染治疗,每次抗感染治疗后,患者体温平,随访炎症标志物下降,停药后又出现发热。1个月前仍有发热,体温38.5℃左右,超声心动图示:二尖瓣前内侧缘见条索状回声附着,舒张期随血流飘入左室,收缩期退至左房,范围16 mm×4 mm,入院先后经头孢曲松、莫西沙星、亚胺培南西司他丁、卡泊芬净抗感染治疗,患者体温较前下降,食管超声心动图示:人工机械二尖瓣赘生物形成,瓣周脓肿形成并破溃,中度偏多瓣周反流,于5 d前行二尖瓣置换 + 瓣下血管瘤切除术,术后予美罗培南0.5 g q6h.+左氧氟沙星0.5 g q.d.抗感染治疗,患者每日下午体温仍为37.3 ~ 37.6℃,现为进一步诊治转入感染科。

【既往史】

有胆囊结石史。

【社会史、家族史、过敏史】

无殊。

【体格检查】

T 37.6 ℃,P 80 次/分,R 20 次/分,BP 128 /70 mmHg。

神志清晰,精神尚可,心前区无隆起,心界不大,心率80次/分,律齐,闻及机械瓣音。腹部平软,肝脾肋下未触及,肝肾区无叩击痛,肠鸣音4次/分。余无殊。

【实验室检查及其他辅助检查】

1. 实验室检查

(1)血常规:WBC 8.81 × 10^9/L,NEUT% 66.2%,RBC 2.87 × 10^{12}/L,Hb 123 g/L,PLT 172 × 10^9/L。

(2)生化检查:Cr 75 μmol/L,INR 1.5,BNP 681 pg/mL,肝功能、电解质正常。

2. 其他辅助检查 心电图:① 非阵发性房室连接处心动过速;② T波改变(以R波为主导联T波低平、浅倒置);③ V_3 导联

ST段抬高≤3.5 mm,以J波抬高为主。

【诊断】

（1）风湿性心脏病,双瓣置换术后,非阵发性房室连接处心动过速。

（2）人工瓣膜心内膜炎。

（3）胆囊结石。

【用药记录】

1. 抗感染　0.9%氯化钠注射液100 mL+注射用美罗培南0.5 g iv.gtt q6h.；左氧氟沙星氯化钠注射液0.5 g iv.gtt q.d.。

2. 抗凝　华法林钠片4.5 mg p.o. q.d.。

【药师记录】

入院第2天：T 37.8 ℃,P 72次/分,R 20次/分,BP 120/70 mmHg。WBC 6.77×10^9/L,NEUT% 60.5%,CRP 27.4 mg/L,PCT 0.11 ng/mL,Cr 79 μmol/L,BNP 998.8 pg/mL,INR 1.5,D-dimer 2 970 μg/L。心脏赘生物培养：白念珠菌；敏感：氟康唑、伏立康唑、伊曲康唑、两性霉素B、氟胞嘧啶。停左氧氟沙星氯化钠注射液,加注射用醋酸卡泊芬净70 mg iv.gtt 首剂,50 mg iv.gtt q.d.；华法林钠片加量至6 mg p.o. q.d.。

入院第5天：T 37.3 ℃,P 74次/分,R 20次/分,BP 118/80 mmHg。WBC 6.19×10^9/L,NEUT% 63.8%,CRP 10.6 mg/L,INR 1.79,D-dimer 3 010 μg/L。继续原方案治疗。

入院第8天：一般情况可,体温平。WBC 4.78×10^9/L,NEUT% 54.9%,CRP 5.8 mg/L,PCT 0.07 ng/mL,Cr 72 μmol/L,BNP 410 pg/mL,INR 2.37,D-dimer 2 830 μg/L。停用美罗培南。

入院第11天：一般情况可,体温平。WBC 5.38×10^9/L,NEUT% 48.3%,CRP 4.1 mg/L,BNP 353.8 pg/mL,INR 2.57,D-dimer 1 610 μg/L。继续原方案治疗。

入院第14天：一般情况可,体温平。WBC 5.93×10^9/L,NEUT% 56.3%,CRP 3.1 mg/L,PCT 0.08 ng/mL,Cr 76 μmol/L,

BNP 344 pg/mL INR 2.58,D-dimer 770 μg/L。

入院第17天：一般情况可，体温平。WBC 5.01×10^9/L，NEUT% 48.5%，CRP 2.8 mg/L，BNP 340 pg/mL，INR 2.2，D-dimer 550 μg/L。

入院第20天：WBC 6.33×10^9/L，NEUT% 45.2%，CRP 1.7 mg/L，INR 2.35。患者目前病情平稳，准予出院。

出院带药：注射用醋酸卡泊芬净50 mg iv.gtt q.d. 当地医院继续使用；华法林钠片6mgp.o.q.d.，用药期间随访INR，并据此调整华法林用量。

（二）案例解析

【抗感染治疗】

患者入院时，给予美罗培南联合左氧氟沙星治疗；瓣膜赘生物培养结果为白念珠菌，选择卡泊芬净治疗。

临床药师观点：患者为中年男性，诊断为人工瓣膜心内膜炎，既往有风湿性心脏病，14年前行"二尖瓣、主动脉瓣机械瓣置换术"，5 d前行二尖瓣置换＋瓣下血管瘤切除术，术后在使用美罗培南联合左氧氟沙星的基础上，仍有发热，入科后，心脏瓣膜赘生物培养白念珠菌，对氟康唑、两性霉素B、氟胞嘧啶等均敏感。真菌引起的心内膜炎病死率高达80%～100%，应尽早行瓣膜再换手术，术后治疗至少6周，瓣周脓肿或其他并发症者，疗程更长。该患者赘生物培养为敏感的白念珠菌，药物可选择三唑类、棘白菌素类、两性霉素B等治疗。两性霉素B由于肾毒性、神经毒性均较大，而患者在院外使用卡泊芬净有效，因此选择卡泊芬净进行治疗。卡泊芬净为浓度依赖性抗感染药物，每日一次给药即可。患者伴有瓣周脓肿，因此抗真菌疗程＞6周。

【抗凝治疗】

患者二尖瓣置换术后，有抗凝治疗的指征，给予华法林钠片4.5 mg p.o. q.d.。

临床药师观点：该患者有使用华法林指征，根据INR值调整华法林钠片剂量。

（三）药学监护要点

（1）监测体温、血压、心率、血常规、肝肾功能、电解质、心肌标志物等。

（2）左氧氟沙星滴注速度过快，易发生静脉炎，应缓慢滴注。该药有神经兴奋作用，应在早上给药，避免引起夜间失眠。使用该药的过程中，药师尚需注意患者是否出现恶心、呕吐、腹痛、头晕等症状。

（3）卡泊芬净在含有右旋糖酐的稀释液中不稳定，因此应用生理盐水稀释后输注。

（4）使用华法林期间应观察患者皮肤是否出现紫癜，牙龈、黏膜有出血，痰中是否带血，是否发生呕血，提醒患者注意大便的颜色，如出现黑又亮大便，应及时联系医务人员。

（5）华法林的疗效会受到许多食物的影响。富含维生素K的食物，如菠菜、芦笋、花椰菜等，以及过量的猪肝都会减弱华法林的疗效。因此，为了维持华法林抗凝疗效的稳定，应教育患者有必要保持饮食结构的相对平衡。

第三节　案例评述

一、临床药学监护要点

(一)抗感染治疗

感染性心内膜炎的抗感染治疗,在病原体培养出来之前,应根据自体瓣膜、人工瓣膜、发病时间、疾病严重程度等评估最有可能的病原体,根据病原体选择杀菌药物,并根据抗感染药物的药物代谢动力学/药效学(PK/PD)特征优化给药方案,使用过程中注意加强药学监护。

1. 询问药物过敏史　在使用抗感染药物之前,应仔细询问患者的药物过敏史。青霉素类药物用药前须皮试,皮试阴性方可用药。有青霉素过敏性休克病史的患者,头孢菌素类药物慎用。在抗感染药物初始使用时,须密切观察,发生过敏性休克,应及时抢救。

2. 药物的选择　感染性心内膜炎的经验治疗:自体瓣膜的轻症患者,可选择青霉素、阿莫西林、氨苄西林联合氨基糖苷类;自体瓣膜严重脓毒症而无肠杆菌科、铜绿假单胞菌属感染危险因素的患者,可选择万古霉素联合氨基糖苷类;自体瓣膜严重脓毒症且有肠杆菌科、铜绿假单胞菌属感染危险因素的患者,可选择万古霉素联合美罗培南。人工瓣膜患者可选择万古霉素联合氨基糖苷类和利福平。病原体明确的感染性心内膜炎的患者,应根据病原体选择杀菌药物。

3. 剂量和给药途径的确定　感染性心内膜炎推荐静脉、大剂量给药。根据抗感染药物的PK/PD特征制订给药方案。β-内酰胺类药物为时间依赖性药物，推荐一日多次给药。氨基糖苷类药物、喹诺酮类药物、达托霉素属于浓度依赖性抗感染药物，推荐大剂量一日一次给药。

4. 给药注意事项　抗感染药物静脉滴注时，须注意选择合适的溶媒，注意与其他药物的配伍禁忌，如无特殊情况，建议单独静脉滴注给药。在使用过程中，须密切关注过敏状况，监测药物不良反应。对万古霉素应监测血药浓度，注意药物的肝肾毒性。

(二)抗凝治疗

人工心脏瓣膜置换术后患者需常规抗凝治疗。一般生物瓣膜患者需6个月左右的短期抗凝治疗，而机械瓣必须终生抗凝。华法林为维生素K拮抗剂，妨碍维生素K参与Ⅱ、Ⅶ、Ⅳ、Ⅴ 4种凝血因子的形成，产生抗凝作用，是人工瓣膜置换术后首选的抗凝药物。在使用华法林的过程中，须监测INR值，根据INR值调整给药剂量。华法林主要经CYP 2C9、CYP 1A2和CYP 3A4代谢，注意与抗感染药物如利福平、三唑类和其他药物的相互作用。

使用华法林期间应观察患者皮肤是否有出现紫癜、牙龈和黏膜出血、黑便等出血症状，如有出血倾向，应评估后给予减量或停药。许多食物会减弱华法林的疗效。富含维生素K的食物，如：菠菜、芦笋、花椰菜等，以及过量的猪肝都会减弱华法林的疗效。应告知患者保持饮食结构的相对平衡。

二、常见用药错误归纳与要点

(一)抗感染药物选择不当

应针对患者的病情进行适当的评估，选择杀菌药物覆盖最可能的病原体。对青霉素敏感的链球菌,应选择青霉素、头孢曲松联合氨基糖苷类进行治疗;对青霉素耐药的链球菌,可选择万古霉素、替考拉宁联合氨基糖苷类进行治疗。对甲氧西林敏感的金黄色葡萄球菌,应选择苯唑西林、氯唑西林、头孢唑林联合利福平或氨基糖苷类进行治疗;对甲氧西林耐药的金黄色葡萄球菌,可选择万古霉素、达托霉素联合氨基糖苷类和利福平进行治疗。

(二)配伍禁忌或相互作用未重视

青霉素、氨苄西林、卡泊芬净、达托霉素用生理盐水稀释比较稳定。头孢曲松应使用不含钙的溶液进行稀释。喹诺酮类药物与其他药物易产生沉淀,静脉滴注前后应注意使用生理盐水冲管。华法林与利福平、三唑类药物及食物均可能产生相互作用,在使用过程中应密切监测INR值。

(三)给药剂量和间隔不合适

β-内酰胺类推荐一日多次给药。氨基糖苷类、喹诺酮类、达托霉素推荐大剂量一日一次给药。

(四)给药速度不合适

β-内酰胺类延长静脉滴注时间可增加疗效。达托霉素应在30min内静脉滴注完成。喹诺酮类药物静脉滴速度过快,容易引起静脉炎。

第四节 规范化药学监护路径

临床药师应遵循指南推荐的原则,结合患者的生理、病理情况,给予个体化的药物治疗,并参照感染性心内膜炎临床路径中的临床治疗模式与程序,建立感染性心内膜炎治疗的药学监护路径,开展规范有序的药学监护工作。

表2-3 感染性心内膜炎药学监护路径

患者姓名:_____ 性别:_____ 年龄:_____

门诊号:_____ 住院号:_____

住院日期:___年___月___日

出院日期:___年___月___日

时 间	住院第1天	住院第2天	住院第3天	住院第4～___天	出院日
主要诊疗工作	□ 药学问诊(附录1) □ 用药重整	□ 药学评估(附录2) □ 药历书写(附录3)	□ 治疗方案分析 □ 完善药学评估 □ 制定监护计划 □ 用药宣教	□ 医嘱审核 □ 疗效评价 □ 不良反应监测 □ 用药注意事项	□ 药学查房 □ 完成药历书写 □ 出院用药教育
	□ 患者信息 □ 既往病史评估 □ 药物适应证、禁忌证评估	□ 病情评估 □ 抗感染药物治疗方案评估 □ 抗凝药物评估	抗感染药物治疗 □ 抗感染药物抗凝治疗 □ 华法林 其他对症治疗	病情观察 □ 参加医生查房,注意病情变化	治疗评估 □ 不良反应 □ 支持治疗 □ 并发症 □ 既往疾病出院教育

(续表)

时　间	住院第1天	住院第2天	住院第3天	住院第4～　天	出院日
重点监护内容	□药物相互作用审查 □其他药物治疗相关问题	□其他治疗方案评估 □药物相互作用评估 □用药依从性评估 □药物不良反应监测治疗风险和矛盾 □肝肾功能 □出、凝血风险 □心功能 □过敏体质 □胃肠功能 □其他	□抑酸治疗 □保肝治疗 □其他医嘱	□药学独立查房,观察患者药物反应,检查药物治疗相关问题 □查看检查、检验报告指标变化 □检查患者服药情况 □药师记录监测指标 □症状 □监测体温、血压、心率等 □出入水量 □血、尿、粪常规、粪隐血 □PCT、CRP、血沉 □血气分析（必要时） □病毒抗体检测 □肝肾功能 □心肌标志物 □BNP或NT-proBNP □电解质 □心电图 □心超 □胸片 □CT □MRI	□正确用药 □患者自我管理 □定期门诊随访 □监测血、尿、粪常规和粪隐血、肝肾功能、电解质、血糖、血脂、血压、心率、心超、ECG等
病情变异记录	□无　□有,原因: 1. 2.	□无　□有,原因: 1. 2.	□无　□有,原因: 1. 2.	□无　□有,原因: 1. 2.	□无　□有,原因: 1. 2.
药师签名					

陈璋璋

第十一章

病毒性心肌炎

第一节 疾病基础知识

【病因和发病机制】

病毒性心肌炎（viral myocarditis，VMC）是由病毒感染所致的局限性或弥漫性心肌炎性病变。大多数可自愈，部分可迁延而导致各种心律失常，少数则演变为扩张型心肌病，导致心力衰竭甚至心源性猝死。

1. 病因 引起VMC的病毒以柯萨奇B组病毒最常见，其他还有人类腺病毒、巨细胞病毒、疱疹病毒、流感和副流感病毒、EB病毒、微小病毒、腮腺炎病毒、丙型肝炎病毒及HIV的感染等。

2. 发病机制 目前仍不十分清楚。主要是急性期病毒在心肌细胞中复制，直接导致心肌细胞损伤、坏死和凋亡及病毒感染介导的免疫损伤作用。

【诊断要点】

1. 临床表现

（1）症状：多数发病前有发热、全身酸痛、咽痛、腹泻等。常有胸闷、心前区隐痛、心悸、乏力、恶心、头晕等。90%以心律失常患者主诉，少数患者可由此发生晕厥或阿斯综合征。极少数患者出现心力衰竭或心源性休克。

（2）体征：心脏增大、心率改变、心音改变、杂音、心律失常等。

2. 实验室检查及其他辅助检查

（1）实验室检查：血常规、血沉、心肌标志物如心肌肌钙蛋白I或T（cTnI/cTnT）、心肌肌酸激酶同工酶（CK-MB）、病毒学检查等。

（2）其他辅助检查：心电图、超声心动图、X线检查、核素心肌灌注显像、磁共振成像等。

【治疗】

1. 治疗原则　控制危险因素和诱因，减少心肌损伤和炎症反应，积极纠正心律失常、心力衰竭和心源性休克等，降低死亡率。

2. 治疗方法

（1）一般治疗：休息，进食易消化和富含维生素和蛋白质的食物。

（2）抗病毒治疗：抗病毒治疗主要用于疾病的早期。干扰素具有抗病毒、调节免疫等作用，在病毒感染早期具有明显的抗病毒及保护心肌细胞免受病毒破坏的作用，但价格较贵，非常规用药。

（3）改善心肌细胞营养代谢：可选用维生素C、辅酶Q_{10}、维生素E、环磷腺苷、极化液、曲美他嗪等。

（4）中药治疗：黄芪有抗病毒、调节免疫和改善心脏功能等作用。板蓝根、连翘、板蓝根、虎杖等可能对某些病毒感染患者有效。

（5）心力衰竭治疗：利尿剂、ACEI、ARB、醛固酮受体拮抗剂等。

（6）控制心律失常：期前收缩频发或有快速心律失常者，可用抗心律失常药物。高度房室传导阻滞、窦房结功能损害出现晕厥或明显低血压可安装临时心脏起搏器。

（7）激素治疗：不主张早期使用糖皮质激素，但对高度房室传导阻滞、恶性心律失常、心源性休克、严重心力衰竭、重症患者或考虑有自身免疫性疾病的情况下可慎用。

（8）免疫调节治疗：人免疫球蛋白具有免疫替代和免疫调节的双重治疗作用。目前免疫球蛋白治疗急性病毒性心肌炎的确切结果还有待进一步研究。

第二节 经典案例

案例一

（一）案例回顾

【主诉】

发热、咳嗽3天，伴胸闷1天。

【现病史】

患者，男，19岁，3 d前出现发热、咽痛等上感症状，在当地医院就诊，给予抗感染及抗病毒治疗（具体药物不详）后未有明显好转。1 d前上午患者感胸闷不适，位于胸前区，无明显胸痛，无出汗及放射痛，至当地医院就诊，期间突发意识丧失，伴抽搐，持续约1 min左右后自行清醒，心电图示Ⅲ度房室传导阻滞，室性逸搏心律。给予临时起搏器植入，甲泼尼龙、多巴胺、丙种球蛋白等治疗后患者病情稍平稳，为进一步治疗入院。病程中患者睡眠尚可，二便正常，体重无明显变化。

【既往史】

否认。

【社会史、家族史、过敏史】

有青霉素过敏。

【体格检查】

T 37.8℃；P 110次/min；R 18次/min；BP 90/60 mmHg。

神清，精神稍萎，双肺叩诊清音，听诊呼吸音清。心前区无隆起，心界不大，HR 110次/min，律齐，腹软，肝脾肋下未及。

【实验室检查及其他辅助检查】

1. 实验室检查

(1)血常规: WBC 25.02×10^9/L, NEUT% 80.2%, RBC 5.37×10^{12}/L, HB 160 g/L, PLT 162×10^9/L;

(2)生化检查: cTnT 4.69 ng/mL, CK 651 U/L, CK-MB 46 U/L, NT-proBNP 15384.0 pg/mL, AST 273 U/L, ALT 170 U/L, Cr 89 μmol/L。电解质、凝血功能未见异常。

2. 其他辅助检查

(1)外院超声心动图示: 左室功能不全伴二尖瓣轻度关闭不全, EF45%。

(2)入院心电图: 窦性心动过速; 电轴左偏; 完全性右束支传导阻滞。

【诊断】

(1)有重症病毒性心肌炎可能。

(2)心律失常: Ⅲ度房室传导阻滞, 临时起搏器植入术后。

【用药记录】

1. 抗炎　注射用甲泼尼龙琥珀酸钠 160 mg+0.9%氯化钠注射液 100 mL iv.gtt q.d.。

2. 抗病毒、调节免疫、改善心功能　黄芪颗粒 4 g p.o. t.i.d.。

3. 抗感染　注射用头孢曲松钠 2g+0.9%氯化钠注射液 100 mL iv.gtt q.d.。

4. 保护胃黏膜　注射用泮托拉唑钠 40 mg+0.9%氯化钠注射液 100 mL iv.gtt q.d.。

【药师记录】

入院第2天: 静息下无不适主诉, T 37.3℃, BP 96/68 mmHg, HR 112次/min, 律欠齐, 可闻及早搏, 双肺呼吸音清, 双下肢不肿。WBC 14.93×10^9/L, NEUT% 85.3%, LYM% 7.7%; cTnT 5.840 ng/mL, CK 555 U/L, CK-MB 25 U/L, CK-MM 530 U/L, NT-proBNP 11081.0 pg/mL。继续原治疗。

入院第3天：静息下无不适主诉，T 37℃，BP 96/70 mmHg，HR 88次/min，律欠齐，可闻及早搏，双肺呼吸音清，双下肢不肿。cTnT 1.870 ng/mL，CK 393 U/L，CK-MB 37 U/L。床旁超声心动图：左室整体收缩活动减弱，左房增大伴轻度二尖瓣反流，EF 48%。

入院第5天：无不适主诉，T 36.8℃，BP 100/70 mmHg，双肺呼吸音清，未及明显干湿啰音，HR 68次/min，律齐，双下肢不肿。WBC 10.90×10^9/L，NEUT% 66.1%，LYM% 27.1%；cTnT 0.543 ng/mL，NT-proBNP 4376.0 pg/mL。心电监护提示为自身心律，拔除临时起搏器。甲泼尼龙减量为0.9%氯化钠注射液100 mL+注射用甲泼尼龙琥珀酸钠80 mg iv.gtt q.d.，停用注射用头孢曲松钠、注射用泮托拉唑钠。加用奥美拉唑肠溶胶囊20 mg p.o. q.d.。

入院第8天：静息状态无不适。T 36.8℃，BP 99/70 mmHg，HR 66次/min。WBC 9.86×10^9/L，NEUT% 63.6%，LYM% 29.4%，ALT 70 U/L，AST 83 U/L，cTnT 0.066 ng/mL，NT-proBNP 481.9 pg/mL，柯萨奇B组病毒IgM抗体(+)，柯萨奇B组病毒IgG抗体(+)。停用注射用甲泼尼龙琥珀酸钠静脉滴注，加用：醋酸泼尼松片20 mg p.o. q.d.。

入院第12天：无不适，T 36.8℃，BP 100/70 mmHg，HR 65次/min。cTnT 0.033 ng/mL，NT-proBNP 243.2 pg/mL，ALT 47 U/L，AST 43 U/L，肠道病毒RNA(+)。泼尼松片减量为15 mg p.o. q.d.，加用曲美他嗪片20 mg p.o. t.i.d.，辅酶Q_{10}胶囊10 mg p.o. t.i.d.，维生素C片0.2 p.o. t.i.d.。

入院第16天：无不适，T 36.7℃，BP 110/70 mmHg，HR 68次/min。患者目前病情平稳，准予出院。

出院带药：黄芪颗粒4 g p.o. t.i.d.；泼尼松片10 mg p.o. q.d.（3 d后减量为5 mg p.o. q.d.，服用3 d后停用）；奥美拉唑肠溶胶囊20 mg p.o. q.d.（泼尼松停用后即停用）；曲美他嗪片20 mg p.o. t.i.d.；辅酶Q_{10}胶囊10 mg p.o. t.i.d.；维生素C片200 mg p.o. t.i.d.。

（二）案例解析

【激素治疗】

病毒性心肌炎急性期应用激素不利于限制病毒复制并可抑制干扰素的合成和释放，使机体防御力下降，病毒繁殖加速及病变加重，一般在发病 10～14 d 不主张应用激素，以免引起病灶扩散。但糖皮质激素有消除心肌和传导系统炎症和水肿的作用，在心肌炎早期若出现高度房室传导阻滞、恶性心律失常、心源性休克、心脏扩大伴心力衰竭等严重并发症，可短期使用，抑制抗原抗体反应，有利于消除局部炎症和水肿。患者入院后考虑重症病毒性心肌炎，给予甲泼尼龙冲击治疗，同时为预防消化道溃疡给予质子泵抑制剂（PPIs）抑酸保护胃粘膜。

临床药师观点：该患者青年男性，急性起病，有咳嗽、咽痛、胸闷，白细胞和中性粒细胞升高，心肌酶各项指标升高，心电图示Ⅲ度房室传导阻滞，室性逸搏心律，超声心动图示左室整体收缩活动减弱，EF值降低，考虑重症心肌炎，安装临时起搏器，并短期应用糖皮质激素保护心肌细胞和减轻心肌炎症反应，故给予甲泼尼龙冲击抗炎治疗合理。目前重症心肌炎激素剂量和疗程，尚无循证医学肯定的结论。甲泼尼龙与泼尼松均为中效糖皮质激素，其抗炎作用稍强，对下丘脑—垂体—肾上腺轴的抑制作用较地塞米松小，等效剂量为地塞米松 0.75 mg=泼尼松 5 mg=甲泼尼龙 4 mg=氢化可的松 20 mg，在使用和剂量调整时需注意。患者目前静脉使用PPI预防消化道损伤，当病情稳定后建议改口服用药，激素停用后应及时停用PPI。

【中药治疗】 黄芪其有效成分皂苷类有明显的抗病毒及正性肌力作用，多糖类具有免疫调节作用。临床研究发现黄芪对于病毒性心肌炎有良好的临床疗效。

临床药师观点：该患者有使用黄芪治疗的指征，急性期可静脉滴注或口服。

【抗感染治疗】

病毒性心肌炎尚无有效的抗病毒药物。患者在外院就诊时曾使用过抗病毒药物（具体不详），入院后病原学检查结果：肠道病毒RNA（+）、柯萨奇B组病毒IgM抗体（+）、柯萨奇B组病毒IgG抗体（+），尚无有效的针对性抗病毒药物。细菌感染如链球菌感染是病毒性心肌炎的条件因子，在治疗开始时一般可使用青霉素治疗。该患者有青霉素过敏，给予头孢曲松抗感染。

临床药师观点：根据病原学检查结果考虑患者为肠道病毒引起的心肌炎，目前肠道病毒感染没有被认可的针对性的抗病毒治疗。黄芪有抗病毒作用适用于该患者。患者病程中有发热、咳嗽、咽痛，血常规示白细胞、中性粒细胞升高，不排除合并细菌感染的可能，一般首选青霉素，但患者青霉素过敏，可考虑克林霉素、大环内酯类、头孢菌素类等。头孢曲松对许多革兰氏阳性菌和革兰氏阴性菌引起的感染和免疫机制低下的感染有效，但需注意有无交叉过敏反应。必要时可行病原学检查调整抗菌药物。

【改善心肌细胞营养代谢治疗】

患者有急性重症心肌炎的临床表现，病原学检查发现肠道病毒RNA（+）、柯萨奇B组病毒IgM抗体（+）、柯萨奇B组病毒IgG抗体（+），考虑为病毒性心肌炎。氧自由基升高与病毒性心肌炎发病密切相关，用抗氧化剂治疗病毒性心肌炎有一定的疗效。维生素C能有效地清除自由基，起到抗脂质过氧化作用，能有效保护心肌线粒体结构和功能，改善心肌能量代谢，减轻炎症，减少细胞死亡，促进预后。辅酶Q_{10}可通过转移和传递电子参与能量循环产生ATP，有助于为心肌提供充足的氧气，预防心肌缺氧。另外，辅酶Q_{10}还有抗脂质氧化的功效，可效清除人体内多余的游离自由基，保护心肌细胞。曲美他嗪在缺氧或缺血情况下可保护细胞的能量代谢，保护心肌细胞，显著改善左心室收缩功能，修复受损心肌，减轻缺血、缺氧反应，有效地改善心功能且不影响血流动力学。

临床药师观点：在心肌炎急性期使用抗氧化剂尤其是辅酶 Q_{10}、大剂量维生素C能清除自由基对心肌损伤疗效肯定，建议在早期即可使用。此外患者目前左室收缩功能减弱，加用曲美他嗪可进一步改善心肌能量代谢，改善心功能。

（三）药学监护要点

（1）患者重症心肌炎，嘱其应至少卧床3个月，待病情稳定、实验室检查恢复正常后方能逐渐下床活动。

（2）观察患者发热、胸闷等症状有无缓解。

（3）监测体温、血压、心率、血常规、肝肾功能、电解质、心肌标志物等。

（4）甲泼尼龙与泼尼松应于每日上午使用，以减轻对下丘脑-垂体-肾上腺轴的抑制。大剂量静脉滴注甲泼尼龙时，静脉滴注时间应至少30 min以上，注意监测血压、电解质等。嘱患者动作缓慢，避免创伤。糖皮质激素可诱发或加剧消化性溃疡，也能掩盖溃疡的初期症状，注意观察有无腹部不适、反酸、呕吐、黑便等。使用时间长尚须注意血糖监测、有无精神症状、眼压升高等。

（5）头孢曲松应单独静脉通路静脉滴注，静脉滴注时间一般30 min，静脉滴注期间注意有无过敏、静脉炎等。头孢曲松有引起血清转氨酶升高的报道，患者入院时转氨酶高，注意密切监测。

（6）泮托拉唑与甲泼尼龙有配伍禁忌，避免同一静脉通路连续静脉滴注，应使用生理盐水冲洗管道。泮托拉唑静脉滴注时间在15 min以上。

（7）辅酶 Q_{10} 餐后服用，注意有无胃部不适、食欲减退、恶心、腹泻等。

（8）维生素C长期大剂量使用，突然停药可能出现坏血症症状，宜逐渐减量停药。

（9）曲美他嗪餐时服用，注意有无胃肠道不适（恶心，呕吐）、运动功能障碍、过敏反应等。

案例二

（一）案例回顾

【主诉】

发热3 d,胸痛2 d。

【现病史】

患者,男,22岁,3 d前上午无明显诱因下出现发热,体温最高38.4℃,无其他不适主诉,中午外院就诊,予以阿奇霉素抗感染治疗,症状无缓解。夜间出现胸口闷痛,呈持续性,随呼吸加深加重,端坐时略有缓解。次日凌晨,出现左胸口疼痛伴颈椎疼痛,与呼吸相无关,再次外院就诊,心电图示:窦性心动过速,Ⅱ、Ⅲ、aVF ST上抬,J点上移可能,左心室高电压。予以小柴胡治疗,体温下降至37.6℃,胸痛未缓解。予氨酚羟考酮片0.33 g口服,症状略有缓解。夜间胸痛症状反复,今日凌晨急诊,心电图提示下壁和前侧壁导联ST段抬高,心肌标志物阳性,遂收入心内监护室。

【既往史】

一周余前有不洁饮食后腹泻史,余否认。

【社会史、家族史、过敏史】

父亲有冠心病家族史,余否认。

【体格检查】

T 36.9℃; P 92次/min; R 12次/min; BP 134/61 mmHg。

神清,精神稍萎,双肺叩诊清音,听诊呼吸音清。心前区无隆起,心界不大,HR 92次/min,律齐,腹软,肝脾肋下未及。

【实验室检查及其他辅助检查】

1. 实验室检查

（1）血常规: WBC 7.7×10^9/L,NEUT% 64%,RBC 4.78×10^{12}/L,HB 143 g/L,PLT 225×10^9/L;

（2）生化检查: cTnT 0.855 ng/mL,CK 577 U/L,CK-MB 48 U/L,NT-proBNP 131.3 pg/mL,AST 89 U/L,ALT 61 U/L,Cr 59 μmol/L。

电解质、凝血功能未见异常。

2. 其他辅助检查　入院心电图提示：窦性心律，Ⅱ、Ⅲ、aVF、V5、V6导联ST段抬高0.5～2mm，以J点抬高为主。超声心动图未见明显异常，LVEF：60%。

【诊断】

急性心肌炎（病毒性疑似）。

【用药记录】

1. 抗炎　注射用甲泼尼龙琥珀酸钠80 mg+0.9%氯化钠注射液100 mL iv.gtt bid。

2. 抗病毒、调节免疫、改善心功能　芪参健心颗粒5 g p.o. t.i.d.。

3. 改善心肌细胞营养代谢　盐酸曲美他嗪片20 mg p.o. t.i.d.。

4. 保护胃黏膜　注射用奥美拉唑钠40 mg i.v. q.d.。

【药师记录】

入院第2天：静息下无不适主诉，T 36.7℃，BP 130/80 mmHg，HR 80次/min，律齐。cTnT 0.475 ng/mL，CK 476 U/L，CK-MB 39 U/L，继续原治疗。

入院第3天：无不适主诉，T 36.8℃，BP 128/70 mmHg，HR 78次/min，律齐。WBC 8.7×10⁹/L，NEUT% 63.1%；cTnT 0.347 ng/mL，CK 436 U/L，CK-MB 36 U/L，病毒中和抗体—B1/B2/B3/B4/B5/心B5：阴性（-）；肠道病毒RNA检测：阳性（+）；柯萨奇B组病毒IgM抗体：（+）；柯萨奇B组病毒IgG抗体：（+）；巨细胞病毒IgG抗体（+）；巨细胞病毒IgM抗体（-）。心电图示Ⅱ、Ⅲ、aVF动态ST段抬高，恢复基线，继而T波由直立变浅倒双相，胸导联由T波高尖直立变正常直立。注射用甲泼尼龙琥珀酸钠减量为40 mg+0.9%氯化钠注射液100 mL iv.gtt q.d.，停用注射用奥美拉唑，给予奥美拉唑肠溶胶囊20 mg p.o. q.d.。

入院第5天：静息状态无不适。T 36.8℃，BP 99/70 mmHg，HR 66次/min。WBC 9.62×10⁹/L，NEUT% 68.6%，ALT 65 U/L，

AST 58 U/L，cTnT 0.11 ng/mL。停用注射用甲泼尼龙琥珀酸钠，加用泼尼松龙片 20 mg p.o. q.d.。

入院第8天：无不适，T 37℃，BP 120/70 mmHg，HR 75次/min。cTnT 0.031 ng/mL，ALT 48 U/L，AST 43 U/L，泼尼松龙片减量为 10 mg p.o. q.d.。

入院第10天：无不适，T 37℃，BP 120/70 mmHg，HR 76次/min。冠脉CTA未见异常。患者目前病情平稳，准予出院。

出院带药：芪参健心颗粒 5 g p.o. t.i.d.；泼尼松龙片 10 mg p.o. q.d.（3 d后减量为 5 mg p.o. q.d.，服用 3 d后停用）；奥美拉唑肠溶胶囊 20 mg p.o. q.d.（泼尼松龙片停用后即停用）；盐酸曲美他嗪片 20 mg p.o. t.i.d.；辅酶 Q_{10} 片 20 mg p.o. t.i.d.。

（二）案例解析

【激素治疗】

病毒性心肌炎急性期应用激素不利于限制病毒复制并可抑制干扰素的合成和释放，使机体防御力下降，病毒繁殖加速及病变加重仅在早期出现高度房室传导阻滞、恶性心律失常、心源性休克、心脏扩大伴心力衰竭等严重并发症，可短期使用。

临床药师观点：该患者青年男性，有发热、胸痛，近期有不洁饮食后腹泻史，心肌酶各项指标升高，心电图示Ⅱ、Ⅲ、aVF、V5、V6导联ST段抬高，超声心动图未见异常，无严重并发症，在发病 10 ～ 14 d不主张应用激素。

【改善心肌细胞营养代谢治疗】

患者病原学检查发现肠道病毒RNA（+）、柯萨奇B组病毒IgM抗体（+）、柯萨奇B组病毒IgG抗体（+），考虑为病毒性心肌炎可能。抗氧化剂、改善心肌能量代谢治疗可保护心肌细胞，促进预后。

临床药师观点：在心肌炎急性期辅酶 Q_{10} 对心肌损伤疗效肯定，可早期使用。

（三）药学监护要点

（1）嘱其应卧床休息，待病情稳定、实验室检查恢复正常后方能逐渐下床活动。

（2）观察患者发热、胸痛等症状有无缓解。

（3）监测体温、血压、心率、血常规、肝肾功能、电解质、心肌标志物等。

（4）曲美他嗪餐时服用，注意有无胃肠道不适（恶心，呕吐）、运动功能障碍、过敏反应等。

（5）辅酶Q_{10}餐后服用，注意有无胃部不适、食欲减退、恶心、腹泻等。

案例三

（一）案例回顾

【主诉】

反复活动后胸闷3天。

【现病史】

患者，女，42岁，2月12日晨起6点半钟出现胸闷胸痛，伴肩部放射痛，休息后好转，未予重视，2.14下午患者登楼梯后再次出现胸闷胸痛，伴恶心呕吐，休息后好转，2月15日外院急诊心电图示：Ⅱ、Ⅲ、AVF、V4 ~ V6 ST段水平压低0.5mm。查CK-MB 38 U/L，cTnT 1.02 ng/mL。胸片未见异常，考虑急性冠脉综合征可能，给予扩冠、抗血小板、抗凝、调脂等治疗。为进一步诊治收治入院。

【既往史】

发病前一周有腹泻史。

【社会史、家族史、过敏史】

否认。

【体格检查】

T 37.3℃；P 70次/min；R 18次/min；BP110/70 mmHg。

神清，精神尚可，双肺叩诊清音，听诊呼吸音清。心前区无隆起，心界不大，HR 90次/min，律齐，腹软，肝脾肋下未及。

【实验室检查及其他辅助检查】

1. 实验室检查

(1)血常规：WBC 6.52×10^9/L，NEUT% 55.8%，RBC 4.37×10^{12}/L，Hb 115 g/L，PLT 170×10^9/L；

(2)生化检查：cTnT 1.032 ng/mL，CK 178 U/L，CK—MB 31 U/L，NT—proBNP 316 pg/mL，AST 109 U/L，ALT 70 U/L，Cr 65 μmol/L。电解质、凝血功能未见异常。

2. 其他辅助检查 心电图示Ⅱ、Ⅲ、aVF、V4～V6导联ST段水平压低0.5mm。

【诊断】

胸痛原因待查：可能有急性心肌炎、急性冠脉综合症。

【用药记录】

改善心肌细胞营养代谢治疗 盐酸曲美他嗪片20 mg p.o. t.i.d.；果糖二磷酸钠注射液10g iv.gtt q.d.；辅酶Q_{10}片10 mg p.o. t.i.d.；5%葡萄糖氯化钠注射液250 mL+10%氯化钾注射液0.75g+维生素C注射液2g+胰岛素4 U iv.gtt q.d.。

【药师记录】

入院第2天：无不适主诉，T 37℃，BP 120/70 mmHg，HR 72次/min，律齐，双肺呼吸音清，双下肢不肿。CK 153 U/L，CK—MB 23 U/L，CK—MM 130 U/L，cTnT 0.176 ng/mL，NT—proBNP 181.0 pg/mL。超声心动图：静息状态下各节段收缩活动未见明显异常；冠脉CT未见异常。柯萨奇B组病毒IgM抗体(+)，柯萨奇B组病毒IgG抗体(+)。继续原治疗。

入院第4天：无不适主诉，T 36.9℃，BP 110/70 mmHg，HR 70次/min，律齐，双肺呼吸音清，双下肢不肿。cTnT 0.085 ng/mL。冠脉CT未见异常。停用5%葡萄糖氯化钠注射液250 mL+10%氯化钾0.75g+维生素C注射液2g+胰岛素4 U，停用果糖二磷酸钠。予维生素C片100 mg p.o. t.i.d.；芪参健心颗粒5 g p.o. t.i.d.。

入院第6天：无不适主诉，T 36.8℃，BP 110/70 mmHg，HR 70

次/min，律齐，cTnT 0.028 ng/mL，病情平稳，准予出院。

出院带药：维生素C片100 mg p.o. t.i.d.；芪参健心颗粒5 g p.o. t.i.d.；曲美他嗪片20 mg p.o. t.i.d.；辅酶Q_{10}胶囊10 mg p.o. t.i.d.。

（二）案例解析

【改善心肌细胞营养代谢治疗】

极化液在提供糖、氯化钾的同时供给胰岛素，可使细胞外钾转回心肌细胞内，能够促进心肌电稳定和能量代谢、抑制心肌细胞凋亡及细胞炎性反应等。维生素C能有效地清除自由基，抗脂质过氧化作用，有效保护心肌线粒体结构和功能，改善心肌能量代谢，减轻炎症。辅酶Q_{10}、曲美他嗪均能改善心肌能量代谢，保护心肌细胞。果糖二磷酸钠通过激活磷酸果糖激酶和丙酮酸激酶的活性，使细胞内三磷腺苷和磷酸肌酸的浓度增加，促进钾离子内流，有益于缺血、缺氧状态下细胞的能量代谢和葡萄糖的利用，从而使缺血心肌减轻损伤。

临床药师观点：急性心肌炎可有胸痛、心电图缺血样改变、心肌酶谱升高，易误诊为急性心肌梗死，需注意鉴别。该患者42岁女性，无其他冠心病危险因素，发病前1周有腹泻史，病原学检查柯萨奇B组病毒IgM抗体(+)、柯萨奇B组病毒IgG抗体(+)，冠脉CT未见异常，故考虑为病毒性心肌炎可能。使用抗氧化剂和改善心肌能量代谢药物对急性期心肌损伤有一定的疗效。维生素C具有还原性，可使胰岛素失活，当两者浓度较高时可能存在配伍禁忌，但有研究发现维生素C 4 mg/mL，胰岛素12 mI U/mL，pH 4.5～7.0的条件下室温8h内可以配伍。治疗方案中，胰岛素浓度高于12 mI U/mL，是否有配伍禁忌尚不能完全确定。建议最好分开使用。患者目前使用的改善心肌能量代谢的药物品种较多，可加重消化道不良反应，病情稳定建议减少静脉用药品种。

（三）药学监护要点

（1）嘱卧床休息，待病情稳定、实验室检查恢复正常后方能逐渐下床活动。

（2）观察患者发热、胸闷等症状有无缓解。

（3）监测体温、血压、心率、血常规、肝肾功能、电解质、心肌标志物等。

（4）果糖二磷酸钠注射液一般5g要求10 min完成静脉滴注。注意有无腹胀、恶心、上腹烧灼感、稀便等。

（5）辅酶Q_{10}胶囊餐后服用，注意有无胃部不适、食欲减退、恶心、腹泻等。

（6）曲美他嗪片餐时服用，注意有无胃肠道不适（恶心，呕吐）、运动功能障碍、过敏反应等。

案例四

（一）案例回顾

【主诉】

发热2 d，突发晕厥1次。

【现病史】

患者，女，5岁8个月，无明显诱因下出现发热，当时予口服布洛芬混悬液后热退，入院当日下午2点半左右患儿再次出现发热，最高39.5℃，再次口服布洛芬混悬液后患儿入睡，睡醒后患儿头晕，晚上吃饭时患儿腹痛，上完厕所后腹痛缓解，患儿突然晕倒，面色苍白，口唇发绀，口吐白沫，立即予掐人中，冰敷额头，持续约10 min，患儿清醒后呕吐1次，为胃内容物，非喷射性，遂到外院，行头颅CT检查未见明显异常，心肌酶升高，遂来我院就诊，行心电图检查示心律失常（具体不详），急诊拟"心律失常，急性感染"收入住院，病程中，患儿晚间食欲缺乏，乏力，无腹泻，小便有。

【既往史】

因羊水混浊、脐带绕颈2周于孕40+3周剖宫产，Apgar评分不详，出生体重3.4 kg，母乳喂养，否认出生窒息，12月走路，生长发育同正常同龄小儿。无其他系统性疾病。

该患儿1月前面色苍白1次，肌钙蛋白正常，病前有感冒病

357

史,故不能排除病毒性心肌炎可能。患儿家住外地,近两日来上海玩耍,有剧烈运动、疲劳。

【社会史、家族史、过敏史】

母孕期间无殊,父:41岁,体健,驾驶员;母:29岁,体健,无业。家族中无类似病史,无家族遗传性、代谢性疾病史。

【体格检查】

T 37.9 ℃;P 156次/min;R 35次/min;BP 108/40 mmHg;体重23 kg。

神志清,精神差,面色稍苍白,发育正常,营养中等,查体合作,应答切题.两肺呼吸音清,未闻及明显干湿啰音。心前区无异常隆起,心率156次/min,律不齐,各瓣膜区未及病理性杂音,未及额外心音,未及心包摩擦音。

【实验室检查及其他辅助检查】

1. 实验室检查

(1)血常规+CRP:WBC 8.5×10^9/L,NEUT% 72.1%,LYM% 21.6%,Hb 110 g/L,PLT 159×10^9/L,CRP 3.26m g/L。

(2)血气分析:BE(B)−5.1 mmol/L,SaO$_2$ 96%,PaCO$_2$ 5.58 KPa,pH 7.31,PaO$_2$ 6.5 KPa,BEecf −5.1 mmol/L,HCO$_3^-$ 20.8 mmol/L

(3)心肌酶谱:LDH 462.1 U/L,CK 548 U/L,CK−MB 17.8 U/L。

(4)心肌损伤标志物:MB 68.6 ng/mL,CK−MB 37.4 ng/mL,肌钙蛋白I 19.459 ng/mL。

2. 其他辅助检查

(1)头颅CT:头颅CT未见明显异常。

(2)心电图:窦性心动过速,不完全性右束支阻滞,房性期前收缩,短阵房性心电过速时伴隐匿性传导,ST:Ⅰ、aVL、V$_1$、V$_3$抬高0.5 ~ 4.5 mm,ST:Ⅱ、Ⅲ、aVF、V$_5$水平型压低0.5 ~ 3 mm,顺钟向转位,短阵室性心动过速可能。

【诊断】

(1)晕厥待查。

（2）急性心肌炎。

（3）心律失常（短阵室性心动过速，房性心律失常，不完全性右束支阻滞）。

【用药记录】

1. 对症支持　维生素C注射液1g+5%葡萄糖注射液100 mL iv.gtt q.d.（d1—2）。注射用磷酸肌酸钠1g+5%葡萄糖注射液20 mL q6h. iv.gtt（d1—7）。

2. 抗心律失常　5%葡萄糖注射液20 mL+胺碘酮注射液0.1g 1.1 mL/h（11ug/kg/min）（d1—3）。

3. 抗凝　0.9%氯化钠注射液41 mL+肝素钠注射液12 500 U iv.gtt（300 U/min）（ECMO治疗期间），0.9%氯化钠注射液250 mL+肝素钠注射液500 U iv.gtt（静脉冲深静脉置管）。

4. 抗炎　5%葡萄糖注射液250 mL+注射用甲泼尼龙琥珀酸钠400 mg iv.gtt q.d.（d2—3），5%葡萄糖注射液50 mL+注射用甲泼尼龙琥珀酸钠40 mg iv.gtt q.d.（d4—8），静脉注射人免疫球蛋白25 g i.v.。

5. 抗感染　5%葡萄糖注射液100 mL+利巴韦林注射液100 mg q12h. iv.gtt（d1—7），利巴韦林气雾剂q3h. 吸入（d10—15）。

【药师记录】

入院第1天：患儿肌钙蛋白回报17.19 ng/mL，精神差，面色稍苍白，HR 170次/min，律不齐，各瓣膜区未及病理性杂音，未及额外心音，未及心包摩擦音，CRT < 2秒。小便20 mL，结合患儿年龄特点该年龄段患儿中毒病、非典型病原体感染较常见，故进行呼吸道病毒抗体、支原体、衣原体抗体、冷凝集试验检测。

处理：患儿心肌炎，予以注射用磷酸肌酸钠、维生素C注射液营养心肌治疗，动态监测肌钙蛋白变化，准备上ECMO治疗。患儿病情凶险，予以注射用甲泼尼龙琥珀酸钠400 mg q.d. iv.gtt、静脉注射人免疫球蛋白（pH4）25g i.v.抗炎，利巴韦林注射液100 mg q12h. iv.gtt抗病毒。

入院第2天：患儿肌钙蛋白回报13.631 ng/mL，精神差，面色稍苍白,心率172次/min,动脉血压87/42 mmHg。心电监护提示多形性室性心律伴室速。患儿目前血气分析提示乳酸增快明显,心电监护提示全程室性心律。请上海市儿童医院多位专家会诊确诊为暴发性心肌炎,心律失常、心源性休克,心泵功能进行性下降,心功能不全,循环灌注差。

处理:① 给予注射用胺碘酮0.1g iv.gtt抗心律失常。② 立刻进行ECMO治疗,全程注射用肝素钠化维持ACT 180~220s,动态监测血气分析、ACT。

入院第3天:患儿ECMO治疗,机械通气中,无发热,镇静中,右颈部置管在位,术区无渗血,前1小时入量约60 mL,尿量约85 mL,患儿镇静欠佳,偶有躁动,患儿凝血检测回报INR 1.56,部分凝血活酶时间99.3 s,凝血酶时间>60.0s,患儿目前行ECMO治疗中,全血肝素化,无明显活动性出血表现,继续动态监测凝血功能,调整抗凝血治疗,密切观察患儿病情变化。

处理:① 目前ACT 202s,肝素27 U/(kg·h),继续动态监测ACT;② 咪达唑仑上调至7.5ug/(kg·min)。

入院第4天:患儿鼻腔出血,量不多,予以局部按压止血,监测患儿凝血功能,减少鼻腔吸痰。患儿凝血检测结果显示部分凝血活酶时间93s,INR 1.46,TT>46S,患儿全身无出血点,无明显活动性出血表现,考虑肝素钠注射液引起可能,暂不予处理,密切观察患儿病情变化。

处理:① 患儿血气提示二氧化碳潴留,予上调气流速度;② ACT 166 s,提示患儿ACT偏短,予上调肝素剂量至2.6 mL/h即34 U/(kg·h);③ 患儿此2h尿量偏少,已口服利尿剂,需继续密切观察尿量变化。

入院第5天:患儿ACT 248s,肝素调至2.3 mL/h=30 U/(kg·h)。患儿淀粉酶、脂肪酶升高,需警惕胰腺炎。血气分析BE(B) 4.00 mmol/L,pH 7.41,HCO_3^- 27.70 mmol/L,$PaCO_2$ 46.70 mmHg,PaO_2 46.50 mmHg,SaO_2 80.20%,GLU 9.3mmol/L,乳酸0.90 mmol/L。

处理：患儿现心功能、心律、血气等各项指标较前好转，需讨论撤ECMO时间。予以生长抑素治疗，暂禁奶，给予头孢吡肟抗感染。

入院第6天：患儿肌钙蛋白1.220 ng/mL，继续予以ECMO改善心功能，同时予以磷酸肌酸营养心肌等治疗，动态随访心肌酶，注意患儿心功能变化。患儿凝血检测回报部分凝血活酶时间 > 120s，患儿现ECMO治疗中，考虑肝素钠注射液引起可能，暂不予处理，密切观察患儿病情变化患儿ECMO上机第5天，起搏器关闭下目前自主心律，心功能较前好转，流速0.23 L/min[10 mL/(kg · min)]，气流关闭，呼吸机参数不高，已达撤机标准。

处理：于22:35撤离ECMO，呼吸机参数稳定，临时起搏器关闭，心电监护示：HR 92次/min（窦性心律），R 25次/min，BP 93/59 mmHg，血氧饱和度99%，四肢末梢暖，继续密切观察患儿生命体征。

入院第7天：目前患儿血气正常，血钾恢复至正常范围，注意动态监测，观察患儿一般生命体征变化。呼吸机辅助通气中。

处理：患儿ACT为159，考虑肝素因素所致，故加用鱼精蛋白中和肝素（10 mL/h），注意动态监测ACT下降至123 s。

入院第8天：患儿肌钙蛋白0.526 ng/mL，继续营养心肌治疗，密切观察患儿病情变化。患儿静脉导管培养示溶血葡萄球菌生长，完善血培养检查，继观患儿体温及血培养结果回报，及时对症处理。患儿夜间奶量完成可，未见储留，继续1∶1小百肽（奶粉）120 mL喂养。

入院第11天：患儿鼻导管吸氧下血氧、心律维持可，今试予停吸氧，经口进食婴儿营养粥完成可，无胃内潴留，予停鼻饲及胃管，改为经口婴儿营养粥及小百肽喂养。患儿面部、躯干多发红色斑疹，未见水疱、糜烂。患儿咽部稍红，凝血指标维持正常，肌钙蛋白较前明显下降，咳嗽及肺部啰音均较前吸收。今日血常规白细胞偏低，考虑病毒感染，今晚复查血常规，白天心电图检查较前相仿。

处理：① 停肝素；② 考虑上呼吸道感染，予利巴韦林气雾剂口腔吸入对症处理；③ 皮肤科会诊考虑病毒疹可能大，继续抗感染治疗，外用氧化锌滑石粉洗剂。

入院第14天：患儿全身红色皮疹，肺炎支原体IgM弱阳性，嗜肺军团菌IgM阴性，Q热立克次体IgM阴性，肺炎衣原体IgM阴性，腺病毒IgM阴性，呼吸道合胞病毒IgM阴性，甲型流感病毒IgM阴性，乙型流感病毒IgM阴性，副流感病毒IgM阴性。

处理：① 皮肤科会诊考虑病毒疹，暂无特殊处理。② 患儿为暴发性心肌炎，之前存在Q-T间期延长，虽肺炎支原体IgM弱阳性，但患儿无明显支原体感染症状，暂不处理。

入院第16天：患儿皮疹基本消退，体温正常，无咳嗽，无气促，现口服小百肽、婴粥喂养，无呕吐，无腹痛腹胀。可自由坐立，四肢活动自如，可言语正常对答。昨日24h尿量1 530 mL，约2.8 mL/(kg·h)，静脉入量280 mL，口服1 555 mL，监护：HR 116次/min，R 24次/min，氧饱和度100%，动脉血压102/66 mmHg患儿病情好转。

处理：① 故予停注射用盐酸头孢吡肟，降为注射用头孢呋辛钠抗感染治疗；② 注射用乌司他丁及注射用磷酸肌酸钠减量继续治疗；③ 完善脑电图检查，余维持目前治疗方案，患儿目前病情好转、生命体征平稳，拟今日转入小儿心脏内科继续治疗。

（二）案例解析

【对症支持治疗】

患儿的病例特点是感冒后发热，急性心肌炎病情发展凶险，心内膜心肌组织活检（endomyocardial biopsy）是心肌炎确诊的"金标准"，但由于其实施难于普及，因此在确诊之前给予积极对症支持治疗是必要的。

本病例中患儿先后使用注射用磷酸肌酸钠、维生素C注射液营养心肌治疗。磷酸肌酸是肌酸贮存高能磷酸键的形式。由ATP提供高能磷酸键，肌肉细胞的磷酸肌酸含量是其ATP含量的

3 ~ 4倍,前者可贮存供短期活动用的、足够的磷酸基。其药理作用主要用于保护心肌缺血状态下的心肌代谢异常。注射用复合辅酶的主要成分是辅酶A和辅酶Q_{10},这两种辅酶的生理作用是参与线粒体呼吸氧化电子传递过程,是产生能量的重要环节,药理作用可用于心肌梗死患者的辅助治疗。该患儿的心肌细胞被病原体破坏后往往会发生的能量代谢异常继而造成心肌细胞损伤、心功能不全等问题,积极使用上述药物对症支持治疗可保护心肌细胞,维持心脏的正常工作与能量供给。

大剂量维生素C具有促进心肌病变的恢复、改善心功能、缓解心源性休克具有积极作用。在儿童病毒性心肌病的治疗中常用剂量为100 ~ 200 mg/(kg·d),该方法在国内较为常用,但是欧洲的心肌炎治疗中未提及维生素C的作用,另外大剂量维生素C在降低毛细血管通透性的同时也存在促进胶原蛋白合成的辅助凝血的药理作用,因此维生素C对心肌炎的支持治疗效果仍有待进一步研究,临床应用过程中也要注意使用剂量不宜过大。

临床药师观点:① 患儿积极使用注射用磷酸肌酸钠、大剂量维生素C注射液的联合治疗可以直接补充心肌能量物质,起到营养心肌的治疗作用,国内临床研究资料对该治疗方法给予正面评价,可以在起病的急性期起到辅助治疗的作用。② 心肌炎的对症支持药物治疗主要原则为降低心脏负荷、减少心肌耗氧、改善心肌能量代谢。该病例中积极使用磷酸肌酸、复合辅酶改善心肌能量代谢可以起到辅助对症治疗作用,但在降低心脏负荷、减少心肌耗氧方面还有待加强,因此,建议可在心电、血压监护条件下谨慎β受体阻滞剂、ACEI控制心率,降低心脏负荷并密切监测患者的心脏功能。

【抗心律失常】

目前欧洲对于急性心肌炎并发心律失常的管理没有特别推荐的意见。窦性心动过缓、QRS增宽往往提示心室运动减退,房室传导阻滞严重的患者需要临时起搏器,室速或室颤的患者需要除颤。抗心律失常药物的选择一般应避免使用负性肌力的药物

（如维拉帕米），因此广谱抗心律失常药胺碘酮是一种优选抗心律失常药物。该病例其使用过程中注意配伍为胺碘酮的补液应选用葡萄糖注射液，由于胺碘酮具有较强的静脉刺激性，输注浓度达到 2 mg/mL 以上时应该通过中心静脉给药。胺碘酮注射液是高度脂溶性药物，药物动力学特征为二室模型，静脉给药时要注意药效的维持时间，长期使用还需要监测肝功能。

在心肌损伤，心力衰竭的情况下，往往还伴有交感神经的兴奋，在血流动力学稳定的情况下也可以使用 β 受体阻滞剂。

临床药师观点：① 胺碘酮对心肌收缩力无明显影响，是一种较为安全有效的广谱抗心律失常药，胺碘酮注射液使用过程中需要注意其配伍、输液浓度、注射部位静脉刺激性及患者肝功能。② 在血流动力学条件允许的情况下可以尝试使用 β 受体阻滞剂。

【抗凝管理】

本患儿在急性暴发性心肌炎的治疗过程中使用了 ECMO 治疗。ECMO 是体外膜肺氧合（extracorporeal membrane oxygenation）的英文简称，是近年来发展的一种治疗技术，特别适用于心跳呼吸骤停、急性重症心功能衰竭，呼吸功能衰竭危重患者抢救的一种手段。ECMO 由血管内插管、连接管、动力泵（人工心脏）、氧合器（人工肺）、供氧管、监测系统组成，由于其内部管路为人工合成材料，血细胞特别是血小板容易积聚形成管路内血栓，因此在 ECMO 治疗中的抗凝管理的目的主要是预防于血液与大量的异物表面接触而形成血栓。

肝素是 ECMO 抗凝管理中最常用的抗凝剂，其主要成分为硫酸粘多糖，带负电荷，人体内半衰期仅 30 ～ 150 min。抗凝过程中肝素需要持续泵注以达到持续抗凝的效果。肝素常用的检测手段为 ACT 和 APTT，其中监测 ACT 较为常用，人体 ACT 正常值 90 ～ 130 s。

肝素的初始负荷剂量：100 U/kg bolus（0.5 ～ 1.0 mg/kg）维持剂量：泵注速度 10 ～ 60 U/(kg · h)，无活动性出血时 ACT 控制目

标为160～240s，有活动性出血时控制目标为130～160s。肝素化期间aPTT也会相应延长，是正常现象。

使用肝素抗凝治疗3～5d后是发生HIT（肝素诱导血小板减少）的高危时间段，在使用肝素期间要注意监测血常规。同时要进行4T评分，即血小板减少的程度（thrombocytopenia）、血小板下降的时间（timing of platelet count fall）、形成血栓或其他后遗症（thrombosis or other sequelae）、其他引起血小板减少的原因（other causes for thrombocytopenia），若评分4～5分时就需要HIT的风险并及时对症处理，改用其他替代抗凝方案。

临床药师观点：近年来ECMO已成为急性暴发性心肌炎的重要治疗手段，在ECMO的临床应用中，抗凝管理是成败的关键。在肝素持续泵注抗凝管理中既要控制疗效指标ACT在合理范围内，又要注意评估HIT风险，将抗凝与出血、血栓风险控制在合理范围内。

【抗炎治疗】

高剂量的静脉内免疫球蛋白（俗称丙球冲击治疗）可以通过多种途径调节免疫和炎症反应，常被用于许多系统性自身免疫疾病的治疗。使用丙球冲击治疗可改善各种原因引起的慢性症状心力衰竭患者左室射血分数。尽管丙球冲击治疗的效果尚有争议，但由于丙球冲击治疗没有明显的副作用，因此此用于难治性心肌炎的治疗，这是因为病毒和自身免疫心肌炎往往有抗体的介导参与，使用丙球冲击治疗可以起到免疫封闭的作用，因此本病例中使用丙球冲击治疗，其剂量25g，已达到1 g/kg的标准冲击剂量。

糖皮质激素（如甲泼尼龙）在心肌炎领域往往更适用于慢性病毒阴性、巨细胞病毒（CMV）、急性自身免疫性心肌炎（如病毒阴性、自身抗体阳性）的患者。免疫抑制治疗的效果尚不明确，目前的研究结果显示为中性。因此本病例中使用甲泼尼龙尚有争议，特别是患儿前期还有感冒病史，急性感染期间使用糖皮质激素存在加重感染的风险。

　　临床药师观点：① 患儿积极使用丙球冲击的抗炎治疗是可行的，免疫球蛋白虽没有明显禁忌证，但连续输液10瓶时要控制输注速度，每瓶输注时间建议70 min。② 在急性感染期使用甲泼尼龙存在加重感染的风险。因此对糖皮质激素类药物的适用范围应加以管理。

【抗感染治疗】

　　患儿病前有感冒病史，故不能排除病毒性心肌炎可能，住院期间出现面部、躯干多发红色斑疹、咽红，故皮肤科考虑病毒疹可能。尽管本患者在治疗过程中进行了呼吸道常见病毒抗体检测，但病毒检测结果为阴性。因此该病例在抗感染药物的治疗方案的选择的是主要针对治疗呼吸道常见RNA病毒的药物——利巴韦林。目前利巴韦林主要用于治疗人类呼吸道融合病毒（RSV）感染，但需要注意美国食品药品监督管理局明确指出利巴韦林不适合用来治疗流感，而且动物研究显示利巴韦林还具有增加细胞突变、致畸作用，因此女性患者使用利巴韦林需更加慎重。静脉高剂量使用利巴韦林期间要注意肝功能和血小板。

　　结合患儿的年龄特点及感染部位，使用局部吸入的利巴韦林气雾剂是符合适应证的且副作用轻微。由于气雾剂的使用有一定吸气配合的技巧，因此用药时需要药师进行教育指导。

　　临床药师观点：呼吸道病毒感染是儿童心肌炎的常见诱因，呼吸道病毒种类繁多，但大部分都是RNA病毒。虽然利巴韦林是经典的抗RNA、DNA病毒药物，但其只能针对特定的病毒起效。全身使用利巴韦林仍需慎重。对于呼吸道病毒感染，利巴韦林气雾剂局部使用是一种较好的选择。

　　（三）药学监护要点

　　（1）急性暴发性心肌炎病情凶险，在积极对症治疗过程中要注意患者的生命体征，静脉使用药物期间应精简药品品种及液体容量。

　　（2）ECMO技术是治疗急性暴发性心肌炎的重要支持手段。

由于其涉及体外循环人工管路,其中的抗凝治疗显得尤为关键。在ECMO治疗过程中既要通过ACT时间监护肝素抗凝疗效、评估抗凝与出血风险,又要通过血小板计数、4T Score评分等手段及时预防HIT的风险。

(3)患儿使用胺碘酮注射液是一种较为特殊的药物。除了需要通过心电图监护胺碘酮的药物疗效外,还要监护胺碘酮注射液配伍、输液浓度、注射静脉的选择、静脉刺激性和肝功能。血液动力学允许的情况下可以谨慎使用β受体阻滞剂。

(4)患儿心电图、肌钙蛋白是评估心肌损伤的重要标志指标,但是需要注意肌钙蛋白的半衰期较长,通常在心肌损伤发生后1小时升高,并且可维持7～10 d左右,因此在治疗过程中应综合利用上述两种手段评估心肌炎的疗效。

(5)抗炎治疗采用了丙球冲击治疗和糖皮质激素冲击方案,丙球冲击治疗期间应注意监护输液速度及输注血制品期间是否有输血反应。糖皮质激素冲击治疗期间要注意监护患儿的血压及消化道出血风险。在感染期间使用糖皮质激素期间要注意是否出现感染加重等问题。

(6)利巴韦林只能针对特定的病毒起效,全身使用需监护血常规计数及肝功能。对于呼吸道病毒感染,利巴韦林气雾剂局部使用是一种较好的选择,药师应对患者进行用药教育,确保患者正确掌握气雾剂的使用方法。

第三节 案例评述

一、临床药学监护要点

（一）糖皮质激素的治疗

对病毒性心肌炎的治疗能否使用糖皮质激素应注意把握其适应证和禁忌证，使用过程中注意加强药学监护。

1. 适应证与禁忌证的审核 一般在发病10～14 d不主张应用激素，以免引起病灶扩散。在心肌炎早期若出现高度房室传导阻滞、严重室性心律失常、心源性休克、心脏扩大伴心力衰竭等严重并发症，可短期使用。全身性真菌感染者禁用。对儿童、糖尿病、高血压、有精神病史者等特殊危险人群应采取严密的医疗监护并应尽可能缩短疗程。

2. 药物的选择 可选用氢化可的松、泼尼松、甲泼尼龙、地塞米松等。各种糖皮质激素药效学和药动学特点不同，还应根据患者的病理生理情况选择。氢化可的松大剂量用药时避免选用醇型注射液应改用氢化可的松琥珀酸钠。

3. 剂量和给药途径的确定 目前重症心肌炎激素剂量和疗程，尚无循证医学肯定的结论。一般可大剂量氢化可的松200～300 mg/d或地塞米松20～30 mg/d，冲击治疗3～7 d，逐渐减量，再改口服泼尼松龙10～30 mg/d，病情稳定后逐渐减量至停药,总疗程不应大于1个月,对反复发作,病情迁延不愈可适当延长激素治疗时间。儿童应用时应根据年龄、体重(体表面积更佳)、疾病严重程度和治疗反应确定给药方案。

4. 给药注意事项　糖皮质激素静脉用药时需注意配伍禁忌应单独静脉滴注,静脉滴注时间不宜过快,在使用中密切监测不良反应,如感染、电解质、血脂、血糖、体重增加、出血倾向、血压异常、感染、骨质疏松、停药反应等,小儿应监测生长和发育情况,使用时间较长者尤需注意。

(二)改善心肌细胞营养代谢治疗

可选用维生素C、辅酶Q_{10}、曲美他嗪、极化液等。维生素C注射液100 ~ 200 mg/(kg·d),iv.gtt q.d.,疗程2 ~ 4周。辅酶Q_{10}片10 mg p.o. t.i.d.,疗程1个月。曲美他嗪20 mg p.o. t.i.d.,疗程1个月。心肌极化液:10%葡萄糖注射液500 mL+10%氯化钾注射液1g+胰岛素8 U iv.gtt q.d.,疗程2周。维生素C注射液静脉用药时注意与其他药物配伍禁忌,大剂量使用避免突然停药。辅酶Q_{10}、曲美他嗪用药期间注意消化道等的不良反应。

(三)抗感染治疗

没有特效的抗病毒药物。干扰素可清除左室功能障碍者的肠道病毒和腺病毒染色体,改善NYHA心功能分级。干扰素α100 ~ 300万U i.m. q.d.,两周为1个疗程。流感病毒所致心肌炎可试用利巴韦林,疱疹病毒感染可考虑阿昔洛韦、更昔洛韦。治疗初期可应用抗菌药物如青霉素400 ~ 800万U/d或克林霉素1200 mg/d,分2 ~ 4次静脉滴注1周。

(四)对症治疗

心源性休克者应及时补充血容量,血压仍不稳定者可给予血管活性药物如多巴胺、多巴酚丁胺等,并在血流动力学监测下调整补液量和药物剂量。血流动力学稳定的心力衰竭患者可使用利尿剂、ACEI或ARB等，注意监测血压、电解质、肾功能等，最优治疗后仍存在持续心力衰竭症状者应使用醛固酮受体拮抗剂，应用地高辛需谨慎，用量宜偏小。有高度房室传导阻滞、窦房结功能损害出现晕厥或明显低血压可临时心脏起搏器。期前收缩频发或多源性且有症状者，影响生活和工作时或存在恶性心律失常风险者需使用抗心律失常药物，胺碘酮用药期间需注意监测电解质、肝肾功能、甲状腺功能、心电图、胸片和眼底检查等。

(五)中药治疗

黄芪有抑菌、抗病毒、增强免疫等作用，可改善心肌炎后遗症症状，是治疗病毒性心肌炎常用的中药。但中药不良反应和相互作用多尚不明确，需注意监测肝肾功能和其他不良反应。黄芪注射液应缓慢静脉滴注，同时密切观察用药反应，特别是开始30 min，如发现异常，应立即停药。

二、常见用药错误归纳与要点

(一)激素治疗时机不合适

一般在发病10 ~ 14 d不主张应用激素，在心肌炎早期若出现高度房室传导阻滞、严重室性心律失常、心源性休克、严重心力衰竭等严重并发症，可短期使用。

(二)配伍禁忌或相互作用未重视

激素、抗感染药物、中药、免疫球蛋白、PPI等药物静脉用药时需注意溶媒的合理选择、不同药液之间是否存在配伍禁忌等。

(三)给药剂量不合适

抗病毒药物、免疫球蛋白、激素等药物给药剂量需根据体重确定,小儿应根据体表面积确定给药剂量。

(四)给药速度不合适

激素、抗感染药物、中药等静脉滴注时应按要求控制给药速度,滴速不宜过快以免发生不良反应。

第四节　规范化药学监护路径

VMC的治疗目前缺乏大规模的临床研究和针对性的指南和共识，为确保患者用药安全有效，临床药师需按照个体化治疗的原则，并参照VMC临床路径中的临床治疗模式与程序，建立VMC治疗的药学监护路径，开展规范有序的药学监护工作。

表 11-1　病毒性心肌炎药学监护路径

患者姓名：_____　　性别：_____　　年龄：_____

门诊号：_____　　住院号：_____

住院日期：____年____月____日

出院日期：____年____月____日

标准住院日：14～21 d

时　间	住院第1天	住院第2天	住院第3天	住院第4天	出院日
主要诊疗工作	□ 药学问诊（附录1） □ 用药重整	□ 药学评估（附录2） □ 药历书写（附录3）	□ 治疗方案分析 □ 完善药学评估 □ 制定监护计划 □ 用药宣教	□ 医嘱审核 □ 疗效评价 □ 不良反应监测 □ 用药注意事项	□ 药学查房 □ 完成药历书写 □ 出院用药教育
重点监护内容	□ 患者信息 □ 既往病史评估 □ 药物适应证、禁忌证评估 □ 药物相互作用审查	□ 病情评估 □ 抗感染药物治疗方案评估 □ 改善心肌能量代谢治疗方案评估 □ 抗心律失常	抗感染药物治疗 □ 抗病毒药物 □ 抗菌药物 改善心肌能量代谢治疗 □ 维生素C □ 辅酶Q_{10}	病情观察 □ 参加医生查房，注意病情变化 □ 药学独立查房，观察患者药物反应，检查药物治疗相关问题	治疗评估 □ 不良反应 □ 支持治疗 □ 并发症 □ 既往疾病出院教育 □ 正确用药

时 间	住院第1天	住院第2天	住院第3天	住院第4天	出院日
重点监护 内容	□其他药物 治疗相关问 题	药物治疗方案 评估 □改善心功能 药物治疗方案 评估 □其他治疗方 案评估 □药物相互作 用评估 □用药依从性 评估 □药物不良反 应监测 治疗风险和矛 盾 □肝肾功能 □出、凝血风 险 □心功能 □过敏体质 □胃肠功能 □其他	□曲美他嗪 □FDP □其他 心律失常药物 治疗 □胺碘酮 □β阻滞剂 □异丙肾上腺 素 □其他 改善心功能药 物治疗 □利尿剂 □ACEI □ARB □醛固酮受体 拮抗剂 □扩血管药物 □地高辛 □其他 其他对症治疗 □抑酸治疗 □保肝治疗 □其他医嘱	□查看检查、检 验报告指标变 化 □检查患者服 药情况 □药师记录 监测指标 □症状 □监测体温、血 压、心率等 □出入水量 □血、尿、粪常 规、粪隐血 □CRP、血沉 □血气分析（必 要时） □病毒抗体检 测 □肝肾功能 □心肌标志物 □BNP或NT- proBNP □电解质 □心电图 □超声心动图 □胸片	□患者自我 管理 □定期门诊 随访 □监测血、 尿、粪常规和 粪隐血、肝肾 功能、电解质、 血糖、血脂、血 压、心率、ECG 等
病情变异 记录	□无 □有， 原因： 1. 2.	□无 □有， 原因： 1. 2.	□无 □有， 原因： 1. 2.	□无 □有， 原因： 1. 2.	□无 □有， 原因： 1. 2.
药师 签名					

李 静 李 平

主要参考文献

陈灏珠,林果为,王吉耀.实用内科学.14版.北京:人民卫生出版社,2014.

都丽萍,梅丹,向倩,等.对抗凝患者的规范化药学监护模式探讨.中国临床药理学杂志,2013,30(3):227-231.

冯颖青,孙宁玲,李小鹰,等.老年高血压特点与临床诊治流程专家建议.中华高血压杂志,2014,22(7):620-628.

顾永丽,葛卫红,于锋.心脏瓣膜置换术后患者华法林抗凝治疗的药学监护.中国医院药学杂志,2013,33(1):911-913.

国家药典委员会编.中华人民共和国药典临床用药须知.化学药和生物制品卷.2015年版.北京:人民卫生出版社,2015.

荆志成.2010年中国肺高血压诊治指南.中国医学前沿杂志(电子版),2011,3(2):62-81.

刘力生.中国高血压防治指南2010.中华心血管病杂志,2011,39(7):701-708.

中国心力衰竭诊断和治疗指南2014.中华心血管病杂志,2014,42(2):98-122.

中华医学会心血管病学分会,中华心血管病杂志编辑委员会,中国心肌病诊断与治疗建议工作组.心肌病治疗与诊断建议.中华心血管病杂志,2007,35(1):5-16.

中华医学会心血管病学分会.成人感染性心内膜炎预防、诊断和治疗专家共识.中华心血管病杂志,2014,42(10):806-816.

中华医学会心血管病学分会.非ST段抬高型急性冠脉综合征诊断和治疗指南(2016).中华心血管病志,2017,45(5):359-376.

中华医学会心血管病学分会.华法林抗凝治疗的中国专家共识.中华内科杂志,2013,52(1):76-82.

中华医学会心血管病学分会.急性ST段抬高型心肌梗死诊断和治疗指南(2015).中华心血管病杂志,2017,43(5):380-392.

中华医学会心血管病学分会肺血管病学组.急性肺栓塞诊断与治疗中国专家共识(2015).中华心血管病杂志,2016,44(3):197-211.

中华医学会心血管病学分会介入心脏病学组.中国经皮冠状动脉介入治疗指南(2016).中华心血管病杂志,2016,44(5):1-20.

诸骏仁,高润霖,赵水平,等.中国成人血脂异常防治指南(2016年修订版).中国循环杂志,2016,16(10):15-35.

Caforio A L, Pankuweit S, Arbustini E,etal. European Society of Cardiology Working Group on Myocardial and Pericardial Diseases. Current state of knowledge on aetiology, diagnosis, management, and therapy of myocarditis: a position statement of the European Society of Cardiology Working Group on Myocardial and Pericardial Diseases. Eur Heart J,2013,34(33):2636-2648.

EHRA/HRS/APHRS/SOLAECE expert consensus on atrial cardiomyopathies: definition, characterisation, and clinical implication. EP Europace, 2016,18(10):1455-1490.

Galiè N, Humbert M, Vachiery J, et al.2015 ESC/ERS Guidelines for the diagnosis and treatment of pulmonary hypertension.EUR RESPIR J, 2015, 46(4): 903-975.

Marie A,Jolene R,Hallman IS.Warfarin drug interactions: strategies to minimize adverse drug events.Nurse Practit, 2011,7(6): 506-511.

The task force for the management of infective endocarditis of the European Society of Cardiology (ESC). Endorsed by: European Association for Cardio-Thoracic Surgery (EACTS), the European Association of Nuclear Medicine (EANM). Eur Heart J, 2015, 36 (44): 3075-3128.

附　录

附录1 入院问诊表

日期		问诊药师		患者姓名		住院号	
年龄		职业（工作内容、环境）			床号		
体重（kg）		体表面积（m²）			知情□　不知情□		
身高（米）		诊断					
□男	□女　月经：有/否：停经时间____；生育史：____						
家族史	父母：健在/已故		兄弟姐妹：健在/已故		配偶：健在/已故		子女：健在/已故
	遗传疾病（有/无）						
本次发病情况	时间：____ 诱因：____		症状：_____ 检查/检验异常：____				
	其他症状：有/无（恶心/呕吐、便秘/胸闷/气急、头痛/晕等）						
既往病史	（心/肺/脑/肝/肾/胃肠/血压/血脂/血糖/神经）		输血史（有/无）、因____ 手术史（有/无）、因____ 外伤史（有/无）、因____				

	药名	用法用量	起止时间	用途 / 依从性 / 了解程度
既往用药史				
过敏史	食物 / 药物： 处理：		ADR（有 / 无）：	持续时间： 处理：
个人史生活习惯	吸烟（是 / 否）：（　）年，一日（　）支 / 包，现在依旧吸烟？			
	饮酒（是 / 否）：（　）年，（　）酒，（　）g/d			
	活动能力：好 / 中 / 差	睡眠：好 / 中 / 差，（　）h/d		食欲：好 / 中 / 差

附录2 药学评估表

科室：＿＿＿＿＿＿　　患者：＿＿＿＿＿

病案号：＿＿＿＿＿　　入院时间：＿＿＿＿＿

附表 2–1　药物治疗方案及执行情况评估表

药物治疗方案评估	适应证	
	剂量、剂型	
	给药途径	
	给药间隔和疗程	
	药学监护指标	
药物治疗风险和矛盾评估	肝肾功能	
	出血倾向	
	过敏体质	
	胃肠道功能	
	其他	
药物治疗方案执行情况评估	药物配制	
	给药次序	
	给药速度	
	给药方法	

附表 2-2　药物治疗反应评估表

疗效评估	
不良反应评估	
用药依从性评估	

附表 2-3　药物治疗问题相关因素

分析药物治疗问题相关因素（疾病因素、患者因素、药物因素、医务人员因素等）	

附录3 药 历

建立日期：＿＿年＿＿月＿＿日　　　建立人：＿＿＿＿＿

姓名		性别		年龄		ID号	
住院时间：				出院时间：			
出生地		民族		工作单位：			
联系电话	联系地址：					邮编	
身高 (cm)		体重 (kg)				体重指数	
血型		血压（mmHg）				体表面积（m²）	
不良嗜好（烟、酒、药物依赖）							

主诉和现病史：

既往病史：

既往用药史：

家族史：

常见疾病临床药学监护案例分析——心血管内科分册

伴发疾病与用药情况：

过敏史：

药物不良反应及处置史：

入院诊断：

出院诊断：

初始治疗方案分析：

初始药物治疗监护计划：

辅助治疗药物：

药 物 治 疗 日 志

签名：

药 物 治 疗 总 结

患者治疗情况

药师在本次治疗中参与药物治疗工作的总结
（1）药物剂量：
（2）用药监护：
（3）疗效观察：
（4）不良反应：
患者出院后继续治疗方案和用药指导

治疗需要的随访计划和应自行检测的指标

签名：

临 床 带 教 老 师 评 语

药 学 带 教 老 师 评 语

附录4 常用检查指标的中英文及其简写

中　　文	英　文	中　　文	英　文
血常规		白细胞	WBC
白细胞	WBC	尿比重	SG
血小板	PLT	尿胆红素	U–BiL
红细胞	RBC	尿蛋白	U–Pro
血红蛋白	HB	肝功能	
中性粒细胞 %	NEUT%	总蛋白	TP
单核细胞 %	MONO%	白蛋白	ALB
淋巴细胞 %	LYM%	球蛋白	GLO
红细胞压积	HCT	白球比值	A/G
平均红细胞体积	MCV	前白蛋白	PAB
平均红细胞血红蛋白浓度	MCHC	总胆红素	TBIL
嗜酸粒细胞 %	EOS%	结合胆红素	DBIL
嗜碱性粒细胞 %	BAS%	游离胆红素	IBIL
尿常规		丙氨酸转氨酶	ALT
酸碱度	PH	天冬氨酸转氨酶	AST
红细胞	RBC	碱性磷酸酶	ALP

中　文	英　文	中　文	英　文
r-谷氨酰转移酶	GGT	凝血酶时间	TT
乳酸脱氢酶	LDH	D-二聚体	D-dimer
血气分析		国际标准化比率	INR
动脉血二氧化碳分压	$PaCO_2$	纤维蛋白原降解产物	FDP
动脉血氧分压	PaO_2	纤维蛋白原	FIB
动脉血氧饱和度	SaO_2	心肌酶谱	
实际碳酸氢盐	HCO_3^-	肌酸激酶	CK
剩余碱（全血）	BE(B)	肌酸激酶同功酶 MB	CK-MB
剩余碱（细胞外液）	BE(ecf)	肌酸激酶同功酶 MM	CK-MM
甲状腺功能		肌红蛋白	MB
三碘甲原氨酸	T_3	心肌标志物	
甲状腺素	T_4	肌钙蛋白 I 或 T	cTnI/cTnT
促甲状腺激素	TSH	氨基末端利钠肽前体	NT-proBNP
炎性指标		氨基末端利钠肽	BNP
血沉	ESR	心型脂肪酸结合蛋白	hFABP
C 反应蛋白	CRP	肾功能	
降钙素原	PCT	尿素	BUN
凝血功能		肌酐	Cr
凝血酶原时间	PT	尿酸	UA
部分凝血活酶时间	APTT	肾小球滤过率	EGFR

附录

中　文	英文	中　文	英文
血　脂		钠离子	Na^+
三酰甘油	TG	钙离子	Ca^{2+}
总胆固醇	TC	氯离子	Cl^-
高密度脂蛋白	HDL-C	贫血相关指标	
低密度脂蛋白	LDL-C	铁	Fe
载脂蛋白 A	ApoA	转铁蛋白	TF
血　糖		转蛋白饱和度	TS
葡萄糖	GLU	转铁蛋白受体	TfR
糖化血红蛋白	HbA1c	血清铁蛋白	SF
空腹血糖	FBG	不饱和铁结合力	UIBC
餐后血糖	PBG	网织红细胞计数	RET
电解质		促红细胞生成素	EPO
钾离子	K^+		

附录5 常见给药途径及频次的拉丁文和其缩写

分　类	缩　写	拉丁文	中　文
给药途径	i.h.	injectio hypodermaticus	皮下注射
	i.m.	injectio intramuscularis	肌内注射
	i.p.	injectio intraperitoneal	腹腔注射
	i.v.	injectio venosa	静脉注射
	iv.gtt	injectio venosa gutt	静脉滴注
	c.i.	continui injectio venosa	持续静脉滴注
	p.o.	per os	口服
给药频次	q.d.	quapua die	每日1次
	b.i.d.	bis in die	每日2次
	t.i.d.	ter in die	每日3次
	q.i.d.	quartus in die	每日4次
	q.o.d.	quaque omni die	隔日1次

分　类	缩　写	拉丁文	中　文
给药频次	q6h.	quaque sexta hora	每 6 h 1 次
	q8h.	quaque octava hora	每 8 h 1 次
	stat.	statim	立即
	q.n.	quaqua nocto	每晚

附录6　主要治疗药物

主要治疗药物见二维码。